U0278400

全国名老中医传承系列丛书

姜兆俊医学文集

杨毅·主编

姜兆俊教授出生于中医世家，是全国名老中医。他长于临证，勤于笔耕，知常达变，擅长治疗中医外科各种疑难杂症，是德高望重、医术高超的名医大家。

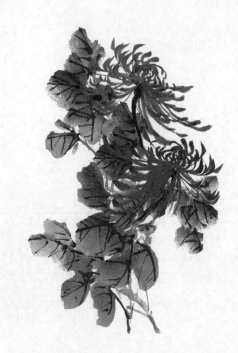

华夏出版社

HUAXIA PUBLISHING HOUSE

图书在版编目（CIP）数据

姜兆俊医学文集 / 杨毅主编. —北京：华夏出版社，2016.3
（全国名老中医传承系列丛书）
ISBN 978-7-5080-8670-5

Ⅰ. ①姜… Ⅱ. ①杨… Ⅲ. ①中医学－临床医学－经验－中国－现代
Ⅳ. ①R249.7

中国版本图书馆 CIP 数据核字（2015）第 284704 号

姜兆俊医学文集

主　　编　杨　毅
责任编辑　梁学超　　张冬爽
出版发行　华夏出版社
经　　销　新华书店
印　　刷　三河市少明印务有限公司
装　　订　三河市少明印务有限公司
版　　次　2016 年 3 月北京第 1 版
　　　　　2016 年 3 月北京第 1 次印刷
开　　本　787×1092　1/16 开
印　　张　18.25
字　　数　305 千字
定　　价　49.00 元

华夏出版社　　地址：北京市东直门外香河园北里 4 号　　邮编：100028
　　　　　　　　网址：www.hxph.com.cn　　电话：（010）64663331（转）
若发现本版图书有印装质量问题，请与我社营销中心联系调换。

编委会名单

主　编　杨　毅
编　委　（按姓氏笔画排名）

王　蕾　叶　林　刘晓菲　李静蔚

朱建敏　孙子渊　孙贻安　陈翰翰

时光喜　姜玉霞　梁　栋　宿广峰

前　言

中医药学是我国优秀传统文化的一个重要组成部分，几千年来为中华民族的繁衍昌盛作出了巨大的贡献。名老中医药专家是当代中医药学术发展的杰出代表，是中医学术传承和发展的主体，他们对中医药理论有着深刻的认识，在长期的临床工作中，勤于思考，勇于探索，努力创新，具有独特的学术思想和丰富的临床经验，为中医事业的进步作出了重要贡献。为了能充分发挥名老中医药专家的作用，继承和研究他们的学术思想、临证经验，成为了传承中医药学术、培养中医药后续人才的重要措施。

姜兆俊主任医师是第二批全国老中医药专家学术经验继承工作指导老师。他从事中医外科工作 50 年，医德高尚，医术精湛，在外科常见病、多发病方面均有丰富的临床治疗经验，尤其是对乳腺疾病、甲状腺疾病和外科感染性疾病造诣颇深。在学术思想方面他也不断提出新的见解和理论，如"理气散结法治疗甲状腺良性结节研究"、"温阳散结法治疗乳腺增生病研究"等，从而丰富和发展了中医外科学的内容。本书是对姜兆俊主任医师多年来学术思想和临床经验的系统总结，它的出版必将会推动中医外科学术思想的发展和创新。

全书内容共分二大部分。第一部分为"姜兆俊学术思想篇"，首先介绍了姜兆俊主任医师对中医外科基础理论的认识，以及内治法、外治法等治法和常用方药的选择；其次介绍了他对急性乳腺炎、乳腺增生病等疾病的辨治思路；最后收集了他在几十年中发表的所有论文，内容涉及多种外科疾病，涉猎十分广泛。第二部分为"姜兆俊学术传承篇"，收集了他的门人从不同角度对他的学术思想和临床经验的总结论文，涉及乳腺疾病、甲状腺疾病、外科感染性疾病及其他疾病，内容十分丰富。

读经典，拜名师，做临床，是已被证实了的行之有效的中医成才之路，也是当前中医药继续教育的有效途径之一。本书内容丰富，较为全面地反映了姜兆俊主任医师的学术思想和临床经验，是本不可多得的中医外科学术文集，适合广大中医外科从业人员阅读和参考。

杨毅

目　录

第一部分　姜兆俊学术思想篇

基本理论

辨治思路

临床案例

第二部分　姜兆俊学术传承篇

总论

疮疡（外科感染）

第一部分　姜兆俊学术思想篇

基 本 理 论

中医外科发展梗概

中医外科学历史悠久，内容丰富，范围广泛，是几千年来劳动人民和外科专家防治疾病经验和成就的总结，是祖国医学宝库中的重要组成部分，在历史和现代的医疗实践中都占有重要地位。

早在商代（约公元前 1600—前 1046 年）殷墟出土的甲骨文中，就有外科病名的记载，如疾自（鼻）、疾耳、疾齿、疾舌、疾足、疾止（指或趾）、疥、疕等。周代（约公元前 1066—前 256 年），中医外科已单独成科，在《周礼·天官冢宰》篇中，载有食医、疾医、疡医、兽医四类医生，故古代将外科称为疡科，外科医生称为疡医，并规定"疡医上工八人，掌肿疡、溃疡、金疡、折疡之祝药劀杀之齐"，"凡疗疡，以五毒攻之，以五气养之，以五药疗之，以五味节之"。可见当时的疡医，已经能够刮除疮口的坏死组织，采用腐蚀性药物治疗疮口，这是我国最早应用手术方法和腐蚀性药物治疗疾病的记载。

马王堆汉墓出土帛书《五十二病方》，大约为春秋时代的作品，是我国现今发现的最早的古医方，是研究我国古代医学的珍贵资料。书中载有感染、创伤、冻疮、诸虫咬伤、痔瘘、肿瘤、皮肤病等。在《睢（疽）病》下有"骨睢（疽）倍白签（蔹），肉睢（疽）倍黄蓍（耆），肾睢（疽）倍芍药……"之说，这种针对不同疽病更换药物和剂量的做法是"辨证论治"的萌芽；"以水银、谷汁而傅（敷）之"治疗痂病（疥癣皮肤病），这是世界上最早应用水银治疗皮肤病的记录。更值得注意的是关于"牝痔"的一种手术方法，如《牝痔》的"巢塞肛（直肠）者"，则"杀狗，取其脬（膀胱），以穿籥（竹管），入肛中，吹之，引出，徐以刀割其巢，冶黄芩而屡傅（敷）之"，这充分反映出古代外科专家的智慧。

春秋战国时期（公元前 722—前 221 年）产生的《黄帝内经》是我国医学文献中现存最早的一部著作，其中载有外科疾病 20 多种，较全面地论述了痈疽的病因病机、诊断、治疗和预后，对中医外科学的发展奠定了理论基础。如痈疽，在病因、病机和诊断方面，《素问》中云："诸痛痒疮，皆属于心"，"膏粱之变，足生大丁"，"营气不从，逆于肉理，乃生痈肿"；《灵枢》中云："营卫稽留于经脉之中，则血泣而不行，不行则卫气从之而不通，壅遏而不得行，故热。大热不止，热胜则肉腐，肉腐则为脓。然不能陷，骨髓不为焦枯，五脏不为伤，故命曰痈"，"热气淳盛，下陷肌肤，筋髓枯，内连五脏，血气竭，当其痈下，筋骨良肉皆无余，故命曰疽。疽者，上之皮夭以坚，上如牛领之皮。痈者，其皮上薄以泽，此其候也"。在治疗方面，《内经》中用"菱翘草"作煎剂内服，用"豕膏"外涂患处；"发于足趾，名曰脱痈。其状赤黑，死不治。不赤黑，不死。不衰，急斩之，不则死矣"，这是用手术方法治疗脱痈（脱疽）的最早记载。

汉代（公元前206—公元220年），外科学的发展已达到一定的水平。华佗是东汉末年的一位伟大的外科学家，他精通内、妇、儿、针灸各科，更擅长外科技术，对针药所不能及的疾病，则酒服麻沸散进行剖腹涤肠术。如《后汉书·华佗》中云："若疾发结于内，针药所不能及者，乃令先以酒服麻沸散，既醉无所觉……刳破腹背，抽割积聚，若在肠胃，则断截湔洗，除去病秽，既而缝合，傅（敷）以神膏，四五日创愈，一月之间皆平复。"可见华佗当时已经能在全身麻醉下，比较精巧地进行腹腔等部位手术，这对中医外科学的发展有着重大的贡献，但这些宝贵的经验久经失传，无从查考，是我国外科学上的重大损失。张仲景（公元150—219年）著述的《伤寒杂病论》（后经宋代医家整理的《金匮要略》）中的相关记载对外科急腹症的论治有较大贡献，如《疮痈肠痈浸淫病脉证并治》中云："肠痈者，少腹肿痞，按之即痛如淋，小便自调，时时发热，自汗出，复恶寒。其脉迟紧者，脓未成，可下之，当有血。脉洪数者，脓已成，不可下也。大黄牡丹汤主之。"上述诊治原则和方剂，一直为后世医家所沿用，并为现代中西医结合治疗急性阑尾炎提供了极其宝贵的经验。其辨脓之有无的诊法，对后世脓肿的辨证亦有所启发。

晋代（公元265—420年），皇甫谧所著的《针灸甲乙经》（约魏景元260—264年）中，有外科三篇，提出近三十种病证，特别是对痈疽的论述较为详尽，如"治痈肿者，刺痈上，视痈大小深浅刺之，刺大者，多而深之，必端内针为故止也。"葛洪（约公元281—341年）所著的《肘后救卒方》中，记载了取该狂犬的脑髓敷贴狂犬咬伤创口的外科被动免疫疗法，在3世纪就有这样的记述，应当说是难能可贵的。我国炼丹术起源很早，魏伯阳所著的《周易参同契》（公元142年），是世界上第一部炼丹著作，而葛洪在其所著的《抱朴子·内篇》里，在前人炼丹的基础上，总结了炼丹术的经验，促进了制药化学的发展。后世外科所用的"红升丹"、"白降丹"等有效外用药，即是炼丹术的发展所得的产物。

南北朝时期，南齐（公元 479—502 年）龚庆宣著《刘涓子鬼遗方》（公元 499 年），这是我国现存最早的外科学专书。全书共分五卷，对痈、疽、金疮、疥癣、皮肤病等疾病的诊断和治疗均有较详细的论述，列内治法、外治法方剂共一百四十余首，对外伤的治疗有止血、止痛、收敛、镇静、解毒等方法，并用黄连、雄黄、水银等多种药物配成药膏治疗疮疡，对辨脓的有无有较确切的诊断，并对切开引流的方法有所描述，如"痈大坚者，未有脓；半坚薄半有脓；当上薄者，都有脓，便可破之。所破之法应在下，逆上破之令脓得易出……"因此，该书在中医外科学书籍中占有一定地位。

隋唐时期（公元 581—907 年），外科学发展较快。如巢元方的《诸病源候论》（公元 610 年）中，对痈、疽、疔疮、丹毒、瘿瘤、痔瘘、伤疮、虫兽杂毒、金疮、皮肤病等病因证治都有记载。其中对皮肤病论述较详，如漆疮，"人有禀性畏漆，但见漆便中其毒"，肯定了此病与个体差异有关；并明确指出，疥疮有疥虫，癣病有癣虫，在当时条件下，能认识到有病原体的存在，确实是一项重大的突破。在《金疮诸病·金疮肠断候》中，对腹部外伤的处理也有很大成就，如"夫金疮断肠者，视病深浅，各有死生……肠两头见者，可速续之，先以针缕如法，连续断肠，便取鸡血涂其际，勿令气泄，即推内之。"可见当时对于腹部外伤的处理已达到相当高的水平。唐代孙思邈的《备急千金要方》《千金翼方》和王焘的《外台秘要》，广泛地总结了前人的医学理论和诊治经验，收载了许多外科治疗方剂和各种外治疗法，是外科方药的重要参考文献。

宋代（公元 960—1279 年），外科医家从理论上更加重视整体与局部的关系，使辨证论治进一步用于外科临床。如《太平圣惠方》（公元 982—992 年）中有关外科疾病的部分，除了对痈疽病因、病机、治疗、预后等进一步阐述外，尤对不同症状详列不同治法，充分反映了辨证论治在外科疾病上的具体运用。在诊断方面，书中首先记载了"五善七恶"的观察方法，在临床治疗上，创立了"内消"和"托里"法，并首先提到用砒剂治疗痔核，将金创痉定名为破伤风。《圣济总录》（公元 1118 年），共二百卷，其中一百零一卷至一百四十九卷均属外科部分，在每类之前冠以总论，词简理明，是外科学的重要参考文献。东轩居士著《卫济宝书》（据中医图书联合目录考订，作公元 1170 年），分上下两卷，以问答形式写成，上卷讨论一般外科常见病证，对疮证的诊断，分有疮色缓、疮色急、疮证吉、疮证凶四类；下卷专言治法，对应用范围较广的方剂，一一注明随证加减之法，故本书对研究中医外科诊断、治疗方面，有一定参考价值。李迅的《集验背疽方》（公元 1196 年），对背疽的病因、症状、用药、禁忌等均有阐述，书中指出发疽有内外之别：外发者虽肿大热痛，但易治；内发者因脏腑溃烂，则较难治。陈自明首编以外科命名的专著《外科精要》（公元 1263 年），主张外科用药应根据经络、虚实等情况，不可拘泥于热毒内攻之说而专用寒凉克伐之剂，并明确提出痈疽虽属外证，但与内脏有着密切的关系，是一部很有价值的外科专著。

元代（公元 1279—1368 年），外科名医齐德之结合自己的临床经验，总结了三十多家外科著作，写成《外科精义》（公元 1335 年），其立论是倡导陈自明的观点，强调整体观，反对局部论，认为"治其外而不治其内，治其末而不治其本"的方法是不够全面的，主张治疗疮疡必须先审察阴阳虚实，脉证结合，然后采用内外相辅的综合疗法治疗，这对当时外科学的发展具有一定的贡献。危亦林的《世医得效方》（公元 1343 年），记述了骨折、脱臼、软组织损伤、战伤等治疗方法，以及使用曼陀罗、乌头等先行麻醉，再行手术的方法，对创伤骨科学的发展起了很大作用。从此，伤骨科部分从外科学中分了出来，成为独立的正骨科。

明代（公元 1368—1644 年）至清代（公元 1644—1840 年）鸦片战争前，为外科发展的全盛时期。这一时期突出的特点是，名家辈出，著作如林，学术空气活跃。如薛己著《外科发挥》（公元 1528 年）等书，从理论到实践详加论述，有条有理，眉目清楚。汪机著《外科理例》（公元 1531 年），主张"外科必本诸内，知乎内以求乎外，其如视诸掌乎。治外遗内，所谓不揣其本而齐其末"，说明医治外科疾病，必须要熟悉基础医学，立论才能正确。王肯堂著《外科准绳》（公元 1604 年），对于损伤以及肿瘤的分类描写较详，并采用了缝合口唇、气管等手术方法。申斗垣著《外科启玄》（公元 1604 年），对于痈疽、疔疮、瘰疬等外科疾病的病因证治记载较详，内治主张依据病人的不同情况辨证论治，外治主张疮疡脓成，不宜开迟，死肉当去等。

由于学术空气的活跃，不同的观点开始酝酿和形成，如陈实功的《外科正宗》（公元 1617 年），以及清代祁坤的《外科大成》（公元 1665 年）、官方出版的《医宗金鉴·外科心法要诀》（公元 1742 年）等，要求全面地掌握中医基础理论和技术，在临床上以消、托、补三法为主。其中以《外科正宗》占重要地位，该书共分四卷，较全面地介绍了中医外科学的病因、病机、诊断和治疗原则，有多种外科疾病的诊治方法，并附有治验医案。其中，对外科疾病的治疗强调内治、外治、手术并重，在内治法上要重视脾胃，"盖疮全赖脾土，调理必要端详""盖脾胃盛者，则多食而易饥，其人多肥，气血亦壮，脾胃弱者，则食少而难化，其人多瘦，气血亦衰。所以命赖以活，病赖以安，况外科尤关紧要。"手术方面的成就更为突出，如脱疽截趾（指）术，强调"用利刀寻至本节缝中，将患趾（指）徐顺取下，血流不止，用金刀如圣散止之"；对鼻息肉的手术摘除和食道异物的取出，设计了巧妙的手术器械和手术方法；对疮疡成脓时，主张尽早切开引流，反对单纯采用保守疗法等。在三百多年前，能设计出比较科学的手术器械和方法，这充分说明这个时期的中医外科学已达到相当可观的水平。在护理上，书中强调注意病人的饮食营养，反对无原则的饮食禁忌。在医疗道德品质上，书中有"五戒""十要"的行医约法。因此，《外科正宗》是一部代表明代以前外科学伟大成就的重要著作，理论联系实际，内容颇为丰富，对外科学的发展作出了重大的贡献。祁坤著《外科大成》继承了《外科正宗》的理论和治疗经验。其子祁昭远，继承了父业，其孙祁宏源，参与以吴谦为主的《医宗金鉴·外科心法要诀》的编著工作，他们以《外科大成》为蓝本，系统总结了清代以前历代外科医家的经验，使之成为一本较为全面的中医外科学专著。该书内容丰富，既有理论，又重实践，书中图文并茂，以歌诀体裁，易于明了，便于诵记。故以上三家称为"正宗派"。

清代王洪绪的《外科证治全生集》（公元 1740 年），把复杂的疮疡归纳为阴阳两大类，并以此作为辨证论治的主要法则，故书中云："凭经治症，天下皆然，分别阴阳，唯予一家"，主张"以消为贵，以托为畏"，除治疗用刺外，反对滥用刀针，禁用腐蚀药物。特别对阴证疮疡的治疗，书中更有独特见解，如"诸疽白陷者，乃气血虚寒凝滞所致，其初起毒陷阴分，非阳和通腠，何能解其寒凝……""殊不知毒即是寒，解寒而毒自化，清火而毒愈凝"，王氏的这种见解，对后世有效治疗外科阴证起到了一定的作用。其自创的阳和汤、醒消丸、犀黄丸、小金丹等名方用于临床，直到今日，仍为外科临床的有效方药。许克昌、毕法合写的《外科证治全书》，其辨证论治多以《外科证治全生集》为主，故以上称为"全生派"。这两种不同学派的产生，相互补充了中医外科学术上的不足，推进了中医外科学的发展。

其他，如陈司成的《霉疮秘录》（公元 1632 年）是我国第一部梅毒学专著，书中采用砒石、轻粉、雄黄、朱砂等药物，制成丸剂或丹药内服，这是世界上使用砷剂治疗梅毒最早的记载。陈士铎的《洞天奥旨》（公元 1694 年），善于运用内服药物使疮疡消散。顾世澄的《疡医大全》（公元 1760 年）汇集了前人的著作，分门别类，便于查阅，主张外科不能离开内科。高锦庭的《疡科心得集》（公元 1809 年），辨证清晰，列举相似病证详加鉴别，常以异证同治、同证异治的病，互编一篇，既便于比较，又对辨证论治很有好处。高氏不仅对外科阳证、热证从理论上有所发挥，还首先采用温病热入心包的犀角地黄汤、安宫牛黄丸、紫雪丹等方药治疗疗疮走黄，提高了疗效，开拓了治疗思路。他还认为外科疾病的发病原因与其发病部位有一定的联系，如"疡科之证，在上部者，俱属风温、风热……；在下部者，俱属湿火、湿热……；在中部者，多属气郁、火郁"，可见高氏的学术观点受着温病学说的影响。高文晋的《外科图说》（公元 1834 年），对于中医外科的医疗器械作了介绍，附有各式刀、剪、针、钳等手术器械图谱，使后世学者易于掌握。邹五峰的《外科真诠》（公元 1838 年），载有多种怪病，作者认为经络、切脉、症状辨证很重要，故书中有经络图注、脉学提要、杂证揭要、药品大略等专章论述。

近百年来（1840—1949 年），尤其是从辛亥革命到中华人民共和国成立前，在帝国主义、封建主义和官僚资本主义统治下，祖国医学受到严重摧残，中医外科学更是处于奄奄一息的状态。

新中国成立后，由于积极贯彻执行党的中医政策，开展中西医结合研究工作，中医外科学取得了突飞猛进的发展，治疗对象也远远超出了传统中医外科的一般疮疡、痔瘘、皮肤病等范围。中西医结合外科研究取得了新的成果，创立了新的独特的临床治疗体系。1954 年，自河北省沧州专区人民医院首先应用中药四妙勇安汤治疗血栓闭塞性脉管炎取得显著效果以来，中西医结合治疗血栓闭塞性脉管炎在全国取得显著成绩，据尚德俊《周围血管疾病证治》一书统计，临床治愈与显著好转率达 70%~80%，使大多数坏死期病人避免了截肢手术，截肢率下降到 1.2%~2.65%。1958 年以来，中西医结合治疗急腹症已总结出比较完整有效的治疗规律，据天津南开医院、遵义医学院主编《新急腹症学》（1978 年）一书中统计，在开展中西医结合治疗急腹症的医院中，急性阑尾炎的非手术率达 80% 左右，有效率在 90% 以上，胃、十二指肠溃疡急性穿孔，约 70% 左右适合非手术疗法，近期和远期疗效优于穿孔缝合术，急性肠梗阻约 60%～70% 可用非手术疗法治愈，肝胆管结石的排石率可达 60% 以上。肛门直肠疾病的治疗，继承和发扬了中医枯痔疗法、挂线疗法，总结出了中西医结合治疗的方法，提高了临床治疗效果。中西医结合治疗烧伤的工作进展较快，在防治烧伤休克的实践中，根据"治病必求其本"的原则，进行合理的内服外治，以控制渗出，改善气血灌流，保护内脏功能，增强机体的调节适应能力等，在防治烧伤休克和减少感染的发生上有了明显的提高。在中医外科治疗法则方面，开展了"消、托、补"三法和"祛腐生肌"等的临床研究和机理的探讨，对"以消为贵"尤其重视，这对加深理论认识、提高临床疗效起了一定作用。在外科著名方剂和针灸疗法的应用方面，进行了大量临床观察和实验研究，亦丰富了中医外科治疗经验。针刺疗法对外科急性炎症的疗效及其抗炎作用已被重视；某些清热解毒方剂和药物，已被证实具有抗菌消炎和提高机体免疫力等作用，在治疗外科感染性疾病和预防手术后感染等方面均有显著效果；某些活血化瘀方剂和药物，能改善血液循环，降低血液黏度，防止血栓形成，软化结缔组织增生，减轻炎症反应，促进炎性肿块消散，以及调整机体免疫功能等，故对周围血管疾病、炎性肿块、外伤瘀血肿痛等，均有满意的治疗效果。主要的外科著作有南京中医学院外科教研组著《简明中医外科学》（1958年）、卫生部中医研究院著《中医外科学简编》（1960 年）、上海中医学院主编《中医外科学讲义》（1964 年）、苏州市中医院著《中医外科临证手册》（1965 年）、山东中医学院外科教研室编《中医外科学》（1973 年），以及全国出版的外科老中医的医案医话等。这些外科专著对学习和发展中医外科起到了重要作用。

　　中医外科学是祖国医学宝库中的重要组成部分，它具有独特的理论体系和丰富的临床经验。在外科疾病的认识和治疗方面，要重视整体观念和辨证论治精神，强调内治法与外治法及其他治法相结合，用现代科学的知识和方法对中医外科理论和治疗经验进行研究，不断向着未知领域开发，使中医外科得到更进一步的发展和提高。

（姜兆俊）

外科古论重点浅释及选读

中医外科学是我们祖先经历了漫长的历史时期，在与外科疾病的斗争过程中逐步积累和发展形成的独立学科，具有系统的基础理论知识和技能，又有丰富的诊治外科疾病的经验。现将中医外科基础理论临床经验，分述如下。

经典古籍外科内容摘录

一、《黄帝内经》

春秋战国时代，学术思想活跃，出现了"诸子蜂起，百家争鸣"的局面。在这种形势下，我国医学文献中现存最早的一部典籍《黄帝内经》应运而生。该书不仅有外科专篇论述和20种病名的记载，而且在痈、疽、疔、痔等疾病的病因病机和治疗方面也有相当高水平的认识。因此，这是中医外科学最早的理论基础。

（一）诸痛痒疮与火毒

［原文］

诸痛痒疮，皆属于心。（《素问·至真要大论》）

［注释］

1.《素问·六节藏象论》曰："心者生之本，神之变也。其华在面，其充在血脉。"

2.《外科启玄》曰："诸痛痒疮，皆属心火。"

3.《外科证治全生集》曰："痈疽二毒，由于心生，心主血而行气，气血凝滞而发毒。"

4.《医宗金鉴·外科心法要诀》曰："痈疽原是火毒生。"

［按语］

因"心主血脉"，血的运行有赖于心气的推动。心在五行属火，故以火作为心的代称。火为五行之一，心主血脉，故心火亢盛则血热。火性炎上，来势急暴。火为热之极，热为火之渐，两者蕴结则出现热毒、火毒证候。外感六淫，五气过极均能化热生火；情志内伤，五志过极也能化生火毒。所以火热之毒是疮疡阳证形成的主要原因。因此清热解毒是其常用治法。痛是因经络阻塞，气血凝滞，则不通作痛。痒乃风邪外侵肌表，或血虚生风，致营卫受阻而痒，故"无风不作痒"。

（二）高粱之变与疮疡

[原文]

高粱之变，足生大丁，受如持虚。（《素问·生气通天论》）

[注释]

1. 高粱：《类经》注，"高粱即膏粱，肥甘也。足，多也。厚味太过，蓄而为热，其变多生大丁。"

2. 丁：即"疗"，为广义病名，包括多种疮疡阳证。

3. 受如持虚：如持空虚之器以受物，持虚则受邪的意思。

[按语]

以上经文论述疮疡阳证，多因恣食膏粱厚味，醇酒炙煿或辛辣刺激之品，使脾胃运化功能失调，湿热火毒内生，气血不和，复感外邪，易发疗、疖、痈等。

（三）营卫气血与痈疽

[原文]

1. 营气不从，逆于肉理，乃生痈肿。（《素问·生气通天论》）

2. 营卫稽留于经脉之中，则血泣而不行，不行则卫气从之而不通，壅遏而不得行，故热。大热不止，热胜则肉腐，肉腐则为脓。然不能陷，骨髓不为焦枯，五藏不为伤，故命曰痈。

热气淳盛，下陷肌肤，筋髓枯，内连五藏，气血竭，当其痈下，筋骨良肉皆无余，故命曰疽。疽者，上之皮夭以坚，上如牛领之皮。痈者，其皮上薄以泽，此其候也。（《灵枢·痈疽篇》）

3. 发于足趾，名曰脱痈，其状赤黑，死不治。不赤黑，不死。不衰，急斩之，不则死矣。（《灵枢·痈疽篇》）

[注释]

1. 营气不从，逆于肉理，乃生痈肿：从，为顺从之意。营行脉中，邪气陷脉，则营气不从，故逆于肉理，而痈肿生。

2. 血泣：与"涩"通，血壅滞不行之意。

3. 上之皮夭：《类经》注，"夭以色言，黑暗不泽也，此即皮色之状，可以辨其浅深矣。"

4. 上如牛领之皮：领，颈项也。牛领之皮，喻其厚也。

5. 脱痈：《太素》、《甲乙》、《鬼遗方》论作"脱疽"。

6. 不衰，急斩之：《类经》注，"若无衰退之状，则急当斩去其趾，庶得保生，否则毒气连脉，必至死矣。"

[按语]

经文1、2说明疮疡是因邪气侵入机体，致经络阻塞，气血凝滞而形成，此为疮疡发生的重要病机。若未及时恰当治疗，则气血凝滞，郁而化热，热盛则肉腐，肉腐则为脓，若及时切开引流或透脓溃破，脓液外泻，则可治愈，否则可蚀骨烂筋或毒入脏腑而成危证。

经文3是施行手术治疗脱疽的最早记载。

（四）汗之则疮已与疮家不可发汗

[原文]

汗之则疮已。（《素问·五常政大论篇》）

疮家，虽身疼痛，不可发汗，发汗则痉。（《伤寒论·辨太阳病脉证并治中》）

[注释]

1. 疮已：邪毒从汗而解，毒消肿散。

2.《外科启玄·明疮疡汗下和大要三法论》曰："言疮之邪从外而入，脉必浮数而实。在表故当汗之。邪从汗出，毒自消散。"

3. 疮家：指久患疮疡者。

4. 发汗则痉：久患疮疡者，气血已伤，虽有表证，不可发汗。误用汗法，则阴液受伤更甚，筋脉失其濡养，必发生筋脉强直，肢体拘挛抽搐痉症。

[按语]

"汗之则疮已"是指疮疡初起七日之内，内未成脓，患者正气未虚而发热恶寒，脉浮数或浮紧者，多因外感风热或风寒所致。通过发汗解表的药物开泄腠理，调和营卫，发汗去邪，以达邪毒从汗而解。《医宗金鉴·虚实治法歌》曰："若脉紧，发热恶寒，偏身拘紧无汗者，宜用表散之药"。《医宗金鉴·内消治法歌》曰："汗之则疮已，故曰内消表散有奇功也，惟脉证具实者斯可用之"。因此临证时在辨别寒热虚实，分别采用辛凉解表发汗法或辛温解表发汗法。前者宜用银翘散、蟾酥丸。后者宜用荆防败毒散、万灵丹。如疮疡初起，发热恶寒，红肿热痛，脉浮数，舌苔黄者，宜用辛凉解表发汗法治疗；如疮疡初起，恶寒发热，肿痛酸楚，疮疡皮色正常，脉浮紧，舌苔白者，宜用辛温解表发汗法治疗。总之，解表发汗法，适用于疮疡初起，风邪在表，未郁而化热者。但由于疮疡以热、火邪致病者多见，在用此法时，适当配合清热解毒药为宜。《伤寒论》中曰："疮家，虽身疼痛，不可发汗，发汗则痉"，其意指久患疮疡，气血已虚，妄用汗法，阴液受伤，筋脉失其濡养而发生痉挛。如疮疡初起脉证俱虚兼有表证者，可用扶正发汗法。以上所言，一为疮家得汗则疮已，一为疮家得汗则痉，两者是从体质虚实、发病阶段有无表证而主张发汗和禁汗。

二、《外科理例·前序》：治外必本于内

[原文]

然外科必本诸内，知乎内，以求乎其外，其如视诸掌乎……有诸中，然后形诸外，治外遗内，所谓不揣其本而齐其末。

[注释]

1. 其如视诸掌乎：如同看手掌一样的清楚。

2. 有诸中：指内在的脏腑。

3. 不揣其本而齐其末：即舍本求末的意思。

[按语]

根据人体"内外统一"的理论，遵循整体辨证观念，采用局部辨证与全身辨证相结合，追究其致病的根本原因，治病必求其本，或本于阴，或本于阳，知病所由生而直取之，乃为善治。若仅凭局部症状而不结合全身症状辨证，则难以取得治疗效果。

三、《外科证治全生集凡例》：以消为贵，以托为畏

[原文]

余家之法，以消为贵，以托为畏。即流注、瘰疬、恶核，倘有溃者，仍不敢托，托则溃者难敛，增出者又如何耶，故以消为贵也。

[注释]

1. 以消为贵：《外科大成·内消内托法》中云，"消者，灭也。初起红肿结聚之

际，施行气、活血、解毒消肿之剂……使气血各得其常，则可内消也"。"贵"为宝贵之意。

2. 以托为畏：《外科启玄》中云，"托者，起也，上也"。所谓"起也"、"上也"，就是托毒外出。畏者，怕也。

［按语］

"以消为贵"是指疮疡初期，针对不同病因选用不同性质的消散祛邪的药物，以清其内而绝其源，使尚未化脓的疮疡得到消散，是一切疮疡初起治疗的总则。故"以消为贵"，"以托为畏"是说明疮疡若等到脓成时再用托法，不如早用消法，故云："即流注……倘有溃者……故以消为贵"。这是笔者过分强调应用消法的重要性，而未认识到疮疡中期应用托法是不可缺少的治疗方法，其目的是纠正当时擅用刀针之弊，这一学说的产生，可能是受到了清初陈远公《外科秘录》学术思想的影响，而本法能够得到后来外科界的重视，与其创立的阳和汤、犀黄丸、醒消丸、小金丹等疗效是分不开的。

四、《医宗金鉴·外科心法要诀》

（一）痈疽总论歌

［原文］

痈疽原是火毒生，经络阻隔气血凝。外因六淫八风感，内因六欲共七情，饮食起居不内外，负挑跌扑损身形，膏粱之变营卫过，藜藿之亏气血穷。疽由筋骨阴分发，肉脉阳分发曰痈，疮起皮里肉之外，疮发皮肤疖通名。阳盛焮肿赤痛易，阴盛色黯陷不痛，半阴半阳不高肿，微痛微焮不甚红。五善为顺七恶逆，见三见四死生明。临证色脉须详察，取法温凉补汗攻。善治伤寒杂证易，能疗痈疽肿毒精。

【注】经云：诸痛痒疮疡，皆属心火。故曰痈疽原是火毒生也。痈疽皆因荣卫不足，气血凝结，经络阻隔而生。故曰经络阻隔气血凝也。其因有三：外因、内因、不内外因也。外因者，由于春之风、夏之热暑、长夏之湿、秋之燥、冬之寒也。当其时而至，则为正气；非其时而至，或过盛，则为淫邪。凡此六淫为病，皆属外因。亦有因于八风相感，如冬至日，正北大刚风；立春日，东北凶风；春分日，正东婴儿风；立夏日，东南弱风；夏至日，正南大弱风；立秋日，西南谋风；秋分日，正西刚风；立冬日，西北折风。应时而至，主生养万物；不应时而至，主杀害万物。若人感受，内生重病，外生痈肿。凡此八风为病，亦属外因。故曰外因六淫八风感也，内因者，

起于耳听淫声，眼观邪色，鼻闻过臭，舌贪滋味，心思过度，意念妄生，损人神气，凡此六欲为病，皆属内因。又有喜过伤心，怒过伤肝，思过伤脾，悲过伤肺，恐过伤肾，忧久则气结，卒惊则气缩。凡此七情为病，亦属内因。故曰内因六欲共七情也。不内外因者，由于饮食不节，起居不慎。过饮醇酒，则生火消灼阴液；过饮茶水，则生湿停饮；过食五辛，则损气血；伤饥失饱，则伤脾胃，凡此皆饮食之致病也。昼日过劳，挑轻负重，跌扑闪坠等类，损其身形；夜不静息，强力入房，劳伤精气，凡此皆起居之致病也。其起于膏粱厚味者，多令人荣卫不从，火毒内结；起于藜藿薄食者，多令人胃气不充，气血亏少，凡此亦属不内外因也。人之身体，计有五层：皮、脉、肉、筋、骨也。发于筋骨间者，名疽，属阴；发于肉脉之间者，名痈，属阳；发于皮里肉外者，名曰疡毒；只发于皮肤之上者，名曰疮疖。凡痈疽阳盛者，初起焮肿，色赤疼痛，则易溃易敛，顺而易治，以其为阳证也。阴盛者，初起色黯不红，塌陷不肿，木硬不疼，则难溃难敛，逆而难治，以其为阴证也。半阴半阳者，漫肿不高，微痛不甚，微焮不热，色不甚红，此证属险。若能随证施治，不失其宜，则转险为顺，否则逆矣。

五善者，五善之证也，诸疮见之为顺，则易治。七恶者，七恶之证也，诸疮见之为逆，则难治。凡患痈疽者，五善为顺，七恶为逆。见三善者则必生，见四恶者，则必死也。医者于临证之时，须详察色脉，宜温者温之，宜凉者凉之，宜补者补之，宜汗者汗之，宜攻者攻之，庶有济也。然外证痈疽，犹如内证伤寒，善治伤寒，则杂病无不易治；能疗痈疽，则诸疮无不精妙。盖以能辨表里、阴阳、虚实、寒热也。

（二）脉分主歌

［原文］

上焦候寸下焦尺，中焦之候属两关，包络与心左寸应，胆与肝家在左关，膀胱小肠肾左尺，胸中及肺右寸间，胃与脾脉右关取，大肠并肾右尺班。

【注】两寸之脉，主候上焦胸中；两关之脉，主候中焦膈中；两尺之脉，主候下焦腹中。左寸之脉，浮候包络，沉以候心；左关之脉，浮以候胆，沉以候肝；左尺之脉，浮候膀胱、小肠，沉以候肾；右寸之脉，浮候胸中，沉以候肺；右关之脉，浮以候胃，沉以候脾；右尺之脉，浮候大肠，沉亦候肾。此遵《内经》分配三部诊脉法也。

五、《外科真诠》：治疮疡要诀

[原文]

凡治初起之毒，顺手医去，便易见效。如毒患已久及被人医得反复者，必须究其初起何因，及一向所服何药？且何药见效，何药不见效，仔细问明，看清阴阳，兼诊脉之虚实，方好用药。

凡治毒，必须按经加引经药，方能奏效。

正气盛者，消毒为主，正气虚者，扶正为主，消毒佐之。

上身之毒，当归、川芎常用，脚下之毒，用当归不用川芎。

足下之毒，十有八九，初起以湿热论，久后以气虚论。

发背不宜用白术。上身之毒，总不宜用白术，恐燥肾闭气，排脓作痛。脐以下可用，并可重用。

委中毒不可用黄芪，用则足不能伸。

伤寒时毒，不可用芪、术。

开口之毒，不宜用皂角刺，恐其翻口。

阳毒初起，通用加减消毒散。冬天有外感，加前胡、防风、苏叶、夏天有暑气，加香薷、扁豆。

阴毒初起血虚者，通用阳和汤。此方不必加减，惟初起略加银花。或贫士无力买好玉桂，换用当归二钱亦可。气虚者通用加味四妙汤。

通经络用山甲。

清热解毒用玄参、赤芍、银花、甘草。

消阳毒坚肿用蒲公英，此乃阳明经主药，阳明之毒有坚肿者，可以重用。

消阴毒坚肿用续断。

散寒湿用防风、前胡。

头脑上引经药用藁本，手上用桂枝，胸前口上用桔梗，腰上用杜仲，脚上用牛膝，耳内用菖蒲，耳后用柴胡、夏枯，鼻孔用辛夷、桔梗，颧骨用公英，唇口用山栀、白果。颈背侧膀胱经用羌活，乳房用公英，有儿吃乳者宜加漏芦以通乳窍，或山甲亦可。腰眼用独活。

湿热毒不宜用丹，脚上初起忌用轻粉并升丹，火毒不宜用丹，对口忌用丹，下疳初起忌用丹，颧口疽忌用丹，龟蛇初开口不宜用丹。鱼口是空处不宜用降，脑项上不宜用追毒散，腹上不宜用降，恐其伤膜。

脚上湿热毒不宜用膏药，贴用则热气闭塞，从内横走四边起吻，久后则可用。

乳房不宜用针，恐其伤络。

毒气未清，不宜用生肌散。

面上不宜用生肌散，耳后不可上药线。

发背阳毒易治，阴毒居多。初起连服阳和汤数贴，自可消散，即或不消，亦易溃脓而收功也。万不可服真人活命饮，此方多剥削脾胃。凡患阴背发者，多由肾气亏损，盖先天既坏，复用连翘、花粉，剥削脾肾，安得不死。

凡毒肉满毒尽，久不收口而色白者，多是肌肉寒冷，用姜炭、玉桂末掺之方能收口。

凡毒鲜红者多痛。

凡毒不可单用水洗，必须煎药，恐其伤湿。

凡服大黄，小便必红而浊，须向病家说清，恐其惊惶。

麻黄、荆芥，祛风散热，大头瘟症，可用此煎水冲。

人中黄、大头瘟要药。

气闭作痛者用追毒散，脓闭作痛者，用冰翠散。

上牙属肾，下牙属大肠，肉牙亦然。交牙亦属胃，上腭属脾，舌下属心。

疮口久后变黑无脓，乃气血大败之候，不治。

阴毒误事，多因妄用降丹点头。盖阴毒初起，宜温经通络，以图内消。日久宜用补剂托里，使其转阳溃脓，不可妄行点降开刀。气薄者不宜重用银花，恐其伤气发汗。

凡遇毒头在上者，未出之时，先用降丹点于垂正处，向下顺出，方不至成倒胎，脓难尽出。

服凉药而呃逆者，脾胃败也。

服暖药而呃逆者，火毒攻也。暖药中用荆芥必须炒黑，取其和腠理之血。

凡患毒最忌热食、火酒，犯之则红肿焮痛。

银花不可洗毒，洗则变烂。

腿、牙、头患毒，彻骨痛者以肾经为主；牵柱痛者以肝经为主；漫肿者，以脾经为主。又有咬骨疽，生鱼口下些，此症疼痛彻骨。凡欲追散毒气，不论阴阳，服药内必须加山甲、皂角刺。

解降丹毒，用蚱行同冰片捣烂敷，并能解诸火毒。

葱捣蜜，乃相反之药，头颈上不宜用，别处寒毒可敷。

肺痈服白及，须晒干研末，俟药水略温，再放下搅匀即服，不可久停，恐粘成膏。

无论各处疮毒，有黄脓痂者，皆是有痒之症，或用消毒散刷。

凡毒无论已溃未溃，忽咬牙寒战，系气虚不能胜毒，毒陷攻里之兆；或溃后脓水忽多忽少，疮口如蟹吐沫者，系内膜已透，俱为逆症。

初起疮口变黑者，或上坏升丹，或遇用黄丹，常有此弊。

疮口如猪肝色者，多是过用黄丹所致。

出桐油水者，气血大虚，宜参归鹿茸汤补之。

疮口深而有肿硬流桐油水者，必有管。久毒口细而深，无肿硬，流桐油水者必是漏。

浮皮烂流桐油水者，是湿气。

坚肿出南瓜水，结成珠者，亦是湿气。

久毒疮头流血，乃肝气将败之候，宜重剂补药，加五味子收之。阳毒通用凉药，则变为半阴半阳，但比纯阴毒更易轻身，培补正气，即转为阳。

天庭中心虽属督脉，但此处又是离宫，用药必须带住心经。

人中患毒以阳明为主。鼻梁内外以肺为主。

玉茎属肝，马口属小肠，囊属肝，子属肾，子之系属肝。

凡毒生空处，最易生管成漏。凡寒症，先酸息而后红肿，湿热毒，红肿坚紧，按之有纳，纯湿者皮色不变。气虚者，不红紫不作紧，按之有纳，补中益气汤主之。腿上患毒，贫苦者多是风湿，富者多有肝肾虚，但风湿之症，多有寒热作体。三阴经患毒，虽是阳症，仍宜调理血分。

口内有白色，用硼砂末搽之；口内腐烂，亦见白色，宜用柳花散搽之。

冬天亦有暑毒，晕红作烧，如暑天一样，不会作寒。

口内生疔，仍有痒有头，起得暴。治法先针疔头，用降丹点之，俟脓头钳去，用柳花散收功。

凡毒麻木，有湿闭、血闭、气虚之分；重坠有纳者是气虚，手足初起者多湿闭，血热者多作痛，血虚者下午更甚，亦有纳。

伤寒狐惑，嘴唇腐烂，不论虫之食脏食肛，小儿总以泻积热为主。如胡连、臭夷、谷虫、芦荟等药，皆可酌用。

用太极黑铅膏，须避灯火。敷之，更验。

凡手足刈龟湿热毒，虽脓腐尽时，不宜用生肌散，恐其复肿而痛，先膏贴之可也。

凡阳毒初溃、坚硬有腐者，宜用化管丸提之，以结其毒，听其自脱，后用乌云散盖膏，徐即收功。

肛门患毒，服药内须入枳壳方效。

凡毒坐久而痛，血不行也。行而痛者，气血虚也；下午痛者，血虚也；溃后仍痛者，气血亏也；初起痛者，风寒湿热客于肉里而作脓也。

凡毒痒有湿痒、有风痒、有虚痒，血行亦作痒。

凡毒内作寒者，乃阴寒之毒，补药内须加鹿茸、玉桂；身上作寒兼有头痛者，乃外感风寒之候，宜疏表之。

空处及多筋骨处，降丹宜少用。腹上不可轻用降丹。

凡刺毒，须要脓透时方可刺，开刀太早，则泄气反痛。

毒有臭气，须用洗药。阳毒多有臭气，阴毒有臭气必流血，乃气血大败，多不治。阳毒有臭而生蛆者，须用生猪油捣寒水石末贴之。或用清油调杏仁末刷亦可。

凡毒起萝圈塍，有上坏丹药而起者，多紫黑作紧，乃闭住瘀血故也，宜用线针刺去紫血，再按症用药。有过服补涩药而起者，内外清解，即可平复。若起浅白塍者无妨。

疮口出血不止，有肝败而流血者，有气血亏而流血者，俱宜用重剂归脾汤治之。有未熟误针而出血者，宜用托里散治之。

疮口无脓，有气血虚而无脓者，有风湿痹而无脓者，有误服白术闭住毒气而无脓者，四边必坚硬，宜用清热泻火通窍之药治之。

疮口紫黑，有上坏丑丹而然者，须换好丹盖膏，自转红活。有上多黄丹而然者，换药刷之自转。有气血大虚而然者，多难治，治之则宜大补。

凡疮毒有腐肉，须用冰翠散，重者宜用降丹点之。久后结成腐骨者，宜用托管丸治之。

凡毒腐肉多，因开刀太早，伤其好肉所致。亦有毒将愈时，未避风水，新肉强出，只须用膏盖护，可以平复。

凡久毒成漏，宜内服大补气血之药，外用川乌洗净蒸干，切片二分厚，用口涎润湿，贴毒口上，用艾圆灸之，令毒口温暖，稍稍觉痛，即住手勿灸，须用八宝丹盖膏。灸法须用五七日为止。

久毒成管，先用化管丸纳入盖膏，六七日方可去，换用拔毒散，以消余毒，内服托里散治之。如五六日后肿未消，则管未离岩，再照法用化管丸一次，断无不起。如无化管丸，或用降丹线插入盖膏，但不如化管丸能入弯曲之处。

凡刺毒须认有脓无脓，皮色绉黄，用手按之，手起而即复者有脓，手起而不复者无脓。重按乃痛，脓之深也。轻按即痛，脓之浅也。至于用刀手法，刀口勿嫌阔大，深则深开，浅则浅开，如开鱼口、便毒、背痈、脐痈、腹痈，宜浅开之。若遇肉厚处，宜深开之。

凡毒用药，当分初、中、末之异。初宜散热解毒通经为主，以图消散；中宜排托为主，以图逐毒成脓；末宜温补为主，以图易于收功，此大法也。若纯阴之毒，始终概以温补调理，一切清凉寒凝之药，不可轻投，并不可外敷寒凉末药，冰寒气血，不能消散。

［注释］

1. 脚下：指下肢疾病。

2. 川芎：辛香走窜，性喜上升，习惯不用于下肢疾病。

3. 伤寒时毒：《医宗金鉴·外科心法要诀》中云，"时毒初发类伤寒……"。时毒相当于流行性腮腺炎，开始有恶寒发热全身症状，多发于春季，由感受时令风邪热毒而发。

4. 开口：溃破的意思。

5. 翻口：溃破之后，炎性肉芽隆起。

6. 加减消毒散：蒲公英、金银花、玄参、赤芍、连翘、炒山甲、皂角刺、前胡、防风、香附、生甘草。

7. 玉桂：肉桂。

8. 加味四妙汤：生黄芪、当归、续断、山甲珠、皂角刺、炒白芍、金银花、香附、甘草、生姜。

9. 大头瘟：瘟疫的一种。又名大头风、大头痛、时毒、大头伤寒、虾蟆瘟、捻头瘟、大头天行、疫毒等，以头面部红肿为特征，多因天行邪毒侵及三阳经络所致。《杂病源流犀烛·瘟疫源流》载，"大头瘟……其症状，发于鼻面耳项咽喉间，皆赤肿无头，或结核有根，令人多汗气蒸，初则憎寒壮热，肢体重，头面俱痛，目不能开，上喘，咽喉不利，甚则堵塞不能食饮，舌干口燥，或恍惚不宁，不速治，十死八九。"《伤寒摘要》载，"大头瘟，天行疫毒侵犯高颠，分别三阳经而施治。可用普及消毒饮，通圣消毒散，升降散等。外用三黄二香散，马齿苋，麦面并醋调敷。"

10. 气闭作痛：早起没有化脓时的肿痛。

11. 追毒散：方药不详。

12. 脓闭作痛：化脓时肿胀作痛。

13. 冰翠散：苏铜绿、风化灰、白砒矾、扫盆盐（即轻粉）、冰减（具体不详）、云母石。

14. 交牙：口腔内两侧上下最后 1 颗牙齿。

15. 二味消毒散：雄黄、白矾。

16. 坏升丹：即质量不好的升丹。

17. 桐油丸：指疮口分泌的黄脂水。

18. 南瓜水结成珠者：南瓜切开后，在切口面有珠状水分泌出来。

19. 玉茎：即阴茎。

20. 马口：即尿道口。

21. 囊：即阴囊。

22. 卵子：即睾丸。

23. 子系：即精索。

24. 刺毒：即切开排毒。

25. 鱼口、便毒：指腹股沟化脓性淋巴结炎或梅毒性淋巴结炎。

26. 排托：即托毒排脓。

27. 柳花散：生蒲黄、生黄柏、人中白、青黛、月石、冰片。

28. 乌云散：巴豆仁、蓖麻仁。

29. 托里散：生黄芪、当归、续断、茯苓、香附、枸杞、山甲珠、金银花、甘草、桂圆 。

30. 臭黄：即芜黄。

相关疾病在古籍中的阐释

一、乳痈

冯鲁瞻曰："妇人之乳，男子之肾，皆性命之根也。人之气血，周行无间，寅时始于手太阴肺经，出于云门穴，穴在乳上，丑时归于足厥阴肝经，入期门穴，穴在乳下，出于上，入于下，肺领气，肝藏血，乳正居于其间也。其足阳明之脉，自缺盆下于乳，又冲脉者起于气街，并足阳明夹脐上行至胸中而散，故乳房属足阳明胃经，乳头属足厥阴肝经。妇人不知调养，有伤冲任，且忿怒所逆，郁闷所遏，厚味所酿，以致厥阴之气不行，阳明之血热甚，或为风邪所客，则气壅不散，结聚乳间，或硬或肿，疼痛有核，乳汁不出，名曰妒乳。渐至皮肤焮肿，寒热往来，谓之乳痈。风多则硬肿，色白，热多则焮肿，色赤，不治则血凝，气为壅滞，而与乳内津液相搏腐化为脓。治之之法，凡初起寒热痛，即发表散邪，疏肝清胃，速下乳汁，导其壅塞，则病可愈。若不散则易成脓，宜用托里；若溃后肌肉不生，脓水清稀，宜补脾胃；若脓出反痛，恶寒发热，宜调荣卫；若晡热肿作痛，宜补阴血；若食少作呕，宜补胃气；切戒清凉解毒，反伤脾胃也。"

又曰："有因妇人所乳之子，膈有滞痰，口气焮热，含乳而睡，热气吹入乳房，凝滞不散，遂生结核。若初起时忍痛揉软，吮去乳汁，即可消散，失此不治，必成痈肿。亦有因小儿断乳后，不能回乳，或妇人乳多，婴儿少饮，积滞凝结。又或经候不调，逆行失道，又有邪气内郁，结成痈肿。初起时切勿用凉药，盖乳本血化，不能漏泄，遂结实肿，乳性清寒，又加凉药，则阴烂宜也。惟凉药用之，既破之后则佳，如初发时，宜用南星姜汁敷之，可以内消，更加草乌一味，能破恶血逐块，遇冷即消，遇热即溃，更加乳香、没药以定痛，内则用栝蒌十宣散、通气散，间服之。然年四十已下者，治之多瘥，以气血旺故也。五十以上，慎勿治之，多死，以天癸绝也。不治自能终其天年。若欲加治，惟调气血为主。若郁怒肝火炽盛，为肿为痛者，自当疏肝散郁，兼以养血和血，则肝阳不强而肿自退。若郁结弥甚，血滞不舒，更由乳汁壅积，溃而成脓，则为乳痈矣。气血大伤，尤宜重为滋补，少佐疏肝解毒。若专事清解，则溃者难脓，而脓者难长矣。"

胡公弼曰："妇人乳有十二穰，始生乳痈，只患一穰，脓血出尽，又患一穰，逐穰轮流，伤至七穰，即传次乳，次乳患遍，则危而不救者多矣。初起每早服元寿丹，可保余羧不受传毒。"

又曰："忧怒伤肝，肝气滞而结肿者，初起必烦渴呕吐，寒热交作，肿痛疼甚者，牛蒡子汤主之。厚味饮食，暴怒肝火结肿者，橘叶汤主之。"

又曰："男子乳头属肝，乳房属肾。女子乳头属肝，乳房属胃。"

又曰："不乳儿妇人，患乳名曰害干奶子。"

汪省之曰："如怀孕八九个月，患内吹乳，虽脓出腐脱，肌生必待分娩，而后始能收口。"

申斗垣曰："胎气旺而上冲，致阳明乳房作肿，名曰内吹，又名里吹奶。"

冯鲁瞻曰："乳痛者，俗呼曰吹乳。吹者，风也。风热结泊于乳房之间，血脉凝泣，焮痛胀溃，稠脓涌出，此属胆胃热毒，气血壅滞，又名乳痈，为易治。用青皮疏厥阴之滞，石膏清阳明之热，甘草节解毒而行污浊之血，荆、防散风而兼助药达表，瓜蒌、没药、青橘叶、皂角刺、银花、土贝母、当归及酒佐之，无非疏肝和血解毒而已。加艾隔蒜灸二三十壮，于痛处最效，切忌刀针伤筋溃脉，为害不小。"

陈自明曰："怀孕患乳曰内吹，乃胎气旺而上冲，致阳明乳房作肿，宜石膏散清之，亦可消散，迟则迁延日久，将产出脓，乳汁亦从脓窍流出，其口难完。"

《心法》曰："内吹者，怀胎六七月，胸满气上，乳房结肿疼痛，若色红者，因热盛也；如色不红者，既因气郁，且兼胎旺也。外吹者，乳母肝胃气浊，更兼儿吮乳睡熟，鼻孔凉气袭入乳房，与热乳凝结肿痛，令人寒热烦躁口渴；又有内未怀胎，外无哺乳，而生肿痛者，系皮肉为患，未伤乳房，此肝胃湿热凝结也。"

二、乳头破裂、乳衄、乳汁自流

《心法》曰："乳头属足厥阴肝经，如暴怒或抑郁，肝经怒火，不能施泻，是以乳头破裂，痛如刀割，或揩之出血，或流粘水，或结黄脂，治当以加味逍遥散主之。若外治，取秋后冷霜茄子裂开者，阴干，烧存性，研细。水调敷。

妇女乳房，并不坚肿结核，唯乳窍常流鲜血，此名乳衄，乃属有司过度，肝脾受伤，肝不藏血，脾不统血，肝火亢盛，血失统藏，所以成衄也。治当平肝散郁，养血扶脾为主。"

冯鲁瞻曰："其有乳汁自出者。若胃气虚而不能敛摄津液者，宜补胃气以敛之。若气血大虚，气不卫外，血不荣里，而为妄泄者，宜调补荣卫以止之。若未产而乳自出，谓之乳泣，生子多不育。若产妇劳役，乳汁涌下，此阳气虚而厥也，独参汤主之。"

三、乳癖

乳癖之名，始见于《中藏经》，其命名之由来，渊源于《内经》及《伤寒论》等经典著作中的"癖"，癖同义于痞。

《外科活人定本》曰："何谓之癖，若硬而不痛，如顽核之类，过久则成毒。"

窦汉卿曰："乳癖，乃五六十岁老人患此，不可用凉药敷服。"

《圣济总录》曰："妇人以冲任为本，若失于调理，冲任不和，阳明经热，或因风邪所客，则气壅不散，结聚乳间，或硬或肿，疼痛有核。"

《外科正宗》曰："乳癖乃乳中结核，形成丸卵，或坠重作痛，或不痛，皮色不变，其核随喜怒消长，多由思虑伤脾，忧怒伤肝，郁结而成。"

《疡科心得集》曰："有乳中结核，形如丸卵，不疼痛，不寒热，皮色不变，其核随喜怒消长，此名乳癖。良由肝气不舒郁积而成。若以痰气郁结，非也。夫乳属阳明，乳中有核，何以不责阳明而责肝，以阳明胃土最畏肝木，肝气有所不舒，胃见木之郁，惟恐来克，伏而不扬，气不敢舒；肝气不舒，而肿硬之形成；胃气不舒，而畏惧之色现，不疼不赤，正见其畏惧也。治法不必治胃，但治肝而肿自消矣。"

《外证医案汇编》曰："痰气凝结为癖、为核、为痞。……乳核、乳癖等坚硬，属气郁者多。"

《外证医案汇编》曰：治乳症，不出一气字，定之矣。痰气凝结为癖、为核、为痞……若治乳从一气字著笔……无论虚实新久，温凉攻补，各方之中，夹理气疏络之品，使乳络舒通，自然壅者易通，郁者易达，结者易散，坚者易软。"

四、乳岩

冯鲁瞻曰："妇人有忧怒抑郁，朝夕累积，脾气消阻，肝气横逆，气血亏虚，筋失荣养，郁滞于痰，结成隐核，不赤不痛，积之渐发，数年渐大，内溃深烂，名曰乳岩，以其疮形似岩穴也，慎不可治。此乃七情所伤，肝经血气枯槁之证。"

窦汉卿曰："女子已嫁未嫁，具生此候，乃阴极阳衰，虚阳与血相识，无阳积安能散，故此血渗入心经而成此疾也。若未破可治，已破即难治。"

胡公弼曰："乳岩乃性情每多疑忌，或不得志于翁姑，或不得意于夫子，失于调理，忿怒所酿，忧郁所积，厚味酿成，以致厥阴之气不行，阳明之血腾沸，孔窍不通，结成坚核，形如棋子。或五七年不发，有十余年不发者，或因岁运流行，或因大怒触动，一发起烂开如翻花石榴，名曰乳栗。"

《妇人大全良方》曰："若初起内结小核或如鳖棋子，不赤不痛，积之岁月渐大，巉岩崩破如熟石榴，或内溃深洞，此属肝脾郁怒，气血亏损，名曰乳岩。"

《心法》曰："此证由肝脾两伤，气郁凝结而成。自乳中结核起，初如枣栗，渐如棋子，无红无热，有时隐痛。速宜外用灸法，内服养血之剂，以免内攻。若年深日久，即潮热恶寒，始觉大痛，牵引胸腋，肿如覆碗坚硬，形如堆栗，高凸如岩，顶透紫色光亮，肉含血丝，先腐后溃，污水时津，有时涌冒臭血，腐烂深如岩壑，翻花突如泛莲，疼痛连心。若复因急怒，暴流鲜血，根肿愈坚，斯时五脏俱衰，即成败证。"

五、乳少

冯鲁瞻曰："乳汁不行有二，有气血盛而壅闭不行，有气血虚而燥涩不行。虚专补之，如十全、八珍之类是也；盛专疏之，如麦冬、瓜蒌仁、葵子、猪胰、木通、漏芦、猪蹄之类是也。"

产妇冲任血旺，脾胃气壮，饮食调匀，则乳足而浓，以生化之源旺也。若脾胃气弱，饮食少进，冲任素亏，则乳少而薄，所乳之子，亦怯弱而多病，其乳以浓白光彩，入盏中上而莹然如玉为上，黄色清薄为下，不可哺儿。乳母宜择肥瘦适中，无病经调善食者佳。太肥则多痰，太瘦则多火，儿饮其乳，亦复如是。如一儿昏睡，竟日不醒，举家惊惶，求医投药罔效，一高医诊之曰：此儿中酒，得毋乳母曾痛饮乎？询之果然，停药而醒，可见其利害相关明矣。然时珍曰：人乳无定性，随饮食性气而变，故饮食调摄，乳母不可不慎也。

薛立斋曰："妇人气血方盛，乳房作胀，或断乳胀痛，牵引胸胁，服之自消。麦芽三两炒，热水煎服，立消。盖麦芽取其消散精华，以绝乳之源也。其耗散之力可见。"

《景岳全书妇人规》曰："妇人乳汁，乃冲任气血所化，故下则为经，上则为乳，若产后乳迟乳少，由气血不足，而犹或无乳者，其为冲任之虚弱无疑也。"

《傅青主女科》曰："乳乃气血之所化而成也，无血故不能生乳汁，无气亦不能生乳汁。"

《儒门事亲》曰："或因啼哭悲怒郁结，气滞闭塞，以致乳脉不行。"

六、瘿瘤

《灵枢·九针论》曰："四时八风之客于经脉之中，为瘤病也。"

《诸病源候论》曰："恶核者，内里忽有核累累如梅李，小如豆粒……此风邪挟毒所成。"

《巢氏病源》曰："瘿者，由忧恚气结所生，亦有饮沙水，沙随气入于脉中，搏颈下而成之……。"

《巢氏病源》曰："诸山水黑土中出泉水者，不可久居，常饮食令人作瘿病，动气增患。"

《素问·举痛论》曰："百病生于气也，怒则气上，喜则气缓，悲则气消，恐则气下，惊则气乱，思则气结也。"

《类经·疾病论》曰："气之在人，和则为正气，不和则为邪气，凡表里虚实，逆顺缓急，无不因气而生，故百病皆生于气。"

古代医家认识到"百病多因痰作祟"，元代朱丹溪首先提出肿瘤的发生与"痰"有关，认为"凡人身上、中、下有块者多为痰"，明代《医学入门》认为"盖瘿瘤本共一种，皆痰气结成"，明代《明医指掌》认为"瘿瘤必因气滞痰凝，隧道中有所留止故也"。

《心法》曰："瘿者如缨络之状，瘤者随气留住，故有是名也。多外因六邪，荣卫气血凝郁；内因七情，忧郁怒气，湿痰瘀滞，山岚水气而成，皆不痛痒。瘿证属阳，色红而高突，皮宽不急，蒂小而下垂；瘤证属阴，色白而漫肿，皮嫩而光亮，顶小而根大。瘿有五种：肉色不变者为肉瘿；其筋脉现露者，名筋瘿；若赤脉交络者，名血瘿；随喜怒消长者，名气瘿；坚硬推之不移者，名石瘿；五瘿皆不可破，破则脓血崩溃，多致伤生。瘤有六种：坚硬紫色，累累青筋，盘曲若蚯蚓状者，名筋瘤，又名石瘤；微紫微红，软硬间杂，皮肤中隐隐若红丝纠缠，时时牵痛，误有触破，而血流不止者，名血瘤；或软如绵，或硬如馒，皮色如常，不紧不宽，始终只似覆肝，名肉瘤；软而不坚，皮色如常，随喜怒消长，无寒无热者，名气瘤；日久化脓流出，又名脓瘤也；形色紫黑，坚硬如石，疙瘩叠起，推之不移，昂昂坚贴于骨者，名骨瘤；软而不硬，皮色淡红者，名脂瘤，即粉瘤也。"

（姜兆俊）

中医外科学教学体会

如何提高中医外科学教师的教学能力和教学质量，本人经过多年教学实践，有以下几点体会。

一、勤奋学习

中医外科学具有多学科的性质，在理论体系中渗透着气象学、地理学、解剖学、心理学、哲学等多门学科的内容，同内、妇、儿、针灸各科有密切的联系。

我国历代名医成才的经验，无不是通过勤奋学习，掌握多学科知识，精通中医典籍，熟悉历代医学流派、医药名家的不同学术见解与成就，又有丰富的临床实践经验。如明代著名的外科学家陈实功，他从少年开始学医，40 年来精研细查，勤读古代名医著作，重视医学科学的基础理论，严格要求自己和后学者必须首先学好传统文化和古代哲学思想，用毕生的心血和精力，编著一部"列证最详，论治最精"的《外科正宗》，对外科学的发展作出了重大贡献。很难想象，一个知识面狭窄的人，能在某一专科方面有什么重要见地，古往今来，皆是如此。

因此，作为一名中医外科学教师，必须具有一定的现代科学知识基础（含现代医学知识），有较好的文、史、哲基础，有坚实的中医理论基础，然后要勤奋阅读中医外科古典医籍名著和现代有关医学杂志，如《外科精义》《外科理例》《外科启玄》《外科正宗》《医宗金鉴·外科心法要诀》《外科证治全生集》《洞天奥旨》《疡科心得集》《疡科纲要》等。其中《外科正宗》《医宗金鉴·外科心法要诀》《外科证治全生集》占主要地位，应熟读重点篇章，在理解的基础上与背诵相结合。熟读可以贯通，背诵不仅可以加强记忆而且可以加深理解，正所谓"读书百遍，其义自见"。此为中医外科学教师的理论基础，尤在青年时期，奠基更为重要。阅读现代有关医学杂志，可开阔知识领域，启发思路，使医学知识水平不断提高。同时，在勤奋学习过程中，还要学会做好教学资料的搜集储存工作，为备课、临床、科研时参考。如果只单纯阅读几遍《中医外科学》教材，是不能完全掌握中医外科学的精髓和奥妙的，也就不能适应教学、临床、科研的需要。只有勤奋学习，掌握渊博的知识，多临床实践，取得相当的专业能力，教学中才能文理讲清，医理讲明，哲理贯通，才能胜任"传道，授业，解惑"的责任。

二、注重实践

中医外科学是实践性很强的科学，无论是经验的取得，还是理论的深化，都离不开临床。临床实践是医学发展的基础和医学知识的源泉。有的学者说，"医学的根源，只是在病人的床边"。作为教师，不仅要具有坚实的中医基础理论和现代科学知识，更重要的是要注重实践，只有取得丰富的临床经验，才能讲课时重点突出，理论联系实际。临床实践的重要性，早已被我国历代卓有成就的医药学专家成长过程所证实。教师如果长期脱离临床，脱离科研，仅仅教授书本知识，缺少解决临床实际问题的能力和技能，或刚毕业的青年教师，即固定专科，不多科轮转，使临床知识局限，均有碍于培养高级中医学教师的需要。因此要提高教师的教学能力和教学质量，关键在于教师是否具有丰富的临床实践知识。这就是临床经验丰富的教师讲课生动，课堂气氛活跃，学生易于接受的根本原因。

三、夯实课堂教学

（一）认真备课

课堂教学成败的关键，在很大程度上取决于是否严肃认真地备课。备课是一个艰苦的劳动过程，也是教学相长的过程。备课的方法是根据教学大纲的要求，有计划有目的地准备资料，然后削技强干，突出三基，写出概念明确，论点清楚，论证充足，条理分明，内容充实的讲稿来。备课之先，要反复钻研教材，熟练地掌握其内容，把教材的东西和自己的临床经验恰当地融合在一起；教材中的某些生僻词和道理模糊的词句，以及古代名医学术见解，必须查阅原文，彻底弄通，且不可模棱两可，含糊其辞，马马虎虎，顺口读过，教材中的文献引证，要查对原始资料，以防相互抄错；教材内容多有局限性和缺少地区性的特点，并且落后于当前医学发展的新成就，需广泛参考文献，恰当引进新的研究成果，弥补教材的不足。如能认真备课，讲稿博约恰当，精讲熟练，无疑会提高传授知识的强度。

（二）重点突出，理论联系实际

讲课内容要重点突出，理论联系实际。例如中医外科学简史，着重讲明历代外科名医、主要文献、学术成就、创造发明和建国三十多年来的新成就等，使学生了解中医外科学是祖国医学伟大宝库中的重要组成部分，具有悠久的历史、独特的理论体系以及丰富多彩的治疗方法，在历史和现代的医疗实践中都占有重要地位，有着广阔的发展前景，以培养学生浓厚的学习兴趣和勇攀高峰的精神。

总论要讲清本学科的基本概念，即整体观念和辨证论治的原则，而施用内服和外治相结合的独特疗法，这是中医外科学最根本的理论核心和治疗原则。

各论应从实践角度来分析讲解每个病的基本概念，重点放在病因病机、临床表现和辨证论治三方面。以乳痈为例：首先病因中着重讲清乳头属足厥阴肝经，乳房属足阳明胃经，乳汁为气血化生而源于胃。肝之疏泄，能调节乳汁的分泌。因此肝气郁结，胃热壅滞是本病发生的主要内因。乳头破损、畸形、内陷、挤压等，均可使乳汁积滞，是本病发生的重要条件。在以上发病因素的基础上，复感风热、火毒，致经络阻塞，气血凝滞，与积乳相搏，化热为痈。其主要症状为患乳肿胀热痛，肿块或有或无，排乳不畅，伴恶寒发热等。其次根据病情，采用疏肝清胃、和营通乳的治疗法则。其中疏肝为治疗法则中的关键。因肝气郁结，则气血凝滞，乳汁排泄不畅；肝胃不和，则胃热壅滞。疏肝则气血凝滞消散，乳汁排泄通畅，胃热壅滞消除。最后明确脓成期的治疗关键，是及时正确的切开排脓，术后保持脓腔引流通畅，正确换药，结合全身病情内服中药，多可短期治愈。

讲课如概念不清，海阔天空，漫无边际，重点不突出，理论不联系实际，必然会导致学生认识模糊，抓不住要点，学生兴趣低落，降低学习效果。重点突出，理论联系实际的同时，还要注意讲课的连续性，如讲病因病机时，注意和证的联系；讲临床表现时，要注意辨证分型，为辨证论治提供依据；讲辨证论治时，注意与病机演变和八纲、病因辨证相结合，充分阐述各期辨证特点和内外相结合的治疗方法，以达"论病必先明其理，论治必先明其义，遣药必先明其性"的目的。同时，在保证讲授课程主要内容的前提下，还要结合有关古代名医学术见解、验案，以及本院和自己的临床经验，来分析病因病机，辨证论治，以加强学生对本病的认识和培养学生独立思考的能力。这样可克服现用教材的平铺直叙、内容重复、实践性不强、缺乏中医外科和地方特色的缺点。

（三）归纳、比较、分析、综合

归纳是教师在教学中，帮助学生概括已有的知识，从中找出普遍的特征，形成新的概念，这对于提示教学效果具有十分重要的意义。例如疮疡阳证，尽管病种繁多，症状不一，但其经络阻塞，气血凝滞，郁久化热，血肉腐败而成脓的病机，和红、肿、热、痛、脓的五大症状是相同的，清热解毒为主的治法亦是其普遍特征。掌握普遍特征后，再用比较法找出同类疾病的差异，可使学生掌握的知识深刻强化和更加深入。如面部疔疮（唇疖、唇痈等）、蛇头疔（脓性指头炎），除具有其普遍特征外，前者如失治或切开过早，可并发走黄（引起颅内感染或脓毒败血症），后者脓成如不及时切开，可引起指骨坏死。

分析综合是思维的关键环节。因为一些学生虽然具有回答现代知识的能力，却不能独立地认识解决面临的新问题。如患者某某，男性，32岁，于1982年8月5日下午3时来诊。自述腹痛3天，开始右侧腹痛，为持续性钝痛，无放射性痛，伴恶心、口渴而不欲饮、溲赤，舌苔微黄腻，脉弦滑数。查见右下腹有明显压痛和反跳痛，腹肌微紧张，未触及包块，腰大肌征阳性。体温38℃。白细胞计数$12600/mm^3$，中性粒细胞79%。尿蛋白（−），红细胞（＋）。腹部X线平片，见右肾及输尿管各有豆大不透光阴影。根据上述病情分析，患者尿化验及腹部X线平片都支持右肾、右输尿管结石，但腹痛性质难以用"泌尿系结石"解释，因一般泌尿系结石在急性发作时，为阵发性绞痛，疼痛可放射至腰部及腹股沟部，故断定泌尿系结石早已存在。现患者右下腹局限性明显压痛（右输尿管结石右下腹有深压痛）、反跳痛（输尿管结石少有），腹肌紧张，腰大肌征阳性（肾及输尿管结石无此征象），体温高，白细胞计数升高，口干不欲饮，提示右下腹为气滞血瘀化热，是湿热症状兼见。综合以上检查分析，诊断为急性阑尾炎湿热型。右肾及输尿管结石是早已存在的，不是该病的主症。通过以上分析综合，可充分发挥学生独立思考的能力，帮助学生运用所学知识灵活地解决面临的实际问题。因为疾病的表现往往是错综复杂的，不可能像教材中那样纲目清晰，纵横有序，症状明显，易于诊断。只有善于分析综合病情，才能做出正确的诊断和治疗。

四、认真对待临床教学

临床教学是教学的重要组成部分，其实践性很强。对初到临床的实习学生，带教老师应挑选典型病例进行讲解示范，从询问病史、书写病历，到检查、诊断、治疗，要详细地分析病因病机，讲解诊断要点与辨证论治，层层剖析，不厌其烦。然后在带教老师的带领下，学生开始临床实践工作，除学会处理常见病、多发病的基本方法外，要着重掌握病历书写、检查方法、诊断要点、中医外科的独特治疗方法，以及脓肿切开引流、内痔结扎术、肛瘘切开疗法、换药方法等，使学生在不太长的时间内，实现理论与临床实践的初步结合。从实践中可以体会到，带教老师临床教学质量的高低。另外，除积极学习外，临床教师的业务水平还与能否把培养学生当作自己的光荣职责有关。

目前值得注意的问题是，毕业生只考试书本知识，不考试临床实际工作能力。由于过分强调书本考试分数而忽视医疗实践，结果导致学生临床实习不认真，不能很好地完成实习大纲的要求，毕业后短时间内不适应临床实际工作的需要。因此，建议今后改革毕业生考试方法，临床实习单独考试，以提高临床实习效果，这样才能全面反映学生的学习成绩和实际水平。

五、注意反馈信息

教学内容与教学方法是否得当，主要以学生学习成绩好坏来衡量。教师可利用课堂提问、小测验、考试等成绩来测知；观察学生听课情绪的高低和能否吸引学生的注意力，可知课堂讲授学生的接受情况；课后收集学生对讲课的反映，可知学生对讲课的意见。如有的教师业务水平虽高，但讲课内容贪多求全，讲课速度过快，不管学生消化与否，结果适得其反；也有的教师讲课介绍古典文献、近代研究成果、临床验案过多，而课程基本内容、基本理论、基本技能却草率从事，结果学生没有掌握解决临床实践的能力。因此教师必须经常利用不同的方法搜集反馈信息，从学生的实际情况出发，不断改进教学方法和内容。

六、保持和发扬中医特色

党的十一届三中全会以后，强调在中医机构中保持和发扬中医特色办医、办院的方向，这是摆在每个中医工作者面前的一项艰巨而光荣的任务。作为中医院校的教师，要从整个课程内容安排上以有利于坚持中医特色，紧紧围绕继承和发扬中医学这个前提来着想，培养既继承和发扬祖国医学遗产，又具有二十一世纪特征的新一代高素质中医药人才。如果指导思想不明确，运用中医外科辨证论治的根本法则不突出，对讲课内容缺乏兴趣和信心，对中医教学工作没有高度的热情，就不可能保持和发扬中医特色的办学方向，也不可能培养学生热爱中医外科的专业思想。

中医外科教学除以上体会外，还要学会应用启发式、简练生动的语言，讲究"声"、"色"、"姿"、"情"等，这对改进教学方法，提高教学质量，无疑具有重要意义。目前高等中医教育正在加深加速改革，录像、电视、电影、幻灯、投影等现代化教学手段的广泛使用，但不能完全代替教学的基本方法，故总结交流这方面的经验，仍有一定的重要性。

（姜兆俊）

中医外科内治三法应用体会

消、托、补三法是中医外科内治疮疡的主要法则。它是根据疮疡三个不同的发病阶段，在整体观念和辨证论治精神指导下制订的，对指导中医外科实践极为重要。现根据中医外科理论和临床实践，就消、托、补三法的应用体会简述如下。

一、消法

（一）清热解毒法

疮疡在发病过程中，由于风寒暑湿燥邪皆能化热化火，所以疮疡的发生以"热毒"、"火毒"致病者最为多见，故《医宗金鉴》中曰："痈疽原是火毒生"。从经络阻塞，气血凝滞，郁久化热，热盛肉腐成脓的病机演变规律归纳，可列为肿、痛、热、红、脓五个基本证候。根据证候，以八纲辨证分析，多属阳热实证，有的阳证早期热象虽然不显，但往往很快化热，故清热解毒法是疮疡阳证的主要治法。

笔者在 1983 年总结临床治疗疮疡阳证（外科急性感染）112 例[1]，其中初期（瘀热期）32 例，始终以清热解毒法为主的五味消毒饮加减治疗，取得全部吸收消散的显著效果。可见五味消毒饮具有明显的清热解毒、消肿散结作用，是治疗疮疡阳证的有效方剂。方中金银花、蒲公英、紫花地丁、野菊花，经实验证明，均具有明显的解热、抗菌、消炎之效，对金黄色葡萄球菌、溶血性链球菌、大肠杆菌及绿脓杆菌等有较强的抗菌、抑菌和提高机体免疫力等作用。故笔者认为，五味消毒饮是清热解毒法的代表方，是疮疡阳证初期（瘀热期）的首选方剂。

"热胜则肉腐，肉腐则为脓"，脓成是热盛肉腐的结果。因此，疮疡脓成期应用托法时，必须与清热解毒法合用，疗效才能显著。

疮疡溃后火毒未消者，清热解毒法仍可应用，故《疡科纲要》中曰："若夫疮疡溃后，有火宜清。"

综上所述，清热解毒法是治疗疮疡阳证的主要治法，在整个治疗过程中始终占有重要地位。

（二）清热利湿法

本法适用于湿热蕴结证，症见肌肤焮红作痒，滋水淋漓，水疱、结痂，或肝胆实火导致胁痛、口苦，或肝经湿热下注以致小便赤涩疼痛、阴部肿痛等，如肝胆经部位重痛等，如湿疮（湿疹）、缠腰火丹（带状疱疹）、肝痈（肝脓肿）、子痈（急性附睾炎）、脱囊（阴囊坏疽）、下肢丹毒等。

方用龙胆泻肝汤、萆薢渗湿汤，以除湿热之邪。随证加减：热重者，加金银花、板蓝根、连翘、蒲公英；湿重者，加苍术、黄柏、茵陈；便秘者，加生大黄、元明粉。

（三）通里清热法

本法适用于疮疡热毒在里，以致腹胀痛拒按，口干，便秘，小便赤涩，舌苔黄腻，脉弦数或滑数有力等，如肠痈（急性阑尾炎等）未成脓者。

方用大黄牡丹汤，以疏通排泄脏腑内的毒邪，使其消散为目的。随证加减：原方加金银花、蒲公英、红藤、广木香、川楝子等可提高疗效；恶心呕吐者，加竹茹、枳壳；痛重者，加延胡索；湿重者，加薏苡仁、苍术；大便正常者，去芒硝。

（四）活血化瘀法

经络阻塞、气血凝滞是疮疡主要病机之一，故在治法上除根据疾病的不同原因之外，均必须同用活血化瘀法，从而使经络疏通、凝滞消散，身体机能恢复正常。

疮疡应用活血化瘀药：①可防止病变继续演变发展；②可防止肿块增大，促使炎症局限和吸收；③防止病变发展形成脓肿；④疮疡溃后应用，可使患部气血运行复常，肌肉生长，疮口早日愈合，如《医宗金鉴》中曰："疮疡已成而不去，或硬而赤，或硬而无脓，或破而不敛，总宜调和营卫，再以去毒行滞"。经临床观察及实验研究证明，丹参、川芎、赤芍、当归等活血化瘀药，能使炎症减轻，病灶局限，减少渗出，促使肿块消散，调节机体免疫功能等。常用方剂如桃红四物汤。

此法虽然常用，却很少单独应用。除应注意气与血的关系外，多根据疾病的不同原因，与其他治法并用，如疮疡阳证初期（瘀热期）宜与清热解毒法同用，两者相辅相成，有加强抑菌和解毒方面的作用，可更好地发挥其治疗作用，如《外科准绳》中曰："痈疽之证，发无定处。欲令内消于初起红肿结聚之际，施行活血解毒消肿之药。"

（五）温通法

本法是用温阳散寒通络的药物，驱散因体虚而寒湿痰浊深凝筋骨之间，以致阳气失和、气血凝滞的治法。凡症见疮形漫肿，不红不热，或肢冷、苍白、青紫，遇冷加重，口不渴，小便清利，舌淡苔白，脉沉细迟等虚寒性阴证疮疡，如流痰、脱疽等，均可应用此法。

方用阳和汤，笔者以此方为主，治疗阴寒型肢端动脉痉挛症 24 例，其中 8 例治愈，说明阳和汤具有明显的温阳散寒、解痉通络的作用，对流痰、脱疽、阴疽等病亦有良好效果。随证加减：虚寒甚者，加黄芪、党参、熟附子；湿痰明显者，加陈皮、半夏、茯苓；血瘀肿痛者，加丹参、红花、川芎；发生于腰部者，加杜仲、川续断、狗脊；发生于上肢者，加片姜黄；发生于下肢者，加怀牛膝。阴虚有热及酿脓、破溃者勿用此法。

（六）理气活血，化瘀软坚法

本法是用理气活血、化瘀软坚的药物，使气机调达，气血调和，而致血瘀、痰凝消散，从而使体表良性肿块消失的一种治法。肿块病情复杂，因果交错，一般多与气郁、血瘀、痰湿有关。因肝气郁滞，气机失调，气滞则血瘀，血瘀气亦滞；肝郁化火，脾失健运，痰湿内生，故气郁、血瘀、痰凝互结成块，如瘰疬、肉瘿、乳癖、多发性脂肪瘤等。

临床表现多为：气郁则肿块较硬或漫肿较软，随喜怒减轻或加重，病变部位多在肝经，常用药物有青皮、香附、橘核、橘叶、柴胡、郁金、木香等，以行气散结，开郁导滞；血瘀则肿块暗褐或青紫，或肿块较硬，皮色不变，呈持续固定性刺痛，常用药物有丹参、当归、赤芍、川芎、桃仁、红花、三棱、莪术等，以活血破瘀，通络攻坚；痰凝则肿块较软，有囊性感，或肿块硬实，形如果核，常用药物有夏枯草、生牡蛎、浙贝母、黄药子、昆布、海藻、半夏等，以化痰软坚，解凝散结。

笔者根据上述法则，用自拟消瘿汤治愈甲状腺腺瘤 12 例 [2]；以消瘿汤（柴胡、胆南星、贝母、半夏、陈皮、山甲珠、茯苓、三棱、莪术、夏枯草、昆布、海藻、牡蛎）为主治疗甲状腺腺瘤 50 例 [3]；自拟乳块消汤（瓜蒌、牡蛎、夏枯草、昆布、海藻、丹参、柴胡、天冬、三棱、莪术、橘叶核、半夏、青皮）治疗乳腺增生病 33 例 [4]，均获得良好效果。在不断总结经验的基础上，笔者又创建乳块消汤 2 号（昆布、海藻、生牡蛎、淫羊藿、黄芪、夏枯草、丹参、鹿角霜、柴胡、三棱、莪术、橘叶、郁金、浙贝母、青皮、延胡索）。故将前方乳块消汤改为 1 号，适用于肝郁气滞，血瘀痰凝型肿块；后者乳块消汤 2 号适用于肝郁气滞，血瘀痰凝，冲任失调型肿块。由此可见，理气活血、化痰软坚法，是外科临床治疗慢性肿块的有效法则。

（七）解表法

在传统的中医外科消法中，常以解表法中的荆防败毒散、银翘散治疗发热轻恶寒重或发热重恶寒轻的表证肿疡，以达"汗之则疮已"的目的。实践证明，疮疡阳证之发热恶寒，并非全为风寒、风热侵入肌表而引起，多为热毒壅盛，正盛邪实，正邪相搏剧烈所致，以热、瘀、脓三证表现为主，以清热解毒法治疗为宜。笔者总结疮疡阳证（外科急性感染）112 例 [1] 临床治疗的探讨中，有明显发热恶寒症状者 12 例，体温在 38℃~39℃之间，白细胞总数多在 15000~20000/mm³ 以上，多伴有口渴、苔黄、脉数等热证表现，均以清热解毒法为主治愈。如采用辛温解表法治疗，非但不能奏效，反而致病情加剧，甚至发生"汗出则痉"之弊；如用辛凉解表法治疗，虽不能导致病情加剧，但治疗远不及清热解毒法。因此，疮疡阳证之发热恶寒者，用清热解毒法治疗为宜。疮疡初起，风邪犯表，如流行性腮腺炎，某些皮肤病之发热恶寒，根据病情也可选用。

二、托法

传统的中医外科托法是运用透托和补托的药物，使外科疾病的毒邪移深就浅，早日液化成脓，并使扩散的症候趋于局限，使邪盛者不致脓毒旁窜深溃，正虚者不致毒邪内陷，从而达到脓出毒泄，肿痛消退的目的。

（一）透托

笔者总结疮疡阳证（外科急性感染）112 例 [1]，在临床治疗中证明，邪盛正实的脓肿一旦形成，立即行切开引流，内服清热排脓汤（金银花、蒲公英各 30g，连翘、天花粉、败酱草各 15g，当归、赤芍、白芷各 10g，生甘草 6g）治疗，多数病例在 1~2 天内体温降至正常，2~5 天后白细胞总数降至正常范围。由此可见，内治以清热解毒，排脓消肿，外治以切开排脓，毒随脓泄，是治疗外科疮疡阳证脓成期最有效的治疗方法。此法与应用透脓散的透脓托毒作用对比，不仅缩短病程，减少痛苦，损害组织小，而且引流通畅，并能有效地控制感染和防止并发症发生。

但透托法并非抛弃，在某些特殊情况下，可内服清热排脓汤，加山甲珠、皂角刺透托排脓，不用切开引流即可奏效，如：①面部鼻唇附近的疖、痈；②较小的有头疽，已多脓头溃破；③表浅痈肿，炎症范围广泛者。这样既可以防止因切开过早而毒邪扩散，又能发挥中医外科内服药透托排脓治愈的特长。本组脓成期[1]80例，行切开排脓，内服清热排脓汤治愈者60例，此为脓成期之治疗常规；内服药物透托排脓治愈者14例，此为特殊情况下脓肿的治疗方法。两者各有特长，应根据病情分别选用。

清热排脓汤除有清热解毒、排脓消肿、活血化瘀的作用外，还有吸收消散脓肿的功效。本组脓成期病例中，有6例经穿刺抽脓证实，脓腔较深，脓液较少，炎症浸润广泛，经清热排脓汤加味治疗，脓液吸收消散而愈。其内消之理，是根据气血凝滞，郁久化热，热盛则肉腐成脓的病机，在原方基础上加黄连、黄芩、紫花地丁、川芎等消散药物，使清热解毒，活血消肿的作用加强，消肿排脓的天花粉、败酱草、白芷作为辅助药，以加强主药的治疗作用，从而使患部热毒减轻，炎症局限，血脉调和，坏死组织逐渐吸收而愈。因此托法不仅能托毒于外，且能将较轻的脓肿吸收消散。这种治疗方法在脓成期的成功应用，充实了托法的内容，扩大了消法的应用范围，提高了临床治疗效果。

（二）补托

若肿疡毒盛正虚，不能托毒外出，以致疮形漫肿，难溃难腐，或溃后脓液稀少，肿块不消，身热，脉数无力者，宜补益气血，托毒消肿。方用托里消毒散。

三、补法

补法是用补养的药物，使体内气血充足，消除各种虚象，恢复人体正气，助养新肉生长，使疮口早日愈合的方法。

疮疡溃后，并非全用补法，无虚象者，不可施用。如一般轻浅阳证溃后，毒随脓泄，肿痛减轻，身热渐退，此为正气充盛，易于生肌愈合，勿以补法治疗；如疮疡溃后较大较深，有火毒未净者，当以清热益气、托毒为主。确有虚象者，方用补法。阴证疮疡溃后，或慢性溃疡，多见气血俱虚，非得补益之方而不能取效。疮疡阴虚者少，阳虚者更少，胃纳不振者，先以补气健脾，方能受补。补法种类很多，通常有补益气血法、补阴法、补阳法等。常用方剂有八珍汤、六味地黄丸、桂附八味丸等。

消、托、补三法各有其阶段性，又相互联系，不能截然分开。因此，临床应用时既要根据病情的不同阶段，又要结合全身和局部的不同情况辨证施治，灵活应用，才能取得比较满意的效果。

参考文献

[1] 姜兆俊. 外科急性感染 112 例临床治疗的探讨 [J]. 山东中医学院学报，1983，4：20-22.

[2] 姜兆俊. 中药治愈甲状腺腺瘤 12 例报告 [J]. 中国农村医学，1987，6：29-30.

[3] 姜兆俊. 以乳块消汤为主治疗乳腺增生病 33 例 [J]. 山东中医学院学报，1986，1：22-23.

[4] 姜兆俊. 消瘿汤为主治疗甲状腺腺瘤 50 例 [J]. 山东中医学院学报，1989，5：51-53.

（姜兆俊）

外科常用药物主治与配伍

1．金银花

功效：清热解毒，疏散风热。

主治：疮疡阳证，或其他外科病兼有热象者，如疖、痈、手部感染、丹毒、急性淋巴结（管）炎、急腹症、周围血管疾病、肿瘤、皮肤病、肛肠病、外伤感染、泌尿生殖疾病等。

禁忌：疮疡阴证无化热趋向，无发热症状或纯阴毒内结之证，均不宜。

配伍：配蒲公英、紫花地丁、野菊花，治疖（疗）、痈、急性淋巴管炎、手足部感染等。配瓜蒌、蒲公英、赤芍，治急性乳腺炎（郁滞期）。配生黄芪、丹参，治血栓闭塞性脉管炎、动脉硬化性闭塞症，证属气虚血瘀化热者。配玄参、当归、生甘草，治血栓闭塞性脉管炎、动脉硬化性闭塞症、趾指端紫黑、溃烂肿痛，证属阴虚热毒炽盛者。配生黄芪、当归、甘草、白芷、天花粉，治疮疡溃后肿痛、排脓不畅者。配牛蒡子、板蓝根、升麻、柴胡、蒲公英等，治急性化脓性腮腺炎。

用量：15~60g。

体会：金银花是中医外科最常用的药物，《洞天奥旨·卷四·疮疡用金银花论》中曰："金银花最能清火热之毒，而又不耗气血，故消火毒之药，必用金银花也。"应用时药量宜大，方能效果显著，故称为"疮家夺命之将军"。

药理研究：有抗病原微生物、抗炎解热、降血脂等作用。

2．赤芍

功效：清热凉血，散瘀止痛。

主治：疮疡阳证、急性乳腺炎、急性阑尾炎、血栓闭塞性脉管炎、动脉硬化性闭塞症、血栓性浅静脉炎、下肢静脉血栓形成、雷诺氏病、皮肤病、有化热症状者或瘀血痰凝肿块、炎症后遗肿块等。

禁忌：血虚证及疮疡溃后无瘀血者不宜。本品反藜芦，能对抗凝血酶原之活性，误用有延长出血时间之弊。

配伍：配当归、川芎、桃仁、红花、穿山甲、丹参等，能使外科疾病的炎症减轻、病灶局限、渗出减少、促使炎性肿块的消散。配红藤、当归、桃仁、红花、穿山甲、三棱、莪术等，治腹腔炎性肿块。配金银花、蒲公英、紫花地丁、连翘、板蓝根，清热解毒，治疮疡阳证。配生大黄、丹皮、桃仁、冬瓜仁、金银花、蒲公英等，治急性化脓性阑尾炎。配当归、丹参、川芎、鸡血藤，治血栓闭塞性脉管炎、动脉硬化性闭塞症、血栓性浅静脉炎、下肢深静脉血栓形成、雷诺氏病、有化热症状者，偏热盛者加金银花、玄参；偏寒者加熟附子、桂枝；偏气虚者加生黄芪、党参；偏湿热者加苍术、黄柏、防己。配独活、紫荆皮、白芷、石菖蒲为冲和膏，治肿疡阴阳不和，冷热相凝的半阴半阳证。

用量：10～20g。

体会：气血凝滞是导致外科疾病发生的重要病机之一，气行则血行，气滞则血瘀。因此临床应用赤芍时，须配伍相关的行气药，才能取得理想效果。现代药理研究表明，赤芍有较好的解痉、镇痛、抗炎、降压作用，与甘草有协同作用，能抗凝血酶原之活性，还能增加血循环量，促进机体新陈代谢，影响机体结缔组织代谢等。

药理研究：有抗病原微生物、抗炎、调节血液凝固和纤维蛋白溶解系统等作用，对实验性肿瘤有抑制作用。

3. 蒲公英

功效：清热解毒，消肿散结，利湿通淋。

主治：各种外科感染疾病，如疔疮、急性化脓性乳腺炎、急性阑尾炎、胆囊炎、泌尿系感染、皮肤化脓性疾病等。

禁忌：阴寒证禁用，正虚无热象者不宜。

配伍：配金银花、瓜蒌、陈皮、赤芍、柴胡，治急性化脓性乳腺炎。配野菊花、紫花地丁、金银花、天葵子，治各种疔疮。配金银花、红藤、生大黄、丹皮、桃仁、赤芍，治急性阑尾炎。配金钱草、石苇、瞿麦、萹蓄、白茅根，治急性泌尿系感染。

用量：20～60g。

体会：本品味甘性寒，能清热解毒，消肿散结，凡外科疾病具有红肿热痛症状者均可应用。因本品兼能散滞气、通乳窍（疏通阻塞的乳腺管），故为治疗急性乳腺炎的要药。本品常与紫花地丁、野菊花、金银花等同用，如五味消毒饮，为治疗疮的代表方。

药理研究：有抑菌、抗肿瘤作用，对实验性胃溃疡及胃黏膜损伤有保护作用。

4. 白花蛇舌草

功效：清热解毒，散瘀消痈，利湿通淋。

主治：胃癌、肠癌、肝癌、肺癌、下肢慢性复发性丹毒、浆细胞性乳腺炎、软组织化脓性感染、急慢性阑尾炎、泌尿系感染、痤疮、脂溢性皮炎等。

禁忌：阴疽脾胃虚寒者忌用。

配伍：配菝葜、石见穿，治胃癌。配半枝莲、八月札、石见穿、半边莲，治肝癌。配石见穿、苦参、薏苡仁、地榆、土茯苓，治胃肠道癌。配半枝莲、鱼腥草、夏枯草、芦根、薏苡仁，治肺癌。配败酱草、红藤、生薏苡仁，治阑尾炎。配板蓝根、重楼、虎杖、生地，治桥本甲状腺炎。配金银花、蒲公英、连翘、野菊花，治软组织化脓性感染。配柴胡、蒲公英、金银花，治浆细胞性乳腺炎。配半枝莲，治下肢慢性复发性丹毒。配生地、丹参，治痤疮、脂溢性皮炎。配金银花、车前草、石苇，治泌尿系炎症。

用量：15~60g。

体会：本品对肿瘤细胞有较强的抑制作用，故有抗肿瘤作用。本药苦寒，有较强的清热解毒作用，以治热毒诸症，用于疖、痈、疔、丹毒、急性蜂窝织炎、阑尾炎等，既可内服，也可取鲜品捣烂外敷。其又具吞噬内皮系统细菌的功能及抑制脂质分泌的作用，所以对下肢复发性丹毒有一定的预防复发作用，并可用于痤疮、脂溢性皮炎。另外，因其有雌激素样作用，有的医家提出其对乳腺癌及其术后不宜使用，但在复方中使用，尚未见雌激素升高的病例，因此本品在复方中仍可使用。

药理研究：有抗菌、抗炎、抗肿瘤作用。

5. 穿山甲

功效：活血消癥，通经下乳，消肿排脓。

主治：痈疽肿毒，未成脓者可使之消散，已成脓者可使之速溃，遗留的慢性炎块可使其软化吸收，本品为治疗疮疡肿痛的要药；瘿瘤、瘰疬、乳癖，取其活血散瘀，消癥通经之效，使结节或肿块缩小或消散。另外，本品亦有通经下乳之效，为治疗哺乳期乳汁不通最常用的药物。

禁忌：孕妇及肿块已溃者忌用。

配伍：配金银花、天花粉、蒲公英、赤芍，治疮疡阳证初期。配生黄芪、皂角刺、当归、川芎，治疮疡脓成不溃。配白芥子、麻黄、熟地、鹿角霜，治疮疡阴证未化脓者。配夏枯草、生牡蛎、浙贝母、山慈姑、昆布、海藻，治瘿瘤、瘰疬、乳癖。配柴胡、川芎、当归、王不留行，治肝气郁滞而乳汁不通。配生黄芪、当归、党参、白芍，治气血虚而乳汁不通，或乳汁较少者。

用量：3～10g。

体会：本品咸能软坚，性能走窜，可通达经络，直达病所，故能活血消癥，通经下乳，消肿排脓，为治疮疡初期脓已成未溃、瘿瘤、瘰疬、乳癖、乳汁不通等的要药。因其有较强的活血散瘀之力，对血瘀痰凝之结节或肿块有较强的软坚散结的作用。

药理研究：活血化瘀药能改善局部血液循环及炎性渗出，抑制组织内单胺氧化酶的活力，亦可抑制胶原纤维合成，促使肿块消散。

6. 夏枯草

功效：清火祛痰，散结消肿，止痛。

主治：颈淋巴结结核、急慢性淋巴结炎、单纯甲状腺肿、甲状腺功能亢进、甲状腺肿瘤、急性甲状腺炎、亚急性甲状腺炎、桥本甲状腺炎、甲状腺癌、乳腺癌、乳腺增生病、乳腺炎、腮腺炎、癌症、淋巴瘤等。

禁忌：脾胃虚寒，无肝火湿痰郁结者不宜。

配伍：配板蓝根、连翘、重楼、金银花、浙贝母、全蝎，治急性颈淋巴结炎。配瓜蒌、郁金、浙贝母、橘核、穿山甲、赤芍、蒲公英、柴胡，治乳房慢性炎块。配瓜蒌、蒲公英、赤芍、金银花、柴胡，治急性乳腺炎。配穿山甲、三棱、莪术、昆布、海藻、生牡蛎、浙贝母、柴胡，治甲状腺腺瘤、结节性甲状腺肿、乳腺增生病。配海蛤粉、昆布、海藻、海螵蛸、郁金、柴胡，治单纯性甲状腺肿。配白芍、白芥子、苏子、莱菔子、虎杖、生黄芪、柴胡，治甲状腺功能亢进症。配生黄芪、板蓝根、重楼、虎杖、生地、柴胡、白花蛇舌草，治桥本甲状腺炎。配雷公藤、虎杖、金银花、玄参、蒲公英、赤芍、柴胡，治亚急性甲状腺炎。配板蓝根、大青叶、蒲公英、金银花、连翘、牛蒡子、柴胡、僵蚕、全蝎，治流行性腮腺炎。配生黄芪、白花蛇舌草、半枝莲、瓜蒌、昆布、海藻、浙贝母、柴胡、半夏，治乳腺癌（肝郁痰瘀交阻型）。

用量：10～20g。

体会：本品苦寒泄热，辛能散结，长于疏散肝胆郁火痰凝，化肝胆经部位的肿块，如乳腺增生病、甲状腺腺瘤、囊肿、结节性甲状腺肿、淋巴结核、恶性淋巴瘤、癌症等。

药理研究：在抗炎、免疫、循环、抗微生物方面有多种作用，近年来根据药物性味及现代研究，拓宽了它的临床应用范围。

7. 山慈姑

功效：软坚散结，化痰解毒。

主治：痈肿疔毒，瘰疬痰核，肿瘤。

禁忌：本品有小毒，正虚体弱者慎用。

配伍：配重楼、丹参、焦栀子、浙贝母、柴胡、夏枯草，治疗甲状腺腺瘤，有较好效果。配䗪虫、穿山甲、蝼蛄制成复方，治疗肝硬化，对软化肝脾，恢复肝功能，有明显效果。配五倍子、千金子、红芽大戟、麝香、朱砂、雄黄，制成紫金锭，据古代医书记载，既可内服又可外用，治痈、疽、疖、疔、丹毒等，但此药有毒，内服慎用。配蒲公英、浙贝母、天葵子、龙葵，治乳腺癌。配穿山甲、僵蚕、蜈蚣、生牡蛎、土贝母，治乳腺增生性结节、甲状腺结节。

用量：3~9g。外用适量。

体会：本品微辛能散，寒能清热解毒，消肿散结，故用于痈疽发背、痰核瘰疬。又因本品散坚消结，化痰解毒之功颇峻，近年来多用于癥瘕痞块及多种肿瘤。又因本品对乳腺癌的治疗效果较好，鉴于乳腺增生病与乳腺癌的相关性，选用本药既对乳腺增生病肿块有软散作用，又可起到寓防于治，治中有防，防治结合的作用。

8. 蜈蚣

功效：熄风止痉，攻毒散结，通络止痛，有毒。

主治：疮疡肿毒，瘰疬结核，乳房肿块。

禁忌：孕妇忌用。本品有毒，用量不宜过大。

配伍：配雄黄、猪胆汁，制糊，外敷恶疮肿毒，效果佳。配蟾酥、雄黄、黄连、白矾、冰片，共研细末，取药粉适量，装入一个猪苦胆内，搅匀套患指上，待药糊接近凝结时再换一个，适用于手指末节感染（蛇头疔），效果好。配全蝎、䗪虫，共研细末，内服，治骨结核。配全蝎、鹿角粉、胡桃仁等，共研细末，黄酒送服，治淋巴结核。配穿山甲、僵蚕、山慈姑、生牡蛎等，水煎服，治乳房、甲状腺结节。配仙茅、山慈姑、夏枯草等，治乳腺增生病。配石见穿、半枝莲、龙葵、蛇六谷、生黄芪，治乳腺癌术后转移。配生黄芪、白芷、天花粉，治脓肿溃后久不收口，如疖病、窦道等。配生黄芪、莪术，治带状疱疹后遗神经痛。配生黄芪、生地，治复发性口腔炎。

用量：2~5g或1~2条，煎服。

体会：本品味辛散结，以毒攻毒，治痈肿疮毒、瘿瘤、瘰疬、乳癖、结核。又因其性走窜，通达内外，经络脏腑，皮肉筋骨，无所不至，凡气血凝聚之肿块皆能用之，如乳腺增生性结节、甲状腺结节、急慢性淋巴结炎、淋巴结核、骨结核、癌肿溃疡、食道癌等均可应用。但此药有毒，不能长期单用，以防毒伤肝肾。

药理研究：有提高免疫力、镇痛、抗炎、抗癌、抑制肿瘤细胞、结核杆菌、真菌等作用。临床观察对肿瘤患者放化疗后免疫功能下降有治疗效果。

9. 皂角刺

功效：托毒排脓，活血消痈，软坚散结。

主治：疮疡，脓成未溃，甲状腺腺瘤、乳腺增生并增生性结节、血栓性静脉炎及静脉曲张有结节时、顽固性皮肤瘙痒症、神经性皮炎、麻风、皮癣等。

禁忌：疮疡红肿热痛，有化脓趋势者，孕妇，气血两虚者慎用。

配伍：配生黄芪、当归、川芎、金银花、蒲公英、白芷、天花粉，治疮疡肿成未破者。配当归、金银花、赤芍、乳香、没药、浙贝母、陈皮，治疮疡肿块明显，皮色不红或微红，属气血凝滞或轻度化热者。配生黄芪、党参、金银花、川芎、当归、白芷、白术、甘草，治疮疡溃后，正虚不能托毒外出者，但用量宜小。配僵蚕、全蝎、蜈蚣、猫爪草、夏枯草，治颈淋巴结结核。配三棱、莪术、夏枯草、昆布、海藻、浙贝母、生牡蛎，治甲状腺腺瘤、结节性甲状腺肿、乳腺增生病。配穿山甲、川芎、当归、金银花、丹参、土茯苓、赤芍、川牛膝、茵陈，治血栓性静脉炎。配穿山甲、王不留行、瓜蒌，治急性乳腺炎伴乳汁不通者。

用量：6~15g。

体会：皂角刺为外科良药，乳痈之要药，具有通经下乳，消肿止痛，软坚散结，托毒排脓的作用。用于疮疡脓成能溃，溃后正虚不能托毒外出者，体表肿块或结节、静脉炎、皮肤病瘙痒明显者。临床应用贵在切合病情，灵活运用，效果才能显著，用之不当，可使病情加重。如小剂量（透脓散用一钱五分）能溃，大剂量（神效瓜蒌散去当归加皂角刺一两六钱）能软坚散结治乳岩。

10. 全蝎

功效：解毒疗疮，攻毒散结，通络止痛。

主治：淋巴结炎、淋巴结核、骨与关节结核、流行性腮腺炎、乳腺非典型增生、乳腺癌（均为痰瘀互结型），乳腺癌复发转移、慢性溃疡病、血栓闭塞性脉管炎、雷诺氏病、神经性皮炎、颜面神经麻痹、关节痛、冠心病等。

禁忌：本品有毒，用量不宜过大，孕妇及正气虚者慎用。过敏体质、出血性疾病者忌用。

配伍：配白头翁、重楼、板蓝根、夏枯草等，治急性淋巴结炎。配蜈蚣、夏枯草、猫爪草、百部等，治淋巴结核。配蜈蚣、地龙、土元（土鳖虫），治血栓闭塞性脉管炎。配蜈蚣、䗪虫，治骨结核。配莪术、生山楂、郁金、昆布、海藻、天冬、山慈姑，治乳腺非典型增生病。配莪术、三棱、黄芪、贝母、山慈姑、薏苡仁、半枝莲，治乳腺癌。配板蓝根、牛蒡子、升麻、僵蚕、连翘、金银花，治流行性腮腺炎。

用量：3～6g，水煎服；2～5g，研末冲服。外用适量。

体会：本品味辛有毒，入肝经，临床应用范围较广泛。外科主要取其解毒疗疮，攻毒散结，通络止痛的功效，用于疮肿、瘰疬、流痰、结核、乳疾、血管、皮肤等病。近年来报道，试用全蝎及蝎毒治疗癌症，初步显示有一定疗效。因本品有毒，误用或过量应用，会引起血压下降、流涎、四肢强直抽搐，甚至引起呼吸麻痹，故在应用时严格掌握用量和适应证，或配以扶正培本，清热解毒之药。

药理研究：有抗肿瘤、抑菌、镇痛、抗惊厥等作用。

11. 僵蚕

功效：祛风消肿，化痰散结，熄风止痉。

主治：淋巴结核、淋巴结炎、乳腺炎、疔疮痈肿、破伤风、流行性腮腺炎、甲状腺腺瘤、癌肿、荨麻疹、皮肤瘙痒症等。

禁忌：过敏体质慎用，血虚而无风邪者忌用。

配伍：配夏枯草、浙贝母、生牡蛎、猫爪草、全蝎、百部，治淋巴结核。配夏枯草、板蓝根、连翘、重楼、白头翁、全蝎，治淋巴结炎。配金银花、蒲公英、赤芍、浙贝母、山甲珠、生牡蛎，治乳腺炎慢性炎块。配地肤子、防风，治乳头瘙痒。配金银花、连翘、蒲公英、紫花地丁，治疔疮痈肿。配蝉蜕、南星、天麻、全蝎、朱砂，治破伤风。配山慈姑、蝉蜕、夏枯草、蜂房，治癌症。配荆芥、防风、白鲜皮、苦参，治荨麻疹。配白鲜皮、蝉蜕、防风、当归、刺蒺藜、生地，治皮肤瘙痒症。

用量：3～10g，水煎服；1～1.5g，研末冲服。

体会：此药性平无毒，临床应用较为广泛。因本品辛能发散，咸能软坚，故有祛风止痒止痉，消肿散结之功。凡外科疾病因痰瘀交聚之肿块，风寒湿邪侵袭所致之发痉，皮肤瘙痒，均可应用。

药理研究：有抑菌、抑瘤、抗痉厥、抗凝作用。

12. 牡蛎

功效：重镇安神，平肝潜阳，软坚散结，收敛固涩。

主治：甲状腺腺瘤、结节性甲状腺肿、亚急性甲状腺炎、甲状腺肿、乳腺增生及伴有增生性结节、乳腺纤维腺瘤、慢性乳腺炎及急性乳腺炎遗留之肿块、淋巴结核、淋巴结炎、疖疔痈肿等。

禁忌：甲亢、桥本甲状腺炎者勿用。

配伍：配玄参、浙贝母、海藻、昆布、夏枯草，治甲状腺腺瘤、结节性甲状腺肿、亚急性甲状腺炎、甲状腺肿、乳腺增生并增生性结节、乳腺纤维腺瘤、乳腺炎遗留之肿块、淋巴结核、淋巴结炎。配龙骨、龟板、赭石、生地、白芍，治甲状腺疾病、乳腺疾病并阴虚阳亢症状者。配玄参、浙贝母、全瓜蒌、蒲公英，治乳腺增生病、乳腺纤维腺瘤。配丹参、鳖甲、泽兰，治肝脾肿大。配雄黄，共研末，蜂蜜调糊，温敷患处，治蛇头疔、天蛇毒（《医宗金鉴·外科心法要诀》）。

用量：10~30g。

体会：本品味咸涩，归肝肾经，外科主要取其软坚散结之力，适用于痰核、瘰疬、瘿瘤、癥瘕积聚等，临床常与浙贝母、玄参配伍，治痰火郁结的上述疾病，如消瘰丸（《医学心悟》），多获良效，用量宜大，且无副作用。

药理研究：有降血脂、抗凝血、抗血栓、抗胃酸、提高免疫功能。

13. 浙贝母 土贝母

功效：浙贝母苦寒降泄，清热化痰，开郁散结。土贝母味苦微寒，解毒散结消肿。

主治：浙贝母用于疮痈肺痈，瘰疬瘿瘤。土贝母用于乳痈，肿毒，瘰疬。

禁忌：反乌头。寒痰、温痰者不宜。

配伍：配金银花、天花粉、白芷等，治疮疡红肿热痛，如仙方活命饮（《妇人良方》）。配红藤、桔梗、连翘等，治肺痈，如桔梗杏仁煎（《景岳全书》）。配玄参、牡蛎，治瘰疬结核，如消瘰丸（《医学心悟》）。配海藻、昆布、青皮等治瘿瘤，如海藻玉壶汤（《外科正宗》）。

用量：6~12g。

体会：浙贝母为外科常用药，内科取其清热化痰之效，用于外感风邪，痰热郁肺所致的咳嗽痰黄黏稠者；外科取其开郁化痰散结之效，常用于瘰疬、瘿瘤、疮疡红肿热痛肿块明显者。土贝母解毒散结，多用于疮疡红肿热痛者，也可用于瘰疬瘿瘤。前者主要开郁化痰散结，止咳，后者主要解毒散结，而无止咳作用，两者略有区别，然论其用途，当以浙贝母为常用。

14. 海藻

功效：消痰软坚，利水消肿。

主治：瘿瘤、瘰疬、乳癖、睾丸肿痛、结核。

禁忌：反甘草，但临床也有配伍同用者。甲亢、桥本甲状腺炎者勿用。

配伍：配昆布、贝母、青皮等，治瘿瘤，如海藻玉壶汤（《外科正宗》）。配夏枯草、玄参、连翘等，治瘰疬，如内消瘰疬丸（《疡医大全》）。配昆布、海蛤壳、僵蚕等，治瘰疬、结核、瘿瘤，如藻蚕丸、海藻丸。配橘核、川楝子、延胡索等，治睾丸红肿，如橘核丸（《济生方》）。

用量：10~15g。

体会：本品咸寒，能清热消痰，软坚散结，为治痰火凝聚瘿瘤、瘰疬之要药，又因其清热利水消肿，用于乳癌术后上肢淋巴回流受阻和下肢深静脉血栓形成之水湿停聚证。

药理研究：海藻含碘和碘化物，可纠正缺碘而引起的甲状腺功能不足，同时亦可抑制甲状腺功能亢进的新陈代谢率而减轻症状，但不能持久，可作术前准备。碘化物进入组织和血液后，尚能促进病理产物如炎症渗出物的吸收，并能使病态组织崩溃和溶解。有报道[1]称，海藻可使甲状腺肿缩小，乳腺萎缩及乳汁分泌减少，故可作为收缩肿瘤药。本品亦有降血压，降血脂，抗肿瘤作用。

15. 昆布

功效：消痰软坚散结，利水消肿。

主治：瘿瘤瘰疬，结核肿块，上下肢水肿，睾丸肿痛。

禁忌：脾胃虚寒而便溏者不宜应用。甲亢、桥本甲状腺炎者勿用。

配伍：配陈皮、海蛤壳、海螵蛸、海藻等，治气滞痰凝而致瘿瘤，如四海舒郁丸（《疡医大全》）。配夏枯草、川贝母、玄参等，治痰火凝滞而致瘰疬，如昆布散（《顾氏医经读本》）。配海藻、海带、木通、甘草等，治气滞痰凝而致的瘿赘（甲状腺肿），如通气丸（《儒门事亲》）。配橘核、川楝子、厚朴、延胡索等，治寒湿客于厥阴所致的睾丸肿痛，如橘核丸（《济生方》）。配土茯苓、泽兰、猪苓、桃仁、红花等，治乳癌术后患肢淋巴回流受阻，下肢深静脉血栓形成。配三棱、莪术、鳖甲等，治肝脾肿大。

用量：15~30g。

体会：本品咸寒，能消痰软坚散结，为治气滞痰凝瘿瘤、瘰疬之要药，又因其利水消肿，用于乳癌术后上肢淋巴回流受阻和下肢深静脉血栓形成之水湿停聚证。

药理研究：碘是合成甲状腺素的原料，当缺碘时，甲状腺激素的合成减少，对下丘脑、脑垂体前叶的反馈作用降低，垂体促进甲状腺激素分泌增加，引起甲状腺组织增生肿大。昆布含碘量较高，可纠正机体因缺碘引起的恶性循环，使甲状腺功能恢复正常，腺肿缩小。并有抗肿瘤和对机体免疫功能明显促进作用，能抑制凝血酶的活性和血小板的凝聚性。其作用优于海藻。海藻、昆布为治瘿之要药，《千金方》有治瘿十三条，其内服九方中，八方用海藻、昆布。

16. 莪术

功效：行气破血，消积止痛。

主治：甲状腺结节（甲状腺腺瘤、结节性甲状腺肿）、乳腺癌、乳腺癌术后、乳腺增生并增生性结节、乳腺纤维腺瘤、带状疱疹后遗神经痛。

禁忌：孕妇忌用，月经量过多或经期不宜应用。

配伍：配石见穿、龙葵、蒲公英、生黄芪、山慈姑，治乳腺癌及乳腺癌术后。配山慈姑、蜈蚣、山甲珠，治乳腺增生并增生性结节、乳腺纤维腺瘤、甲状腺结节。配三棱、当归、苏子、桃仁、红花，治跌打损伤瘀血肿痛。配生黄芪、蝉蜕，治带状疱疹后遗神经痛。配板蓝根、薏苡仁，治疣。

用量：3~15g。

体会：本品苦泄温通，入肝脾气分，性峻善削，凡气滞血瘀有形坚硬肿块，气血不虚者可应用。三棱、莪术均为破血行气，消积止痛之品，两药常相配使用，但三棱长于破血行经，莪术破气中之血，偏于破气消结。两药虽有区别，但气血相互联系，治血先行气，故同时应用效果更佳。

药理研究：有抗癌、抗菌、抗炎作用。对肉芽肿性增生有抑制作用，故可对肉芽肿性乳腺炎试用治疗，以观疗效。

17. 肉苁蓉

功效：补肾阳，益精血，润肠燥。

主治：乳腺增生病（冲任不调型）、乳腺癌（肾阳虚型）、便秘（体虚津伤型）。

禁忌：阴虚火旺，便溏腹泻，湿热便秘者忌用。

配伍：配淫羊藿、仙茅、鹿角霜、天冬、山慈姑等，治乳腺增生病（冲任不调型），乳腺癌术后免疫组化阳性者佳。配熟地、山萸肉、枸杞、鹿角胶、黄芪、龟板、半枝莲、山慈姑，治乳腺癌术后（肝肾亏虚型）。配火麻仁、沉香、柏子仁、当归、何首乌，治便秘（阳虚秘）。配生地、麦冬、玄参、当归，治便秘（阴虚秘）。

用量：10~15g。

体会：本品为补肾阳药，一般补阳药多燥，滋阴药多腻，惟肉苁蓉甘而微温，咸而质润，具有补阳而不燥，滋润而不腻的特点，故既能温肾阳治男子肾虚阳痿，又能治女子冲任失调及润肠腑治便秘。其补而不峻，功力和缓，故有苁蓉（从容）之称，为临床常用药。

药理研究：有提高免疫力、抗衰老、调整内分泌，促进代谢及强壮作用。

18. 淫羊藿

功效：温肾助阳，祛风湿，强筋骨。

主治：乳腺增生病（冲任不调型）、乳腺癌术后免疫组化阳性、甲状腺功能减退症。

禁忌：阴虚火旺，阳强易举，粉刺病禁用。

配伍：配肉苁蓉、仙茅、鹿角霜、山慈姑等，治乳腺增生病（冲任不调型）。配肉苁蓉、仙茅、鹿角霜、生黄芪、女贞子、半枝莲等，治乳腺癌术后免疫组化阳性者。配仙鹤草、仙茅，治不明原因的神疲乏力，具有类似激素样作用，但无激素副作用。配熟附子、肉桂、人参、鹿角霜等，治甲状腺功能减退症。配巴戟天、杜仲、熟地等，治肝肾不足而致腰膝酸软等症。配仙茅、当归、知母等，治妇女天癸已绝，阴阳两虚而致头晕眩等症。配威灵仙、秦艽、桑寄生等，治风湿痹证。

用量：6~9g。

体会：本品辛、甘、温，入肝肾经。其功能补肾壮阳，散风祛湿，强筋骨。多用于男子肝肾不足，阳事不举，妇女冲任失调，痹痛等。淫羊藿功同仙茅，但仙茅之功药力较猛，本品性较缓和，功效又与巴戟天、肉苁蓉类似，但后二味性温不燥，本品则性燥不润，且功效较巴戟天、肉苁蓉力强。

药理研究：具有雄性激素作用，可提高 T 细胞比值，增强白细胞和网状细胞吞噬功能，抑制肿瘤细胞生长，提高睾酮值对雌激素相对增高可起到抑制作用，以调整内分泌的失衡，故对乳腺增生病、乳腺癌、雌激素增高有治疗作用。

19．生山楂

功效：行气散瘀，消食化积。

主治：乳腺增生病（经行期）、急性乳腺炎（非哺乳期、郁滞期）、乳腺导管扩张并血清泌乳素增高者。

禁忌：气虚便溏，无食积，脾虚不思饮食者禁用。

配伍：配炒麦芽、紫草、夏枯草、柴胡、延胡索、浙贝母、仙茅、淫羊藿、香附等，治乳腺增生病并导管扩张溢液及泌乳素增高者。配蒲公英、鹿角霜、漏芦、王不留行、瓜蒌、青皮、赤芍、柴胡、金银花，治非哺乳郁滞期急性乳腺炎。配生黄芪、党参、白术、川芎、当归、熟地、益母草、川牛膝、山萸肉、桃仁、红花，治溢乳—闭经综合征。配炒麦芽、神曲、川椒、当归、赤芍、桃仁、红花、川牛膝，本方促其月经来潮，则乳汁自止，适用于不欲哺乳者，可行退乳法。配橘核、荔枝核、延胡索、川牛膝、枳壳、赤芍、夏枯草等，治慢性睾丸炎（气血瘀滞型）。配白鲜皮、苦参、蝉蜕、薏苡仁等，治脂溢性皮炎。

用量：10～15g，大剂量 30g。

体会：生山楂性甘微温，入胃脾肝经，既可健脾开胃，消食化积，又可入血分，行气血，活血祛瘀止痛，抑制乳腺分泌作用，凡泌乳素增高、乳腺瘀滞胀痛者均可应用。山楂核软坚散结，下气消胀，可用于乳腺增生病并增生性结节、乳腺纤维腺瘤、睾丸肿痛、疝气等。

药理研究：有降脂，强心，增加冠脉流量，降压，抗菌，助消化作用。

20．生黄芪

功效：补气升阳，托疮生肌，益卫固表，利水消肿。

主治：痈疮脓成久不溃破或已溃久不收口，如化脓性乳腺炎，痈疽等，乳腺增生病（气虚型），乳腺癌、乳腺癌术后（气血两虚型），甲状腺功能减退症。

禁忌：胸腹胀满，胃肠积滞，邪实阴虚阳亢者不宜。

配伍：配山甲珠、皂角刺、当归、川芎，治痈疽脓成久不溃破者。配党参、金银花、白芷、天花粉、当归等，治溃疡脓多久不收口者。配党参、升麻、柴胡、白术、昆布、海藻、浙贝母、山慈姑，治乳腺增生（气虚型）。配党参、白术、茯苓、熟地、当归、五味子、炒麦芽、芡实、生龙牡、甘草，治溢乳（气血两虚型）；兼冲任失调者，加仙茅、淫羊藿、巴戟天。配女贞子、党参、白术、茯苓、当归、鹿角胶、熟地、薏苡仁、山慈姑、瓜蒌、蜂房、灵芝，治乳腺癌、乳腺癌术后（气血两虚型）。配玄参、当归、金银花、生甘草，治血栓闭塞性脉管炎、动脉硬化性闭塞症、趾（指）端紫黑、溃烂肿痛，证属气阴两虚，热毒炽盛者。

其他配伍：与人参相伍，善补气；与当归相伍，善补血；与五味子相伍，善敛汗；与丹参相伍，善活血；与防风相伍，善固表；与乳没相配伍，善生肌。故其被称为"补气之长"。

用量：10～15g，大剂量 30～60g。

体会：黄芪甘温，具有升发之性，故能补气升阳，固表止汗，补气可生血，温运阳气可利水消肿，鼓舞正气可托毒排脓。外科多用生黄芪，凡气短懒言，汗多乏力，恶风怕冷，脱肛，乳房下垂或坠痛，肢体肿胀及血循不畅，痈疽脓成不溃，溃后排脓不畅，溃疡久不收口等均可应用，如甲状腺功能减退症、甲状腺功能亢进症、乳腺癌、乳腺癌及甲状腺癌术后、上下肢淋巴水肿、缺乳等。大剂量应用扩张血管作用明显，因此亦是周围血管病常用药。与女贞子配伍可加强人体细胞免疫功能，并有扩张血管、抗疲劳、抗菌、抗毒、抗肿瘤等作用。

参考文献

[1]吴立根，毛文君．衍生化多糖的生物活性研究进展 [J].海洋科学，2002，26（5）：23-25.

（姜兆俊）

外科常用内治方剂

1. 仙方活命饮（清疮饮）《外科发挥》

方药：金银花、天花粉、当归、赤芍、浙贝母、白芷、乳香、没药、防风、山甲珠、皂角刺、陈皮、甘草。

功效：清热解毒，行瘀消肿，已成即溃。

主治：疮疡阳证，初起消散，已成透托。

加减：痛轻者，乳没减用；体虚者，去防风、白芷，加生黄芪；肿疡肿硬面积小者，山甲珠、皂角刺少用；红肿热痛严重者，加蒲公英、紫花地丁、野菊花、黄连；便秘者，加生大黄。

按语：本方适用于疮疡阳证早期，气血凝滞化热，肿疡脓成较少者，服之可促其吸收；脓多者，可促其外溃；疮疡阳证转为半阴半阳证（慢性炎块），服之可软化消散；已溃或阴疽禁用。方中山甲珠、皂角刺为疮疡要药，凡痈疽未成者，取其活血通络，解毒消肿之功，使肿块吸收消散；脓成较少者，可使脓肿吸收消散；脓成较多者，能加强透托之功，使其早日溃破。疮疡溃后一般不用，但脓出不畅，余毒未清者，可少量应用，托毒而不伤正；当疮疡形成慢性炎块时用之，取其活血通络，软坚消肿之功，可使炎块软化消散；尤其乳痈早期，大量投以皂角刺，可加速消散之效。

文献摘录：

《外科正宗·仙方活命饮古今不同论第一百三十七》："古人朴实，其七情干涉者少，而从风、寒、暑、湿，外感凝滞者多。故设仙方活命饮攻散所滞之肿，服此得效者十常八九，乃患者五脏不虚耳。今人穿凿太过，七情烦扰之甚，而内脏无有不伤，每见此症，曾服过此药，其疮必不起发，脾胃再无不损，若疮不起发，脾胃伤败，患者岂有得生，至此自甘天命。今之治法，不论首尾、标本，必先固脾胃，次行托药，病无不活，愚见如此，幸同道者察焉。"

《医宗金鉴·外科心法要诀》："此方治一切痈疽，不论阴阳疮毒，未成者即消，已成者即溃，化脓生肌，散瘀消肿，乃疮痈之圣药，诚外科之首方也，故名之曰仙方活命饮。"

《疡科纲要》:"凡是疡医家言,无不列之首简,谓能治一切痈疽,退毒定痛,如何神效云云,试为考其实在作用,庞杂无纪,既无法律可言,又安有效验可望。"

2. 五味消毒饮《医宗金鉴》

方药:金银花、紫花地丁、蒲公英、野菊花、天葵子。

功效:清热解毒,消肿散结。

主治:疖、痈、疔、疮,外伤感染,化脓性皮肤病等。

加减:疔疮憎寒发热者,冲服蟾酥丸三粒,盖被微汗,或加薄荷、柴胡,药后微汗,以使汗之则疮已,忌用辛热药解表;发热口渴、便秘者,可配合黄连解毒汤加生大黄、天花粉、知母;红赤明显者,加生地、丹皮、赤芍;兼有肿块者,加夏枯草、土贝母;病在上部加桔梗,中部加柴胡,下部加川牛膝。

按语:本方古为治疔毒的主要方剂,现已成为治疗急性化脓性疾病的有效方。方中金银花最能清火热之毒,但又不损耗气血,必多用方能取效,故称为"疮家夺命之将军";天葵子清热解毒,化痰散结,为疔疮之要药;其余三味皆为清热解毒之品。故本方具有清热解毒,消肿散结作用。本方药理研究证实,对金黄色葡萄球菌、溶血性链球菌、大肠杆菌、绿脓杆菌等,有较强的抗菌、抑菌和提高免疫力等作用。笔者报道"外科急性感染112例临床治疗的探讨[1]",其中感染初期32例,均以五味消毒饮加减治疗,全部取得服后消散的效果,由此可见,五味消毒饮是治疗疮疡阳证初期的显效方剂,是清热解毒法的代表方。《医宗金鉴·外科心法要诀·内消治法歌》中曰:"痈疽皆因气血凝结,火毒太盛所致。故以行气活血为主",因此用清热解毒法时,常与赤芍、丹参、川芎等活血化瘀行气药合用,才能使经络疏通,气血凝滞消散,热毒清解而恢复正常。

文献摘录:

《医宗金鉴·外科心法要诀·疔疮》:"毒势不尽,憎寒化热仍作者,宜服五味消毒饮汗之。"

3. 瓜蒌牛蒡汤《医宗金鉴》

方药:瓜蒌、牛蒡子、天花粉、黄芩、生栀子、连翘、皂角刺、金银花、生甘草、陈皮、青皮、柴胡。

功效:疏肝清胃,解表和营,清热解毒,消肿散结。

主治:患乳初起肿胀热痛,肿块或有或无,排乳畅通或不畅,多伴口渴、全身酸痛、发热恶寒等症。

加减：凡患急性乳腺炎，均在本方基础上加蒲公英、赤芍、夏枯草。肿块明显者，加土贝母、山甲珠；乳汁积滞者，加山甲珠、王不留行、漏芦、丝瓜络；发病初起发热恶寒者，原方柴胡加大用量，另加荆芥；发病3~5日，见高热口渴者，加知母、黄连、玄参，冲服清开灵；产后恶露未净者，加益母草、川芎；便秘者，加生大黄。

按语：本方来源于《外科正宗》牛蒡子汤，为治疗急性乳腺炎的传统有效方剂，临床时应根据病情不同加减施治。发病1~2日发热恶寒者，多为表邪正盛，须加解表退热药；发病3~5日发热恶寒，多为热毒内蕴，热毒之邪遍于全身，故全身毒热症状明显，须用大剂量清热解毒、通络散结药治疗，使热毒得除，全身则安。

文献摘录：

《外科正宗·卷三·乳痈论第二十六》："夫乳病者，乳房阳明胃经所司，乳头厥阴肝经所属，乳子之母，不能调养，以致胃汁浊而壅滞为脓。又有忧郁伤肝，肝气滞而结肿，初起必烦渴呕吐，寒热交作，肿痛疼甚，宜牛蒡子汤主之。"

《医宗金鉴·外科心法要诀·乳痈》："此证总由肝气郁结，胃热壅滞而成。……女子生者多，俱生于乳房，红肿热痛者为痈……初起寒热往来，宜服栝楼牛蒡汤。本方药味即牛蒡子汤加陈皮。"

4. 橘叶散《外科正宗》

方药：柴胡、陈皮、川芎、山栀、青皮、石膏、黄芩、连翘、甘草、橘叶。

功效：疏肝清胃，解毒散结。

主治：治疗内吹乳痈（妊娠期急性乳腺炎），乳房肿痛，寒热交作，甚者恶心呕吐。

加减：青皮其气峻烈，沉降下行，妊娠期慎用；川芎辛温走窜，活血化瘀行气，妊娠期不宜应用；方中加蒲公英、金银花以加强清热解毒、消肿散结作用；宜加白术、续断保胎药为妥。

按语：本方为《外科正宗》治内吹乳痈（妊娠期乳腺炎）的代表方。临证时应慎用活血化瘀药、妊娠禁忌药，宜加保胎、安胎之药。

文献摘录：

《外科正宗·卷三·乳痈论第二十六》："治妇人有孕，胎热为内吹，有儿吃乳名外吹。致乳结成肿痛，寒热交作，甚者恶心呕吐，并服之。"

5. 消瘰丸《医学心悟》

方药：玄参、贝母、牡蛎。

功效：滋阴降火，化痰软坚。

主治：本方治肝肾阴亏，肝火郁结，灼津为痰而成的瘰疬，或由上述病因而成的痰核、淋巴结炎、瘿瘤、结核等。

加减：淋巴结炎、肠系膜淋巴结炎，加夏枯草、金银花、板蓝根、蒲公英、重楼、全蝎；颈淋巴结结核，加夏枯草、猫爪草、猫眼草、百部、全蝎；甲状腺结节，加夏枯草、昆布、海藻、三棱、莪术、山慈姑；甲状腺肿大，加昆布、海藻、黄药子；乳腺炎肿块，加夏枯草、蒲公英、赤芍。方中川贝母偏清热化痰止咳，浙贝母偏于清热消肿散结，临证宜用浙贝母。

按语：本方适用于炎症、非炎症、乳腺增生病、肿瘤等形成的肿块。凡见肝肾阴虚，火旺痰凝证者，均可应用。临证时应根据不同疾病的特性加味，可取得理想疗效。

文献摘录：

《疡科会粹》："消瘰丸《心悟》，此方奇效，愈者不可胜计，予亦刻方普送矣。"

6. 四海舒郁丸《疡医大全》

方药：青木香、陈皮、海蛤粉、海带、海藻、昆布、海螵蛸。

功效：理气舒郁，化痰散结。

主治：治七情抑郁不伸，肝脾气郁不舒之气瘿（甲状腺肿）。

加减：治气瘿，一般可加夏枯草、黄药子、柴胡、香附、牡蛎；怀孕、哺乳期，可加菟丝子、补骨脂、白术；易怒者，加青皮；胸闷者，加郁金；咽不适者，加桔梗、玄参；月经量少者，加鹿角胶、当归、赤芍。治甲状腺良性结节，可加夏枯草、土贝母、山慈姑、僵蚕、山甲珠、柴胡、香附、三棱、莪术；治乳腺增生病，可加夏枯草、生牡蛎、瓜蒌、柴胡、橘叶核、香附；有结节者，加蜈蚣、山甲珠、皂角刺。

按语：方中青木香为马兜铃科植物马兜铃的根，动物实验静脉给药，可产生呼吸抑制，最后心跳停止的毒性，因此方中青木香改为广木香或云木香，其中广木香有行气止痛、健脾消食的作用，又因味苦疏泄，故能疏肝理气。本方为治气瘿的常用方，可为丸剂较长期服用，亦可为汤剂内服。

文献摘录：

《疡医大全·卷十八》："青木香五钱，陈皮、海蛤粉各三钱，海带、海藻、昆布、乌贼骨各二两。为末和丸，每服三钱，酒水调下，日三次。功能行气化痰，散结消瘿。治肝脾气郁，致患气瘿，结喉之间，气结如胞，随喜怒消长，甚则妨碍饮食。愈后用黄药子四两，酒三壶，煮三炷香，放地窖七天后，早晚各饮数杯，以除病根。"

7. 海藻玉壶汤《外科正宗》

方药：海藻、贝母、陈皮、昆布、青皮、川芎、当归、半夏、连翘、甘草、独活、海带。

功效：理气化痰，软坚散结。

主治：治瘿瘤（甲状腺腺瘤、结节性甲状腺肿、甲状腺癌、乳腺纤维腺瘤、乳腺增生病），或肿或硬，多不痛，皮色正常。

加减：临床时，一般均可加夏枯草、山慈姑、僵蚕、山甲珠、三棱、莪术、柴胡、香附，以加强疏肝理气、通络化瘀、化痰软坚作用；胸闷不舒，加郁金、香附；心烦易怒，加青皮、山栀子、玫瑰花；失眠多梦者，加炒酸枣仁、夜交藤、枸杞等。

按语：本方是瘿瘤的常用方，临床上常以此方加减治疗瘰疬、石瘿、乳腺病肿块。方药中海藻、甘草同用，认为坚积之病，非和平之药所能取效，必令反夺以成其功也，可谓对相畏相反用药的发挥。笔者曾用海藻、甘草同用治疗瘰疬5例，患者出现轻度恶心不适之感，因此临床不用为妥。方中用独活，取其辛散微温能通的作用，以助软坚散结之力。

文献摘录：

《外科正宗·瘿瘤主治方》："凡服此门药饵，先断厚味大荤，次宜绝欲，虚心者为妙。"

《医宗金鉴·外科心法要诀·瘿瘤》："坚硬推之不移者，名石瘿，……海藻玉壶汤主之。"

8. 软坚化结汤《中国当代名医验方大全》

方药：当归、川芎、莪术、三棱、牡蛎、王不留行、土贝母、穿山甲、皂角刺、夏枯草、郁金、蜂房。

功效：行气活血，软坚化结。

主治：乳癖。

加减：情绪抑郁甚者，加青皮、香附、柴胡；疼痛者，加乳香、没药、橘叶；体弱气虚者，加党参、黄芪，去三棱、莪术；月经期或月经量过少者及孕妇不宜服用。

按语：本方用于治体实乳癖（乳腺增生病），凡乳腺组织增厚明显或有结节者均可应用，临证时加疏肝解郁健脾的紫苏、香附、白术，效果更理想。

文献摘录：从略

9. 阳和汤《外科证治全生集》

方药：熟地黄、麻黄、白芥子、鹿角胶、炮姜、肉桂、甘草。

功效：温阳补血，散寒通滞。

主治：患处漫肿，或结块，不红不热，不痛或微痛，或肢冷苍白，形体畏寒，舌淡苔白，脉沉细等阳虚阴寒证，如流痰、阴疽、脱疽、肢端动脉痉挛症、乳癖等。

加减：虚寒甚者，加生黄芪、党参、熟附子；湿痰明显者，加二陈汤；血瘀肿痛者，加丹参、红花、川芎；发于乳房者，加山慈姑、土贝母、僵蚕、山甲珠、昆布、海藻，减甘草；发于腰部者，加杜仲、续断、狗脊；发于上肢者，加片姜黄；发于下肢者，加怀牛膝。

按语：本方是治疗疮疡阳虚阴寒证的代表方。阴虚有热及酿脓和破溃者勿用，免温燥药助火劫阴，而变生他证。临证时多辅以补益气血、活血通络、消肿散结法，可更好地提高疗效。

文献摘录：

《外科证治全生集·阳和汤》："此方主治骨槽风、流注、阴疽、脱骨疽、鹤膝风、乳岩、结核、石疽、贴骨疽及漫肿无头、平塌白陷，一切阴凝之症。麻黄得熟地不发表，熟地得麻黄不凝滞，神用在此。"

《马评外科证治全生集》："此方治阴疽，无出其右，乳岩万不可用，阴虚有热及破溃日久者，不可黏唇。"

10. 香贝养荣汤《医宗金鉴》

方药：白术、人参、茯苓、陈皮、熟地黄、川芎、当归、贝母、香附、白芍、桔梗、甘草、生姜、大枣。

功效：养血补气，理气化痰。

主治：瘰疬、结核、乳房结核、颈部恶性淋巴瘤、癌症转移性肿块等日久体虚、气滞痰凝证。

加减：见本方文献摘录。

按语：本方为治上石疽的主方，症见肿块坚硬如石，皮色正常，难消，难溃，溃后难敛，疲顽之证，临证应分清虚实。凡气血两虚，气滞痰凝者宜服此方。

文献摘录：

《医宗金鉴·外科心法要诀·上石疽》："此疽（石疽）生于颈部两旁，形如桃李，皮色如常，坚硬如石，臀痛不热，由肝经郁结，以致气血凝滞经络而成。此证初小渐大，难消难溃，既溃难敛，疲顽之证也。初起气实者，宜服舒肝溃坚汤，气虚者，宜服香贝养荣汤……胸膈痞闷，加枳壳、木香；饮食不甘，加厚朴、苍术；寒热往来，加柴胡、地骨皮；脓溃作渴，倍人参、当归、白术，加黄芪；脓多或清，倍当归、川芎；胁下痛或痞，加青皮、木香；肌肉生迟，加白蔹、肉桂；痰多，加半夏、橘红；口干，加麦冬、五味子；发热，加柴胡、黄芩；渴不止，加知母、赤小豆；溃后反痛，加熟附子、沉香；脓不止，倍人参、当归，加黄芪；虚烦不眠，倍人参、熟地，加远志、枣仁。"

参考文献

[1] 姜兆俊. 外科急性感染 112 例临床治疗的探讨 [J]. 山东中医学院学报，1983，4：20-22.

（姜兆俊）

外科膏药疗法的发展与成就

中药膏药，分硬膏、软膏两种，是中医药的一个组成部分，在外科疾病治疗中占有重要地位。现将外科膏药疗法的发展与成就，结合临床实践，略述如下。

一、外科膏药的发展

春秋战国时期，在马王堆汉墓出土的《五十二病方》中，有"冶（研）藜夷（莸），苦瓠瓣，并以彘职（脂）膏弁，傅之"，"金伤者，以方（肪）膏，乌喙（喙）口口，皆相口煎，铫（施）之"等记载。《灵枢·痈疽篇》有"疏砭之，涂以豕膏"的记载。李中梓《内经知要》注："豕膏者，即猪油煎当归，以蜡收者也"。

汉代，著名的外科学家华佗，能在麻醉下进行腹背手术，"既而缝合，傅（敷）以神膏"，切口短期愈合。据《华佗神医秘传》记载，"神膏"以豚脂、蜂蜡为基质。

晋代，葛洪著《肘后救卒方》，对外科膏药的研制有了新的进展，记载以猪脂为基质的膏药方10张，惟"成膏"用麻油、黄丹。这说明在成书之前已具备硬膏药用黄丹作基质的基础。

南北朝时期，龚庆宣（南齐）著《刘涓子鬼遗方》，其中外用膏药方79张，软膏占绝大多数，用以治疗痈、疽、疮、疖等病，并应用水银膏治疗皮肤病，比其他国家使用要早600年。

唐代，中医外科学的外治法有很大发展，软膏广泛用于临床，在外治膏药中占主要地位。孙思邈著《备急千金要方》《千金翼方》和王焘著《外台秘要》，均载有许多以猪脂等为基质的软膏方。硬膏虽已应用，但记载较少，《外台秘要》载有"乌膏"方，《千金翼方》载有"乌麻膏"方，内有生乌麻油、黄丹等。

宋代，医学兴盛，硬膏药由发展不完善到发展完善，由临床少用到广泛应用，由几味药物组成发展到多味药物组成，软膏由主导地位降到与硬膏药同等地位。王怀隐等著《太平圣惠方》，是历代外用膏药记载最多的一部著作，有外用软、硬膏药百余方。硬膏药有"雄黄膏"、"通神膏"、"抵圣膏"、"大垂云膏"等，并记载有详细的制作方法[1]。

明代，汪机著《外科理例》，载有软、硬膏药方11张，多用麻油、黄丹、牛皮胶等为基质，猪脂已不应用。陈实功著《外科正宗》，载有膏药方 26 张，多以麻油、黄丹、松香、白蜡等为基质，如"加味太乙膏"、"琥珀膏"、"生肌玉红膏"等。膏药方剂的组成重视辨证立法用药，如"冲和膏"、"回阳玉龙膏"等方剂，配伍严谨，药味精练，疗效显著，其作用大致有温经散寒，活血消肿，化痰软坚，清热解毒，祛腐生肌等，以密切配合内治消、托、补三法来治疗外科疾病。

清代，吴谦等编著《医宗金鉴·外科心法要诀》，书中肿疡敷贴类、膏药类、祛腐类、生肌类，共有膏药方 22 张，硬膏应用少，软膏应用多，硬膏多以黄丹、麻油、官粉、松香为基质，软膏多以麻油、黄蜡、白蜡、醋、酒、水为基质；并针对不同病情，随证加药，如绀珠膏，"瘀血肿毒，瘰疬等证，但未溃破者，再加魏香散"。王洪绪的《外科证治全生集》载有膏药方 11 张，其中"阳和解凝膏"一直为后世医家所应用。吴尚先的《理瀹骈文》是一部以膏药为主的外治法专著，书中详细论述了膏药的治病机理和制用方法，对膏药的发展起着承前启后的作用。

二、外科膏药的主要成就

（一）临床疗效

1. 外科感染

金玉油膏具有清热拔毒、祛瘀活血、排脓生肌止痛功能，临床治疗 6000 余例疮疡，均取得满意疗效。经临床对照组观察，使用金玉油膏治疗的 500 例甲组病人，痊愈 405 例，治愈率达 81%；使用鱼石脂治疗的 500 例乙组病人，痊愈 84 例，治愈率为 17%[1]。

三醋膏治疗急性淋巴结炎、疖肿 202 例，绝大部分获愈。敷药采用密封法、点药法、围药法。抑菌实验表明，本膏对金黄色葡萄球菌、绿脓杆菌有明显抑菌作用[2]。

金黄膏治疗体表感染 105 例，多短期治愈。笔者认为软膏对皮肤的渗透性较强，故对体表感染疗效好。且金黄膏治疗体表急性化脓性感染炎症浸润阶段效果显著，特别对炎症浸润广泛而致组织水肿或炎块明显者功效尤佳。抑菌实验表明，本膏对金黄色葡萄球菌有明显抑菌作用[3]。

松香膏治疗痈、疖、疔、疽 200 例，疗效显著。初起敷贴可促进消散；脓成敷贴可促其溃破；溃后腐肉未脱，排脓不畅或形成窦道者，敷贴时可配合提脓祛腐药[4]。

拔毒生肌膏治疗感染性创面 1100 例，1020 例痊愈[5]。

2. 骨与软组织损伤性疾病

拔毒膏治疗慢性骨髓炎 268 例，痊愈 242 例，一般敷药后即有大量脓液流出。骨质破坏者，一般在脓液减少至干净后，创口呈凹陷形愈合；有死骨形成者，经一段时间换药后，死骨自动游离脱出，然后手术清窦，再以朴黄合剂灌注治疗[6]。

骨通灵膏治疗硬化性骨髓炎 327 例，总有效率 95.4%[7]。

骨刺膏治疗骨质增生 460 例，418 例效果满意[8]。

马钱子膏治疗软组织损伤疾病 23 例，从治愈的 16 例病种分析，腱鞘炎效果最好，外伤性滑囊炎、腱鞘囊肿次之。初步认为此膏具有扩张血管，改善血液循环，促进炎症水肿和渗出液的吸收，软化组织增生等作用，能够使鞘膜壁和滑膜恢复其正常功能[9]。

无麝秒级速效止痛膏，是按一定比例制成松香薄型冷贴硬膏，适用于急慢性关节肌肉疼痛，见效速度 5~30s，即刻镇痛率 94.1%，持效时间 24h 以上，皮肤过敏率 2% 以下[10]。

3. 其他外科疾病

我国烧伤湿润疗法走向世界，已有 18 个国家引进这项技术并应用于临床。这项技术突破了传统干燥疗法的局限，使烧伤创面组织在湿润的情况下得以再生，并早期阻止烧伤部位的继续损伤[11]。

乳癖宁膏治疗乳腺增生病 70 例，痊愈 38 例，好转 28 例[12]。加味阳和膏治疗乳房良性肿块、肋软骨炎、甲状腺腺瘤、慢性淋巴结炎等，均取得较为满意的疗效[13]。橡皮膏治疗血栓闭塞性脉管炎溃疡 30 例，共 35 处创面，经治疗，33 处创面愈合，2 处创面明显缩小[14]。五妙水仙膏治疗 715 例血管瘤等皮肤病，治愈率达 57%，总有效率达 92%，笔者认为五妙水仙膏治疗血管瘤的治愈率高于放射治疗[15]。

膏药治疗多种外科疾病有着独特的疗效，是不可缺少的治法之一，但由于种种原因，中药厂家生产和医院自制硬膏药较少，不能充分发挥这一优势，故临床多以软膏为主。

（二）剂型改革

如意金黄散治疗皮肤化脓感染有效，但剂型有缺点，而配制成橡胶硬膏剂——解毒消炎膏后，疗效有所提高。治疗疤痕疙瘩的黑布膏，添加一些药物制成橡胶硬膏剂——疤痕软膏，软化作用提高，副作用少[16]。巴布剂关节镇痛膏，是一种新型的硬膏剂，对软组织损伤，风湿痹痛等有效率在 90% 以上。它是利用"巴布剂"这种水溶性高分子化合物胶黏主体加用中药而制成。其特点在于基质的水溶性，它含有一定的水分，其湿度对正常皮肤非常适宜，有助于表皮水合作用和角质软化，从而加速药物的渗入，提高临床疗效。《医宗金鉴》中的水晶膏，为治疗鸡眼、疣、黑痣的有效方药，将生石灰与石碱改为 15% 氢氧化钠溶液泡糯米，简化了手续，便于应用。传统中医外科对溃疡创面多用软膏摊贴，常因摊贴软膏较厚，发生软膏外溢浸渍正常皮肤而致湿痒、皮肤糜烂，影响创面肉芽生长。我院 [*] 外科早在 60 年代，已将生肌玉红膏和大黄软膏，改制为油纱布，既解决以上弊端，又提高治疗效果。实践证明，传统的硬膏、软膏治疗肿疡、关节疼痛、软组织损伤、皮肤病等，已向加速药物透过皮肤屏障而进入血循环的新型硬膏、软膏发展；治疗溃疡的软膏除摊贴、涂敷外，已向油纱布、药膜发展。这样既提高疗效，又干净简便，减少皮肤过敏的发生。

（三）实验研究

生肌橡皮膏对开放损伤的实验，认为其可促进细胞增生、分化，增强创面的抗感染，加速创面的血液循环，这三方面作用均为加速创面愈合的重要因素。外用生肌膏、金黄膏、黄连膏、玉红膏的抗感染作用研究，结果表明，抗感染作用与增强巨噬细胞免疫功能有关。为揭示中医"煨脓长肉"的机理，对生肌膏治疗的感染伤口其创面中的脓液进行观察，结果表明，外用中药后，可使创面脓液中巨噬细胞表面的免疫球蛋白 Fc 受体数量增多，活性增强，这对加强脓液中巨噬细胞功能起着不可忽视的作用。生肌玉红膏外敷大白鼠急性炎症的伤口后，明显抑制伤口炎症灶血管通透性升高反应，有祛腐生肌、收湿敛疮、活血止痛的功效；外敷家兔实验性体表溃疡，坏死组织较多时，发现此与大量渗出的年轻的吞噬活跃的白细胞有关。从生肌玉红膏、生肌橡皮膏等对伤口影响的实验观察到，伤口的 pH 值由 8 左右降低到 7.5 左右，说明此膏对伤口起酸化剂的作用，有利于伤口肉芽组织的生长。

笔者认为，外科膏药治疗体表溃疡愈合的机制有：①抗感染作用与增强巨噬细胞免疫功能和年轻吞噬活跃的白细胞有关；②抑制伤口炎症灶血管通透性升高，降低创面脓液 pH 值，使创面呈酸性化；③促进细胞增生、分化，加速创面的血液循环等。这为中医学"煨脓长肉"、"祛腐生肌"、"活血止痛"、"扶正祛邪"的治疗原则提供了理论根据。

综上所述，膏药是经过历代医药学家在防治疾病的过程中，不断发展和充实的一

---

* 我院：山东中医药大学附属医院，下同。

种治疗方法。它不仅适用于外科，也广泛应用于医学其他学科，随着不断发掘、整理和应用现代科学新技术、新方法，开展临床研制、剂型改革和实验研究，必将取得更大的发展和成就。

参考文献

[1] 王娟. 疮疡治病新法. 医药信息论坛，1991，10：24.

[2] 刘爱兰. "如三醋膏"外敷治疗疮疡 [J]. 湖南中医杂志，1985，3：50-51.

[3] 李萱，王珉，王国良. 金黄膏治疗体表感染105例的临床观察 [J]. 中医杂志，1985，7：54.

[4] 谭宏儒. 松乳膏治疗痈疖疔疽200例临床观察 [J]. 中医杂志，1986，9：10.

[5] 周荣来，苏丽华，吴洪. 外用拔毒生肌膏治疗感染性创面1100例报告 [J]. 中医杂志，1989，7：22.

[6] 印振伍，印保卫. 拔毒膏治疗慢性化脓性骨髓炎268例 [J]. 四川中医，1988，3：49.

[7] 安新志，董建平. 骨通灵膏治疗硬化性骨髓炎327例临床观察 [J]. 山西中医，1989，1：19-20.

[8] 姬长生. 骨刺膏外敷治疗骨质增生460例报告 [J]. 中级医刊，1988，12：52-53.

[9] 姜兆俊，刘秀琴. 马钱子膏在外科临床的应用 [J]. 山东中医杂志，1985，2：16.

[10] 彭绪成. 无麝秒级速效止痛膏 [N]. 中医药信息报，1988，8：13.

[11] 洪威. 我国烧伤湿润疗法走向世界 [N]. 健康报，1992，3：15.

[12] 马少中. 乳癖宁膏药治疗乳腺增生70例 [J]. 河南中医，1988，5：26-27.

[13] 白崇智，马栓全，李宁. 徐廷素老中医运用加味阳和膏的经验 [J]. 河南中医，1987，2：15-16.

[14] 张秉正，宋佩英，姜树荆. 象皮膏治疗脉管炎破溃创面30例 [J]. 陕西中医，1986，12：539.

[15] 五妙水仙膏协作组. 五妙水仙膏治疗715例血管瘤等皮肤病 [J]. 淮南科技，1980，5：9.

[16] 方大定. 中药外用剂型研制进展 [J]. 中成药研究，1986，8：12-13.

（姜兆俊）

外治十一方临床应用与体会

外治法在外科疾病治疗中占有重要地位，现将常用十一方的经验与体会阐述如下。

1. 如意金黄膏

方药：天花粉 5000g，黄柏、生大黄、姜黄、白芷各 2500g，川厚朴、陈皮、生甘草、苍术、天南星各 1000g。

制用法：上药晒干，共研为极细末，根据季节加药粉总量的 50%～70% 凡士林，加热熔化，继将研细的药粉缓缓加入，不断搅匀至冷却为止。用时取膏摊于纱布上，敷患处，每日或隔日 1 次。

功效：清热解毒，除湿化痰，散瘀消肿。

主治：用于疮疡阳证肿疡，如痈疽发背、乳痈疔疮、痄腮时毒、缠腰火丹、丹毒、阑尾脓肿、亚急性甲状腺炎等。

按语：如意金黄膏，原称如意金黄散，又称抑阳散，是外治疮疡阳证肿疡传统的有效方剂，因临床应用得心应手，效果如意，药色发黄而命名。凡具有红肿热痛局部症状者皆可用之，尤其对炎症病变向周围组织扩散而引起广泛的充血水肿者效果更好。经我院抑菌实验报告，此膏对金黄色葡萄球菌有明显抑菌作用。如取鲜菊花叶、鲜蒲公英、鲜紫花地丁、鲜马齿苋，其中的一种或两种，洗净捣烂取汁，加如意金黄散适量调敷，效果明显优于用凡士林调制的如意金黄膏。疮疡发生在皮肤薄嫩处或易过敏体质患者，可用蜂蜜调敷；慢性炎块、亚急性炎块可用如意金黄散、冲和膏各半加葱白煮水调敷；化脓未溃破者，可用葱白煮水或黄酒调敷。外敷用药应超过肿热范围，宜敷厚度约 0.2～0.3cm，一般无副作用，过敏者停用。《外科十三方考》言此膏"与生肌玉红膏为姊妹方，乃外科医师药囊中不可或缺的有效良方……，又同清凉膏调成滋膏，可敷一切属阳的外科疮疡，极有疗效。"

2. 大青膏

方药：大青叶 60g，炒乳香、炒没药、黄柏、生大黄、黄连、芙蓉叶、明矾、胆矾、樟丹、铜绿、五倍子各 30g。

制用法：同如意金黄膏。

功效：清热解毒，活血化瘀，消肿止痛，燥湿止痒。

主治：用于疮疡阳证肿疡。如痈疽发背、乳痈疔疮、痄腮时毒、丹毒恶脉、缠腰火丹、虫咬皮炎、蜂蝎蜇伤等。

按语：大青膏系我院长期应用有效的固定方。其清热解毒、消肿止痛功效和如意金黄膏相近似，为外科临床治疗疮疡阳证肿疡的常用方药，但大青膏方药中的清热解毒，活血化瘀之力强于如意金黄膏，故对证属火热毒邪壅滞不散，症见红肿高突，或灼红一片，灼热疼痛的肿疡疗效显著。方药中以大青叶为君，用其治疗病毒性感染的痄腮功效尤佳；因方药有解毒杀虫，燥湿止痒功效，对虫咬皮炎，蜂蝎蜇伤皆有良效。疮疡溃破，用药过敏者勿用。

3. 加味拔毒散

方药：雄黄、白矾、黄连、大黄各10g，蟾酥1.5g，蜈蚣2条，冰片1.5g。

制用法：上药共研细末，装瓶备用。用时取药粉3g，装入一个猪苦胆内（或取生鸡蛋1个，打破一端，将药粉放入），搅匀套患者指上，待药糊接近凝结时再换，适用于蛇头疔（脓性指头炎）、蛇眼疔（甲沟炎）；其他部位的疔疮、疖、痈、丹毒等，用凉茶水2/3，鸡蛋清1/3，调制成糊状敷患处，每日2次；缠腰火丹、痄腮、虫咬皮炎用白酒调敷疗效满意；疮疡溃破或皮肤破损者勿用。

功效：解毒止痛，拔毒消肿，燥湿杀虫。

主治：疮疡阳证，红肿热痛未溃者。如疔疮、疖痈、丹毒、虫咬皮炎、缠腰火丹等。

按语：此方为笔者经验方，是在二味拔毒散的基础上加药而成，以加强解毒攻毒，拔毒消肿的作用。《医宗金鉴·外科心法要诀·二味拔毒散》中曰："此散治风湿诸疮，红肿痛，疥痱等疾，甚效。"故对风、湿、热、毒壅遏而致的疮疡阳证均有良效，尤其对手部疔疮的治疗效果显著。外敷药应用要超过肿势范围，保持药物湿润，有利于药物有效成分的吸收。但雄黄有剧毒，能从皮肤吸收，局部外用，不宜大面积敷药及长期持续使用，以防吸收中毒。

4. 黄柏散

方药：黄柏30g，黄连6g，芦荟6g，苍术、滑石各9g，松香12g，冰片0.6g。

制用法：上药共研细末，干撒患处，渗液湿透药粉时，可再继续撒布，外盖纱布；渗液少时，可用凉茶水调擦；渗液基本停止时，用香油调擦，每日1~2次。

功效：清热燥湿。

主治：湿疹、脓疱疮糜烂渗液者。

按语：此方为我院有效方。临床体会在原方基础上加苦参、生甘草各12g，可明显提高疗效。脓疱疮应先以解毒洗药温热洗疮面20~30min后，再用香油调擦，效果满意。

5. 复方马钱子膏

方药：马钱子、炒乳香、炒没药、生甘草各90g，生麻黄120g，凡士林480g。

制用法：将上药前五味共研细末，放入加热熔化的凡士林内搅匀，冷后凝膏即得。用时根据病变范围，将药膏均匀地摊于纱布上，外敷患处，隔日换药1次。

功效：通络活血，消肿散结。

主治：适用于腱鞘炎、腱鞘囊肿、滑囊炎、慢性炎块等。

按语：根据《素问·至真要大论》中"结者散之"的理论和上述疾病的临床表现，法当通经止痛，活血化瘀，消肿散结。用马钱子膏外敷患部，赖药物的渗透作用，直达病所，扩张血管，改善血液循环，促进炎症水肿和渗出液的吸收，软化增生组织，使腱鞘壁和滑膜恢复其正常的生理功能，从而达到消肿止痛的目的。临床经验认为，此膏具有简便、有效、易接受、无任何痛苦的优点，是治疗软组织慢性损伤性疾病和慢性炎块的理想药物。

6. 紫金锭

方药：山慈姑、五倍子各50g，千金子仁（去油取膏）30g，红芽大戟（去芦）45g，麝香9g，朱砂、雄黄各9g。

制用法：上药共研细末，用糯米煮浓汁和药，制成锭剂或片药。应用时，根据病灶面积大小，取药适量，研细，用醋或凉开水或白酒调成糊状，涂患处，每日3次。

功效：解毒疗疮，消肿止痛，活血散结。

主治：适用于痈、疽、疔、疖、毛囊炎、丹毒、恶脉、痄腮、虫咬皮炎等红肿热痛痒者。

按语：紫金锭，又名太乙紫金锭、紫金丹、太乙玉枢丹、玉枢丹等，是既可内服又可外用的中成药，但因其内含千金子、红芽大戟等，使用不当可发生剧烈腹泻，故今内服者少，外用者多。此药对暑疖、面部疔、毛囊疖效果显著；痄腮用此药和如意金黄膏各半，凉茶水或醋调敷，效果优于单一用药；脂瘤继发感染不仅可控制炎症，较小的还有吸收希望；疮疡溃破，皮肤破损者勿用。

7. 祛腐生肌膏

方药：全当归、白芷、地骨皮、紫草各 12g，生甘草 9g，珍珠粉 3g（后入），血竭粉 4.5g（后入），麻油 500g，蜂蜡 60g（后入）。

临床应用时，可根据不同的疾病和症状，在祛腐生肌膏方药基础上加味，如热毒未尽者，溃疡红肿热痛，脓多稠黄，加生大黄、黄柏、黄连各 9g；过敏性溃疡，周边丘疹、渗液、瘙痒，疮面肉芽水肿，分泌物多，加苦参、黄柏、徐长卿、防风、石菖蒲各 9g；静脉性溃疡，周边瘢痕组织增生，呈缸口之状，疮色灰暗，腐肉难脱，新肉难生，加蜈蚣 3 条，三七、丹参、生大黄、生黄芪各 12g，炒乳香、炒没药各 6g，煅珍珠粉 3g；结核性溃疡，加猫眼草、猫爪草各 9g；烧伤 Ⅰ、Ⅱ 度及 Ⅲ 度小面积溃疡，加生地榆、生大黄、虎杖各 15g。

制用法：上药放麻油内，文火炸枯去渣，次入蜂蜡熔化过滤，待油温后，再入血竭粉、珍珠粉搅匀，冷后即凝成膏。用时随溃疡面积大小摊于患处，或加纱布，经高温灭菌，制成祛腐生肌膏纱布，以备常规换药。

功效：清热解毒，活血止痛，消肿排脓，化瘀祛腐，生肌敛疮。

主治：适用于疮疡溃后，烧伤、臁疮脓腐未脱，脓液将尽，新生肉芽生长迟缓者。

按语：祛腐生肌膏系笔者经验方，此方药以生肌玉红膏方加减为基础，再根据不同疾病的证候，辨证选加不同的专用有效方药，组成多种类型的祛腐生肌膏。经长期临床验证，此膏具有明显的解毒止痛、活血化瘀、祛腐生肌的作用，故具有消肿止痛，加速局部腐化，促进肉芽新生，愈后不形成瘢痕的优点。

《理瀹骈文·略言》指出"外治之理，即内治之理；外治之药，即内治之药，所异者法耳"，说明外治法辨证施治原则与内治法完全一样，仅是给药途径和制药方法的不同。如果一方一药则很难适应不同病情需要，因此外治法同样需要灵活辨证，切勿墨守成规，一方一成不变。对药物过敏性溃疡，祛腐生肌膏方药中去麻油，改用猪脂为基质制膏，可有效地缓解药物对溃疡面的刺激，治愈患部渗液、糜烂、水肿、瘙痒，促进肉芽健康生长而愈合。

8. 生肌玉红膏

方药：当归、白蜡各 60g，白芷 15g，轻粉、血竭各 12g，紫草 6g，甘草 36g，麻油 500g。

制用法：先将当归、白芷、紫草、甘草四味，入麻油内浸三日，然后文火熬枯去渣，次入白蜡化开，待油温后，再入研细血竭、轻粉搅匀，冷后即凝成膏。用时随疮面大小摊贴于患处，或加纱布，经高温灭菌，制成生肌玉红膏油纱布，以备换药用。

功效：活血祛腐，解毒止痛，润肤生肌。

主治：适用于疮疡溃后，烧伤、臁疮、褥疮等见脓腐未脱，脓液未尽，新肉芽未生或肉芽生长迟缓者。

按语：《外科正宗·生肌玉红膏》中曰："此膏专治痈疽、发背、诸般溃烂、棒毒等疮，用在已溃流脓时。……此乃外科收敛药中之神药也。"实践验证，凡疮疡溃后，烧伤、臁疮、褥疮等见腐肉未脱，脓液未尽，新肉未生时用之，其溃疡腐肉易脱，新肉即生，溃疡较快愈合。李建新、王明宪（1988年）研究显示，生肌玉红膏能明显抑制其伤口炎症灶血管通透性升高反应，其祛腐生肌、收湿敛疮、活血止痛的功效，均与其抗炎、缓解炎性充血和渗出作用有一定关系。张集圣（1989年）对生肌玉红膏的实验观察，显示生肌玉红膏可使伤口的 pH 值由 8 左右降低到 7.5 左右，对伤口起酸化剂作用，有利于伤口肉芽组织的生长。这对生肌玉红膏的作用提供了理论依据[1]。

9. 生肌散

方药：制乳香、制没药、煅象皮各 6g，煅石膏 12g，血竭 9g，冰片 3g，珍珠粉 1g。

制用法：上药共研细粉，装瓶备用。换药时，取下敷料，常规消毒，消除溃疡面脓性分泌物，然后取药粉少许均匀撒布于溃疡面上，外盖生肌玉红膏或祛腐生肌膏纱布，每日或隔日换药 1 次。

功效：活血祛瘀，生肌收口。

主治：疮疡溃后，脓腐已尽，新肉生长迟缓，以及慢性溃疡新肉不生等。

按语：生肌散是我院长期临床应用有效固定方。具有配伍精练，药简效宏，安全无毒的特点。不论阴证和阳证溃疡，均可应用。脓毒未清，腐肉未尽时忌用。溃疡周围红肿，肉色紫红或灰淡，新肉生长缓慢者，应配合清热托毒或气血双补的中药内服，以达清热托毒、毒尽肌生和气血双补之效，助养新生；臁疮日久难敛之证，应配合益气活血、解毒化湿为主的中药内服，毒瘀湿祛，使血循改善，新肉生长。

10. 解毒洗药

方药：蒲公英 30g，苦参、黄柏、连翘、木鳖子各 12g，金银花、白芷、赤芍、丹皮、生甘草各 9g。

制用法：上药煎汤过滤，乘热熏蒸患部，待药液变温时，根据临床实际需要，采用浸泡、淋洗、坐浴、湿热敷于患处，每日 1~2 次，一次 30min，熏洗后，有疮口者，常规换药。

功效：清热解毒，活血消肿，祛腐排脓。

主治：适用于疮疡阳证初期、溃后，外伤感染、恶脉、脱疽、臁疮、化脓性皮肤病等症见红肿热痛脓多者。

按语：本方为我院长期应用有效的固定方。经抑菌实验报告，其对金黄色葡萄球菌有抑菌作用，特别对手足部化脓性或外伤性感染、化脓性皮肤病、溃疡脓液多者疗效显著，有的用中药内服或抗生素静脉点滴治疗而不能控制的化脓性感染，用此法熏洗后病情很快好转，故认为此方是外科临床用外治法治疗疮口感染的理想药物。脱疽疮面冲洗时，药液温度不可太热，以温热为度，否则可使患部气血耗伤加重，促进病情恶化。

11. 解毒祛腐生肌洗药

方药：当归、白芷、生甘草、金银花、艾叶、赤芍、丹参、黄芪、蒲公英各 15g，石菖蒲、炒乳没各 9g。

制用法：同解毒洗药。

功效：清热解毒，活血化瘀，祛腐排脓，生肌敛口。

主治：凡疮疡溃后，褥疮、臁疮、脱疽、烧伤等病，溃疡脓腐未脱，肉芽不鲜，新肉不生，疮色紫黯者均可用之。

按语：此方为笔者长期临床应用有效经验方，其应用中的注意问题同解毒洗药。对久治不愈的溃疡和过敏性溃疡，用鲜猪长管骨 100g 打碎，煮沸去浮油，取骨汤 200ml，倒入上药于水中，一起煮药 30min，过滤，乘热先熏洗患部，并结合清除溃疡面的腐败组织，溃疡脓多者，可用无菌纱布浸透药液湿敷，上盖凡士林油纱布，以防挥发变干影响疗效；溃疡熏洗后换祛腐生肌膏油纱布或生肌玉红膏油纱布。临床经验表明，此方对难愈性疮面有解毒化瘀，祛腐排脓，生肌收口等作用，对过敏性溃疡能控制渗液、水肿、疮周糜烂，促进溃疡的愈合。

参考文献

[1] 张集圣，魏肇安，高玉芳，等 . 生肌玉红膏、生肌橡皮膏和麻油对伤口影响的实验观察 [J]. 天津医药，1989，4：238-239.

（姜兆俊）

急性乳腺炎的辨治思路

急性乳腺炎是由细菌感染引起的急性化脓性疾病，多见于产后哺乳期的妇女，尤以初产妇多见，常发于产后 3~4 周，中医称之为"乳痈"。

一、病因病机

本病发生主要与情志内伤，饮食不节和乳汁郁积有关。因乳头属足厥阴肝经，乳房属足阳明胃经，肝主疏泄，能调节乳汁的分泌，若情志内伤，肝气郁结，疏泄失职，则乳汁积滞，乳络阻塞；亦可由肝郁化火，或产后过食膏粱厚味，胃热壅滞，循经结于乳房所致。

二、临床表现

初起患乳肿胀疼痛，乳汁排泄不畅，肿块或有或无，严重者肿痛加剧，皮色变红或掀热，按之中软有波动感，同侧腋窝淋巴结肿大，伴有恶寒、发热、头身痛、苔黄、脉弦数或洪数、白细胞增高等，可形成"传囊之变"或"乳漏"的并发症。

三、辨证论治

1. 郁滞期

证候：患乳胀痛，排乳不畅，肿块有或无，压痛，微热，皮色正常或微红，全身症状较轻，苔白，脉弦或弦数。

治则：疏肝清热，通乳和营，散结消肿。

方药：乳腺炎汤 1 号（亦称乳痈消汤）。

蒲公英、金银花各 30g，瓜蒌、赤芍、连翘各 15g，柴胡、青陈皮、漏芦、夏枯草、山甲珠各 6~9g，生甘草 6g。便秘者加生大黄 9g。

外治：外敷大青膏（本院*固定方）；或用鲜蒲公英90g捣烂，加鸡蛋清1个调匀外敷。

2. 化热期

证候：患乳红肿热痛，排乳不畅，同侧腋窝淋巴结多肿大疼痛，伴恶寒、发热、口渴、纳差、苔黄、脉弦数。

治则：疏肝清胃，清热解毒，通乳消肿。

方药：乳腺炎汤2号。

蒲公英、金银花各30g，瓜蒌、柴胡、黄芩、连翘、玄参、大青叶、赤芍各15g，苦参、青陈皮、漏芦、浙贝母各9g，山甲珠、生甘草各6g。红肿热痛者，加犀黄丸（《外科证治全生集》），冲服；高热者加清开灵颗粒冲服。

外治：外敷大青膏；或用仙人掌90g，白矾9g，捣烂外敷；乳汁过多胀痛者，用芒硝250g，装纱布袋内敷患处，因芒硝有消炎回乳作用，待乳汁减少，肿胀减轻即停用。

3. 脓成期

证候：患部高肿，灼热红亮，按之波动，或局部漫肿，中软，灼热，拒按，穿刺抽吸有脓，伴壮热持续不退，口干渴，便秘，舌苔黄腻或黄糙，脉洪数。

治则：清热解毒，透脓托毒。

方药：乳腺炎汤3号。

蒲公英、金银花各30g，连翘、天花粉、败酱草、柴胡、黄芩、生黄芪各15g，赤芍、白芷、山甲珠各9g，皂角刺、生甘草各6g。

外治：宜切开排脓，填塞大黄油纱条。

4. 溃后期

（1）正虚余毒未尽型

证候：溃后肿痛难消，脓黄白而稠，肉芽生长缓慢，疮口久不愈合，或形成乳漏，伴神疲体倦，或低热不退，纳差，舌苔薄黄或白，脉细沉弦数。

治则：益气养血，清热托毒。

方药：乳腺炎汤4号。

蒲公英、金银花、生黄芪各30g，当归、党参各15g，天花粉、连翘、柴胡、白

---

* 本院：山东中医药大学附属医院，下同。

芷、白术、赤芍各 9g，生甘草 6g，皂角刺 3g。

外治：外用大黄油纱条换药。

（2）气血两虚型

证候：溃后红肿热痛消失，脓稀，肉芽淡白，生长迟缓，体弱，纳差，舌淡苔白，脉细弱。

治则：益气健脾，补血生肌。

方药：乳腺炎汤 5 号。

党参、生黄芪各 30g，熟地、当归、金银花、白术各 15g，茯苓、白芍各 9g，川芎、陈皮、生甘草各 6g。

外治：外用生肌玉红膏油纱调换药。

四、预防与调护

1. 保持乳头清洁卫生

妊娠期 6 个月后，应常用肥皂水或清水擦洗乳头，以增强乳头皮肤韧性，防止产后乳头皲裂的发生。但不宜用酒精擦洗，因酒精会使皮肤变脆，容易发生皲裂。每次哺乳前应用温开水洗净乳头。

2. 乳头内陷矫正

妊娠后期，应经常挤捏提拉矫正；或用吸乳器或乳头矫正器矫正；或用小酒盅扣罩乳头上，外用布带固定。女婴出生后 1 周内，如有乳头内陷，应将其挤出，可防成人后乳头内陷。

3. 正确哺乳方法

产后应提倡及早喂奶，最迟不要超过 12h；定期哺乳，一般每日 6~7 次，每次 10~15min 为宜，哺乳时间不宜过长；每次哺乳时尽量使乳汁排空，多余乳汁可用吸乳器吸出，或用手法按摩挤压排出。

4. 保持婴儿口腔卫生

应保持婴儿口腔卫生，积极治疗婴儿口腔疾患，不让婴儿含乳头而睡，以避免口腔细菌乘机侵入而引起急性乳腺炎。

5. 积极治疗乳头皲裂

白芷、蒲公英、菖蒲、生甘草、硼砂各 9g，水煎后外洗患部，再用鸡蛋黄油

（熟鸡蛋黄 4 个，炒黑去渣取油），或麻油外涂，每日 2~3 次。在涂药期间，可用玻璃罩橡皮乳头放置在乳头上哺乳。

6. 调整心情，注意饮食

乳母宜保持心情舒畅，情绪稳定。忌食辛辣炙煿，肥甘厚味。

7. 患病后是否要回乳

母乳喂养能给婴儿最全面的营养，而且富含抗体，能提高婴儿抗病能力，同时哺乳能促进产妇子宫复原，降低乳腺癌的发病率，因此如急性乳腺炎炎块局限，无明显全身反应，乳汁外观无异常，可不必停止哺乳；若感染严重，乳汁呈黄色似脓液，或脓肿切开引流后形成乳漏，则宜暂时停止哺乳或回乳。若有先天性乳头内陷或发育不良，产后婴儿不能吮吸，则宜回乳。

8. 合理断乳

断乳时应逐步减少哺乳次数，待乳汁减少后再行断乳，防止突然断乳造成乳汁积滞发炎。断乳前可用炒麦芽 60g，生山楂 30g，煎汤代茶饮，并用芒硝 500g，分装 2 个纱布袋内，外敷于乳房，潮解变硬时更换，每次 2 小时，每日 2 次。

9. 饮食调摄

中医认为本病是阳证、热证、实证。辛辣煎炸之品，既助阳生热，又滋腻伤脾，致湿热内生加重本病，应忌食。本病宜食清淡而富有营养之品，如西红柿、藕、丝瓜、大白菜、牛奶、瘦肉汤、鲫鱼汤等。溃后伤口新肉生长迟缓者，可用生黄芪、枸杞、当归各 15g，乳鸽 1 只，将鸽去毛及肠杂后洗净，慢火炖熟，食肉喝汤，二三日 1 次，连用 4~5 次。

10. 坚持配戴文胸

戴文胸不仅避免乳房下垂，而且对改善乳房的血液循环、预防外伤和感染很有帮助。

五、经验与体会

本病为哺乳期妇女的常见病、多发病，对其防治关系到母婴两代人的健康，因此颇受历代医家重视。中医学对本病有着系统的理论基础和丰富的治疗经验，临床疗效也令人满意。

本病症见患乳肿块或肿胀，皮肤微红或不红，压痛，排乳不畅，发热恶寒，其发病急，传变快，极易化脓溃破，损伤乳络，影响泌乳及哺乳。故其治疗关键在于早期发现、早期治疗、早期防变，"以消为贵"。

早期治疗以"通"为主，切忌过用寒凉之药。"通"能排除淤积乳汁，使邪热随乳排出，肿消痛止，疏肝理气以消肝气郁结，和营以散瘀滞，通下以泄胃热，肝舒郁散，胃热消除，气血调和，乳汁通畅，肿块消散而愈。化热期因邪热内蕴，正邪相搏，营卫失和，故红肿热痛，发热恶寒；胃经热盛，则口渴、便秘、苔黄，宜疏肝清胃，清热解毒，通乳消肿为主，内服药宜加大清热解毒之品用量，高热者倍加柴胡、黄芩，冲服清开灵颗粒，多能热退肿消，排乳通畅。成脓早期，如脓肿较深，范围较小，脓液较少时，内治宜清托为主，即清热解毒药加白芷、天花粉、桔梗、生小蓟、败酱草等清托药内服，结合穿刺抽脓，外敷大青膏，半数以上的病例可取得消散治愈的效果；如脓肿大，波动明显，应及时切开引流，以防传囊之变，或热毒内陷。溃后期，宜用清热托毒或补养气血之品，以排脓生肌，促进疮口早日愈合；形成乳漏者，宜补气养血、回乳生肌，可用乳腺炎 5 号方加炒麦芽、生山楂、升麻。疮口换药后加压包扎；疮口愈合后遗留慢性炎块者，宜温通化瘀软坚法治疗，如鹿角霜、当归、桃仁、红花、生牡蛎、丹参、赤芍、三棱、莪术、川芎、皂角刺等煎而服之。

（姜兆俊）

乳腺增生病的辨治思路

乳腺增生病是乳腺组织良性增生性疾病，占全部乳腺疾病的 75% 左右，并且有一定的癌变倾向。近年来全国对乳腺增生病的临床实验研究方面取得一些可喜的成果，但对确切的发病机制尚不十分清楚。中医学对本病有较系统的理论基础和丰富的临床经验，认为发病与肝、肾、脾、冲任失调有关，其中以肝肾关系最为密切。其基本病因病机以肝郁肾虚为本，气滞、血瘀、痰凝为标。其基本治疗原则是疏肝解郁，补肾活血，化痰散结。其基本治疗目的是止痛、消肿块、软化乳腺增厚组织。但本病病因病机复杂，虚实多见，证候表现为多型性，并非用单一治法或一方一药治疗全过程，应根据不同证候和发病过程及不同阶段辨病辨证论治，才能提高疗效。

一、辨证论治

1. 肝郁气滞证

证候：乳房腺体增厚，多无肿块，经前或动怒时胀痛加重，经后或情志舒畅时，胀痛减轻或不痛，伴胸闷胁胀，烦躁易怒，失眠多梦，月经紊乱，苔白或舌边有齿痕，脉细弦。

治则：疏肝解郁，理气止痛。

方药：乳康 1 号。

柴胡、郁金、青皮各 9g，香附、橘叶、白术各 12g，白芍、当归、夏枯草各 15g。

方解：肝藏血，主疏泄，肝郁气滞，则乳房胀痛，月经不调。肝之本性喜调达而恶抑郁，故方以柴胡、香附为主药，宣透疏达；青皮、橘叶、郁金入肝经，能疏肝理气，散结止痛；夏枯草味苦，辛，性寒，入肝经，辛以散结，苦寒以泄热，有清肝散结之良效；肝体阴而用阳，故当归、白芍与柴胡同用，补肝体而助肝用。木郁则土衰，肝病易传于脾，故以白术健脾益气。

2. 肝郁血瘀痰凝证

证候：乳房腺体增厚，肿块质韧，或呈囊性感，经前胀痛或刺痛，伴情志郁闷，心烦易怒，痛经或经血有块，症状随喜怒消长，舌苔白，脉弦涩或弦滑。

治则：疏肝化瘀，消痰散结，通络止痛。

方药：乳康 2 号。

柴胡、浙贝母、山慈姑、僵蚕、法半夏、昆布、海藻、生山楂、生麦芽各 15g，三棱、莪术、香附、白术各 12g，山甲珠 6g。

方解：方中柴胡、香附、生麦芽疏肝解郁；法半夏、白术健脾祛湿，绝痰之源；浙贝母清热化痰，开郁散结；僵蚕、山慈姑、昆布、海藻化痰散结软坚；三棱、莪术、生山楂破血消瘀，散结软坚；山甲珠性善走窜，引药直达病所，通经达络，行气破血，软坚消核。

3. 肾虚冲任失调证

证候：乳房腺体增厚，多有肿块，乳房胀痛较轻，肿块疼痛与月经周期变化关系不大，伴神疲乏力，腰膝酸软，失眠多梦，手足欠温，月经周期紊乱，经血量少，色淡，或闭经，舌淡苔白，脉沉细。

治则：温补肾精，调理冲任，化痰散结。

方药：乳康 3 号。

仙茅、淫羊藿、僵蚕、山慈姑、白术、何首乌各 9g，鹿角霜 12g，昆布、海藻、生牡蛎、肉苁蓉、当归、女贞子各 15g，山甲珠 6g。

方解：仙茅、淫羊藿、肉苁蓉、鹿角霜温补肾精，调理冲任；女贞子、何首乌、当归滋阴补血，益肝肾；僵蚕、山慈姑、生牡蛎、昆布、海藻化痰软坚散结；白术健脾利湿，绝痰之源；山甲珠通经达络，行气破血，软坚消核。

4. 阳虚寒痰凝结证

证候：双乳胀痛，腺体增厚，有单发或多发肿块，伴畏寒肢冷，遇寒凉作痛，得暖则舒，经少，色暗，苔白，脉沉细或沉紧。

治则：温肾助阳，散寒消瘀，化痰散结。

方药：乳康 4 号。

熟地 30g，麻黄、肉桂各 3g，白芥子、鹿角胶、僵蚕、白术、三棱、莪术、山慈姑、法半夏各 9g，昆布、海藻各 15g，制南星 6g。（本方与固定乳康 4 号不同。）

方解：方中熟地滋补阴血，填精益髓，配血肉有情之品鹿角胶补肾助阳，加肉桂以温通血脉；法半夏、山慈姑、僵蚕、制南星、昆布、海藻化痰散结软坚；白术健脾祛湿，绝痰之源；三棱、莪术破血消瘀；佐以白芥子辛通走散，行气豁痰，化皮里膜外之痰；麻黄辛温达卫，又可令熟地、鹿角胶补而不滞。综观全方滋而不腻，温而不燥，破血而不伤血。

以上四方加减：乳痛明显，加延胡索、川楝子；乳房胀重，加生麦芽、橘叶、泽兰；心烦易怒，加生山栀、青皮；乳房热痛，加蒲公英、生地、丹皮；乳房坠痛、气短乏力，加生黄芪、升麻；失眠，加炒酸枣仁、柏子仁、合欢花；面烘热汗出，加鳖甲、知母、黄柏、浮小麦；便干，加玄参或肉苁蓉；月经量少，加鹿角胶、阿胶；痛经，加生蒲黄、五灵脂、肉桂、延胡索；白带多，加薏苡仁、芡实；黄带多，加红藤、败酱草、椿根白皮；乳腺肿块较硬难消，加蜈蚣、皂角刺、山甲珠；乳腺囊性增生，加制南星、白芥子、法半夏；乳头溢液，加生山楂、炒麦芽；泌乳素增高，加紫草；兼患痤疮，加白花蛇舌草、蒲公英、丹参，去淫羊藿、仙茅、鹿角霜。以上四方药中有此药者勿加用。

二、经验与体会

1. 以肝郁肾虚为本，气滞血瘀痰凝为标

祖国医学认为，乳房通过十二经脉及奇经八脉之间的纵横联系，和机体内部脏腑形成一个有机整体，从而得以秉先天之精气，受五脏六腑、十二经气血津液之濡养，其生长、发育和内分泌功能与脏腑、经络、气血的生理功能是密切相关的，同时又与经、带、胎、产之间相互联系。当脏腑、经络、气血出现功能失调时，必然会导致乳房产生疾病。因此乳腺增生病虽然是一个局部病变，但其发生根源为全身脏腑功能失调，故主张从整体与局部关系去认识病情，从脏腑辨证角度去分析病理变化，认为本病发生发展过程中，主要与肝、脾、肾三脏功能失调有关，其中与肝肾二脏关系最为密切。

祖国医学认为乳头属肝，乳房属胃。肝主疏泄，调畅气机，若郁怒伤肝，木克脾土，或思虑伤脾，脾失健运，痰湿内生，以致肝郁气滞，血瘀痰凝，阻于乳络，互结为块。肾为先天之本，内寓元阴元阳，为肾—天癸—冲任性轴核心，肾中精气盛衰决定着乳房生长、发育及内分泌功能。若肾气不充，天癸迟至，冲脉失养，任脉不通则不能濡养乳房，或阳虚不能驱散阴寒痰湿之邪而发病。同时，肾藏精为人体之先天，肝藏血为女子之先天，精血同源，肝肾同源。两者在生理上相互联系：肝之疏泄及藏血功能有赖于肾气温煦资助，肾中精气充盛，有赖于血液滋养充填；在病理上相互影响：肝郁化火可以下劫肾阴，肾气不充则肝失所养，疏泄失职，在临床上，既可以由肝郁表现为主者的，也可见到以肾虚表现为主的，或两者并见。因此认为肝郁肾虚为本病发病之本，在发病学上占主要地位，而由此导致的气滞、血瘀、痰凝则为发病之标，是产生乳房胀痛、肿块、乳腺组织增厚的直接原因。

2. 辨病与辨证分型论治，结合现代药理研究用药

对乳腺增生病的治疗，目前国内多从肝郁气滞，痰瘀互结，冲任失调辨证分型论治。本人根据多年临床经验和本病的基本病因病机、发病过程中不同阶段、不同证候，将辨病与辨证有机地结合起来，进行病症分型论治，以疏肝解郁，理气散瘀，调理冲任，化痰散结及温肾助阳，散寒化痰为基本治疗原则。

乳康 1 号以疏肝解郁，理气止痛为主，方中柴胡、郁金、青皮等可促进雌激素在肝脏的代谢，可有效消除缓解主证。适用于乳痛症、单纯性乳腺增生病。

乳康 2 号以疏肝化瘀，消痰散结，通络止痛为主，方中三棱、莪术、山甲珠等活血化瘀，能改善局部血流循环，抑制组织内单胺氧化酶的活力，抑制胶原纤维合成，促进肿块消散；昆布、海藻、山慈姑消痰软坚散结，又有调节内分泌，改善黄体功能的作用。因本证与月经周期关系密切，经前肝气旺盛，气血充盈，乳房胀痛加重，用此方疏通，可较快消除胀痛症状。月经量多色淡者勿用此方，可减去三棱、莪术，加当归、益母草应用。

乳康 3 号以温补肾精，调理冲任，化痰散结为主，方中淫羊藿、仙茅、肉苁蓉、鹿角霜具有雄性激素作用，可提高 T 细胞比值，增强白细胞和网状细胞吞噬功能，提高免疫力，抑制肿瘤细胞生长，提高睾酮含量，对雌激素增高可起到抑制作用，从而调整内分泌失衡，故对乳腺增生病、乳腺癌、雌激素增高症有治疗作用。

乳康 4 号温肾助阳，散寒消瘀，化痰散结，适用于阳虚寒痰凝结证。本方经临床和实验研究，揭示其作用机制：①调整内分泌功能，能降低血浆雌二醇（E2）、泌乳素（PRL）的水平，提高黄体生成素（LH）、孕酮（P）、睾酮（T）的水平，使失调的性激素趋于平衡；②增强机体免疫功能；③镇痛作用；④抑制乳腺组织增生。

三、预后和转归

乳腺增生病是乳腺组织良性增生性疾病，经及时正确的治疗可以临床治愈，一般预后良好。若治疗不当，或反复发作，缠绵日久，部分乳腺囊性增生可因导管上皮由典型增生发展为非典型增生，继而演变为乳腺癌，因此对囊性增生发生癌变的危险性，应予足够重视。经久治不见缩小的肿块，或反而继续增大，或变硬，或伴有乳头血性溢液，或有明显的乳腺癌家族史，或 B 超、钼靶等检查可疑癌变，应手术治疗。由于本病病程长，易复发，应坚持按 2~3 个月为 1 个疗程用药，并定期复查，以防癌变。

（姜兆俊）

乳腺癌术后的辨治思路

乳腺癌属于中医学"乳岩"范畴，是妇女最常见的恶性肿瘤之一。对于乳腺癌的治疗，现今主张早期首选手术治疗。来中医院就诊者，除少数晚期乳腺癌不能手术治疗外，大多数患者已行乳腺癌根治术、保乳术，或为放化疗后、内分泌治疗中的患者，由于上述治疗而致一系列毒副反应及肿瘤复发转移等方面的难题，给中医治疗乳腺癌带来新的挑战和机遇。经多年临床治疗乳腺癌术后患者，在治法、用药方面均取得明显疗效。

一、病因病机及治则治法

本病术后患者机体以正气虚弱为主，因术中创伤失血，气随血泄，正气挫伤；放化疗对残余癌细胞杀伤的同时，正气再次受损，并可损害脏腑，津液气血受损，肝脾失调，肝肾亏虚，表现为消化道反应、骨髓抑制、机体衰弱等。因此临床治疗应辨病与辨证相结合，扶正与祛邪相结合。扶正是扶助机体的正气，增强体质，提高机体免疫力和抗癌能力；祛邪是去除残留的毒邪（消灭可能存在的癌细胞和微小的转移灶），排除或削弱毒邪和减轻放化疗的毒性反应。故扶正祛邪是治疗本病的主要治疗法则，以补益气血，健脾养胃，滋养肝肾，清除毒邪为目的，提高患者生活质量，提高生存率，减少复发和转移。

在通常情况下，扶正祛邪是治其本，但要扶正不助邪，祛邪不伤正。若并发其他症状，如发热、咳嗽、出血、腹泻、心律失常、晚期肺肝脑转移等，则遵循急则治其标，缓则治其本，或标本兼治的原则。

二、乳腺癌术后辨证论治

1. 气血两虚证

证候：心悸气短，面色苍白或黄，头晕虚眩，乏力，肢软。

治则：补益气血。

方药：八珍汤加黄芪、鸡血藤、黄精等。

2. 脾胃失调证

证候：食欲不振，恶心呕吐。

治则：健脾和胃。

方药：香砂六君子汤加减。

3. 肝肾亏虚证

证候：月经紊乱或停经，面部烘热，阵汗出，头晕目眩，五心烦热。

治则：滋养肝肾。

方药：左归饮加鳖甲、知母、黄柏、浮小麦。

4. 肺阴亏虚证

证候：放疗后咽干渴，咳嗽频发，干咳痰少，舌红光剥。

治则：益气养阴。

方药：养阴清肺汤合沙参麦冬汤加减。

5. 术区皮瓣坏死证

证候：皮瓣变黑，其下积脓，肉芽昏暗。

治则：益气活血，祛毒生肌。

方药：四妙汤加当归、白芷、天花粉等。

外治：生肌玉红膏换药。

6. 患肢淋巴水肿证

证候：患侧上肢广泛性水肿。

治则：益气活血，通络消肿。

方药：用八珍汤加生黄芪、桃仁、红花、泽兰、猪苓、路路通等。

7. 白血球减少症

（1）心脾两虚型

证候：倦怠乏力，少寐多梦，心悸怔忡。

治则：健脾养心。

方药：归脾汤加减。

（2）气阴两虚型

证候：面色少华，五心炽热，自汗盗汗。

治则：益气养阴。

方药：大补元煎加减。

（3）脾肾两虚型

证候：神疲乏力，少气懒言，腹胀便溏，畏寒肢冷。

治则：健脾补肾。

方药：黄芪建中汤合右归丸加减。

8. 乳腺肿瘤标志物增高症

用补气和清热解毒抗癌药可使乳腺肿瘤标志物降低或恢复正常，如生黄芪、龙葵、天葵子、白花蛇舌草、石见穿、半枝莲、蒲公英等。

9. 复发转移

胸壁腋下淋巴结转移者，加制南星、法半夏；肺及胸膜转移，胸腔积水者，加葶苈子汤、三子养亲汤加减；咳嗽咯血肺转移者，加百合、鱼腥草、仙鹤草、三七粉；脑转移者，加羚羊角粉、钩藤、川芎、蜈蚣；骨转移者，加补骨脂、骨碎补、蜂房、䗪虫等。

二、乳腺癌术后治疗经验方

1. 乳安汤 1 号加减

功效：补益气血，健脾养胃，滋养肝肾，清除毒邪。以扶正为主，祛邪为辅。

主治：气血两虚证，脾胃失调证，肝肾亏虚证，乳腺肿瘤标志物正常，腋淋巴结未见转移者。

方药：党参 30g，茯苓 15g，白术 15g，甘草 6g，生黄芪 30g，女贞子 15g，枸杞 15g，灵芝 15g，半枝莲 15g，白花蛇舌草 20g，瓜蒌 15g，薏苡仁 20g，水煎服。

2. 乳安汤 2 号加减

功效：补益气血，健脾养胃，滋养肝肾，清除毒邪。扶正祛邪兼顾。

主治：气血两虚证，脾胃失调证，肝肾亏虚证，乳腺肿瘤标志物增高，腋淋巴结转移者。

方药：党参 30g，茯苓 15g，白术 15g，甘草 6g，生黄芪 30～40g，女贞子 15g，枸杞 15g，灵芝 15～30g，当归 15g，半枝莲 15g，蒲公英 30g，天葵子 12g，山慈姑 9g，蜈蚣 1 条，补骨脂 9g，蜂房 9g。

方解：上两方药中四君子汤益气健脾养胃；生黄芪、当归，补益气血；枸杞、女贞子，滋养肝肾；生黄芪与女贞子相配，可加强人体免疫功能；灵芝与枸杞相配，可提高机体抗癌能力；灵芝、半枝莲、白花蛇舌草、瓜蒌、薏苡仁、蒲公英、天葵子、山慈姑、蜈蚣、补骨脂、蜂房，祛邪解毒抗癌。

三、典型病例

◇病例一

张某某，女，48 岁。

初诊：2002 年 7 月 29 日，左乳腺癌术后半年。

患者于 2002 年 1 月 20 日行左乳改良根治术。术后病理示左乳腺髓样癌，腋淋巴结转移（10/13），雌激素受体试验（++）。术后放化疗结束，已服用三苯氧胺治疗。现乏力，口干、腰痛，心前区有时刺痛，时有阵汗出，左上肢肿痛，苔白，脉沉细。白细胞总数 3.0×10^9/L。

辨证：气阴两虚证。

治则：益气健脾，滋养肝肾，养阴解毒，活血通络。

方药：

生黄芪 30g	女贞子 15g	枸杞 15g	山萸肉 15g
党参 30g	茯苓 15g	白术 15g	天麦冬各 15g
葛根 18g	半枝莲 15g	薏苡仁 20g	灵芝 15g
猪苓 15g	泽兰 15g	山甲珠 3g	

水煎服，每周 6 剂。

若在治疗期间出现不适症状，根据乳腺癌术后辨证论治加减服用。

二诊：2004 年 7 月 31 日。

患者连续服药 2 年，面色由灰暗转红润，食欲佳，便稀，体力可，坚持正常工作。查体未发现异常，左上肢仍轻度肿胀，苔白，脉沉细，上方去天冬，瓜蒌，加怀山药 20g，原方白术改 20g，继续每周 6 剂内服。

三诊：2005 年 5 月 15 日。

患者白细胞总数升至 5.0×10^9/L，汗出，腰痛大减，纳差，二便调，心前区痛止，当地医院常规查体未发现异常，左上肢轻度肿胀，苔白，脉沉细。上方加砂仁 9g 以健脾醒胃，继续内服。

四诊：2006 年 6 月 21 日。

患者近来干咳，喑哑，腹部检查无异常。胸片示肺门部密度增高影，考虑陈旧性放射性肺炎，上方加百合 15g，木蝴蝶 12g，配合百令胶囊内服，改每周中药 3 剂服。

五诊：2008 年 5 月 20 日。

患者已经服中药 6 年，常规查体未发现异常，根据病情停药观察。

2014 年 6 月 10 日，患者陪女儿前来诊治乳腺增生病，顺便进行了查询病情。患者左乳腺癌经淋巴结转移术后 12 年，经中药治疗至今未见复发和转移，退休后忙于经商，一直保持良好的精神状态和工作状态。

◇**病例二**

刘某某，女，34 岁。

初诊：2009 年 9 月 4 日，右乳腺癌改良根治术后 4 个月。

患者术后病理示右乳腺浸润性导管癌，腋淋巴结转移（5/10），雌激素受体试验（－），术后放化疗已经结束。现乏力，失眠多梦，脱发，左乳腺增生病，乳腺肿瘤标志物正常。

辨证：气血两虚，肝肾亏虚证。

治则：益气健脾，滋养肝肾，清热解毒。

方药：
党参 30g	生黄芪 30g	茯苓 15g	白术 15g
甘草 6g	女贞子 15g	枸杞 15g	白花蛇舌草 30g
半枝莲 15g	蒲公英 30g	天葵子 12g	山慈姑 9g
石见穿 15g	瓜蒌 15g	蜈蚣 1 条	全蝎 6g
天葵子 12g			

水煎服，每周 6 剂。

在服药期间，曾发生胃酸多，加乌贼骨 18g，浙贝母 9g；左乳腺组织增厚压痛，加鹿角霜 9g，生牡蛎 15g，海藻 15g，方药中去甘草。

三诊：2010 年 3 月 13 日。

近来咽痛口干，左乳胀痛，右胸上下部位压痛，未及结节，胸片无异常，月经已来量多，糖类抗原 CA125 为 110.80u/ml。脉沉细。

治则：益气健脾，调肝补肾，清热解毒。

方药：
生黄芪 30g	女贞子 15g	枸杞 15g	茯苓 15g
白术 15g	白花蛇舌草 30g	半枝莲 15g	蒲公英 30g

重楼 15g	夏枯草 15g	薏苡仁 15g	山慈姑 9g
天冬 15g	浙贝母 9g	石见穿 15g	瓜蒌 15g
蜈蚣 1 条	全蝎 6g	甘草 6g	

水煎服，每周 6 剂。

配合康赛迪胶囊 3 粒，每日 2 次。服药期间随乳腺癌术后辨证诊治加减。

三诊：2010 年 5 月 22 日。

患者体重增加，面色红润，食欲佳，糖类抗原 CA125 为 56.46u/ml，较前下降。苔白，脉沉细。上方加决明子 15g，生山楂 15g，水煎服。

四诊：2010 年 8 月 21 日。

嗳气，右上肢肿胀，右腋下触痛，淋巴结肿大，胸片未见异常，原放射性肺炎较前好转，糖类抗原 CA125 为 30.73u/ml，已正常。于上方加姜半夏 9g，泽兰 15g，水煎服。

五诊：2011 年 10 月 15 日。

因病情稳定，各项指标检查正常，上方改制丸剂，服 2 个月后停药观察。

2014 年 4 月 5 日随访，身体健康精神好，未见转移和复发。

（姜兆俊）

结节性甲状腺肿的辨治思路

结节性甲状腺肿，又称肿瘤样甲状腺肿、非毒性结节性甲状腺肿、胶样结节性甲状腺肿，因本病一般不呈功能上的改变，故无明显全身症状，所以又称非功能自主性结节性甲状腺肿，是各种甲状腺疾病中最常见的。常因甲状腺激素分泌不足，垂体分泌促甲状腺激素增多，在增多的促甲状激素长期刺激下导致甲状腺肿大和结节样变。女性多于男性，年龄越大发病率越高。具有 4%~7% 的恶变可能。本病属于中医学的"瘿病"范畴。

一、临床表现

较大的结节性甲状腺肿表现为甲状腺常见弥漫性肿大，质中，表面光滑，可触及结节，可随吞咽上下移动，有的结节在一侧腺体，也可在两侧腺体扪及多个结节；结节可以囊性变，如并发囊内出血，结节可突然增大，增大的结节一般在 2 个月内吸收而变小，少数可以完全吸收而形成小结节，常有钙化影像，有时被误诊为甲状腺癌。研究表明产生甲状腺激素过程中的碘化缺陷和甲状腺球蛋白的偶联是结节性甲状腺肿发生的中心环节。随着病程的发展，同位素闪烁照相可呈现高功能、正常功能、低功能区域，但出现甲状腺功能减少者少见。一般认为甲状腺功能多正常，有的可继发甲亢，但无突眼症状。结节性甲状腺肿癌变率非常小，但也有报告称，在对结节性甲状腺肿患者手术标本病理检查中发现 4%~17% 可以癌变，多数呈乳头状癌，其恶性程度很低。

二、辨证论治

甲状腺腺瘤，多发于 40 岁以下，甲状腺功能活动期；结节性甲状腺肿，多发于年龄高者，两者发病均女性多于男性。本病多因情志抑郁、肝失疏泄或忧思郁怒，肝木侮土，脾失健运，痰湿内生，气滞、血瘀、痰湿结于颈部而成；又因发病患者年龄多高，发病时间长，以致病久耗气伤阴，因此在治法中适当加补气养阴药治疗，可提高治疗效果。如患者无甲亢症状，配合小剂量优甲乐或甲状腺片治疗，比单服中药效果好。

治则：补气养阴，疏肝解郁，化痰散瘀，软坚散结。

方药：经验方。

昆布 30g，海藻 20g，生牡蛎（先煎）20g，生黄芪 30g，夏枯草 20g，白术 15g，三棱 15g，莪术 15g，玄参 15g，浙贝母 9g，全蝎 9g，僵蚕 9g，山慈姑 9g，生蒲黄 9g，川芎 9g，三七粉（冲）3g，柴胡 9g，半夏 9g，香附 12g，山甲珠（先煎）6g，水蛭 6g，蜈蚣 1 条。水煎服或配水丸服。并配合服左旋甲状腺素（优甲乐）1/4 片，每日 1 次。

加减：甲亢者，上方去昆布、海藻、生牡蛎，加白芥子 9g，苏子 9g；心烦易怒者，加生山栀 9g，白芍 9g，玫瑰花 9g；失眠者，加炒酸枣仁 15g，夜交藤 12g；囊内突然出血肿大者，加花蕊石 9g，原方三七粉改 9g。

手术治疗：手术适应证，①结节超过 3~4cm，或压迫气管而引起临床症状者；②胸骨后甲状腺肿；③巨大甲状腺肿，影响工作生活者；④结节甲状腺肿继发有功能亢进者；⑤结节疑有恶变者；⑥影响美观者。

三、经验与体会

结节性甲状腺肿中药治疗有效，一般连续服药 2~3 个月后，大部分患者甲状腺结节变小，有的可以消散，结节内血流丰富者减弱。因本病术后复发率高，在密切观察下中药治疗是可取的。久病年老体弱者，多耗伤气阴，适当应用扶正养阴药，如生黄芪、玄参可提高疗效；结节内血流丰富者，加生蒲黄、川芎，经初步观察可减弱血流；中药汤剂内昆布、海藻、生牡蛎含碘化物，经国内专家研究证实，配合甲状腺激素（甲状腺片或优甲乐）治疗可明显提高疗效。一旦发现手术指征者，应立即手术治疗。

（姜兆俊）

甲状腺腺瘤的辨治思路

甲状腺腺瘤是常见的良性肿瘤，好发于甲状腺功能活动期，常发生在 40 岁以下，以 20~40 岁最多见，男女比例为 1 : 5~6，其恶变率约 10%，约有 20% 伴发甲亢，称为毒性甲状腺腺瘤，或高功能甲状腺腺瘤。西医认为本病是甲状腺内残存的胚胎细胞发育形成的，其发生与情绪变化、碘缺乏、放射线损伤、服用抗甲状腺药物等因素有关。病理上切面因组织结构不同而呈黄白色或黄褐色，瘤体可发生坏死、纤维化、钙化或囊性变。甲状腺囊伴有较完整的包膜，临床可分为滤泡状腺瘤、乳头状腺瘤和不典型腺瘤。

一、病因病机

中医学称本病为"肉瘿"，最早在《三因极一病证方论》一书中有记载："皮色不变者，名肉瘿"。以后很多书籍中虽载有肉瘿病名，但在病因病机、症状诊断上没有论述，直至《医宗金鉴·外科心法要诀》才对本病病因病机作了阐述，认为"脾主肌肉，郁结伤脾，肌肉浇薄，土气不行，逆于肉理，致生肉瘿"。由此说明本病病因病机为情志内伤，肝郁气滞，则血瘀；木郁克土，脾失健运，则痰湿内生，气滞、痰湿、血瘀结于颈前，故发本病。目前西医治疗多主张做患侧腺叶切除术，不宜行腺瘤摘除术，其原因是临床上甲状腺腺瘤和某些甲状腺癌，特别早期甲状腺癌，难以区别。另外甲状腺腺瘤常对发，临床上往往摘除能查到的较大的腺瘤，而遗留小的腺瘤，日后造成复发。中医对本病治疗是针对病因病机和证候进行辨证论治，约半数以上病例可治愈，避免手术之苦，所以说本病是中医治疗的优势病种。

二、临床表现

本病病程缓慢，多数月或数年，因颈前稍有不适而发现，或无任何症状而在查体时被发现颈前肿块。肿块多单发，圆形或椭圆形，表面光滑，边界清楚，质地韧实，与周围组织无粘连，无压痛，可随吞咽动作上下移动。肿块直径一般在数厘米，巨大者少见，巨大肿块可产生邻近器官受压征象，但不侵犯这些器官。有少数肿块因腺瘤内出血而突然增大胀痛，有些会逐渐吸收而缩小，有些可发生囊性变。本病病史较长，往往因钙化而使瘤体坚硬。有些可发展为功能自主性腺瘤，而引起甲状腺功能亢进。

本病甲状腺功能检查正常，同位素扫描多为温结节或热结节；呈冷结节者，恶性危险性增高，约 10%~15% 可能为恶性，囊性变及出血、钙化者可呈冷结节。颈部 X 线正侧位片，瘤体大者，可见气管受压或移位，部分瘤体可见钙化影像。甲状腺 B 超检查多见结节单发，形态规整，界线清楚，有完整包膜。甲状腺淋巴管造影显示网状结构中有圆形充盈缺损，边缘规则，周围淋巴结显影完整。如肿瘤近期迅速增大，活动受限或固定，出现声音嘶哑，呼吸困难等压迫症状，肿瘤硬实，表面高低不平，颈淋巴结肿大，CT 强化检查见沙粒样密集钙化，应考虑恶变可能，及时行手术治疗。

三、辨证论治

本病气滞血瘀痰凝型多见，肝郁脾虚型少见。

1. 气滞血瘀痰凝型

证候：颈前肿块韧实，单发或多发，随吞咽上下移动，伴性情急躁，胸闷不适，舌淡红，苔薄腻，脉弦滑。

治则：理气活血，化痰软坚。

方药：自拟消瘿汤。

海藻 15~30g，昆布 15~30g，生牡蛎 30g，夏枯草 15g，赤芍 15g，黄药子 9g，川芎 10g，三棱 10g，莪术 10g，香附 10g，白术 10g，清半夏 10g，山慈姑 6g，浙贝母 10g。

方解：方中海藻、昆布、生牡蛎、夏枯草、黄药子、山慈姑、浙贝母化痰软坚，散结消瘿，且海藻、昆布含有碘化合物，可促进病理产物和渗出之物吸收；柴胡、川芎、赤芍、三棱、莪术、香附理气开郁，活血化瘀，可使气血调和，气滞血瘀消散；白术健脾，使脾失健运而恢复正常，以绝生痰之源；再加半夏燥湿祛痰，使痰湿凝结消散。合而用之，共有理气活血、化痰软坚之功。对证实体壮肿块较硬者，可配服散结片、四虫片（本院固定方），或平消片、小金丸等。

加减：急躁易怒者，加山栀子 6g，郁金 10g；憋气者，加苏子 10g；咽干者，加玄参 10g；肿块因出血而突然增大而胀痛者，加三七粉 3g；肿块较硬者，加山甲珠 10g；有肝病者，去黄药子。

2. 肝郁脾虚型

证候：肿块质地柔软，精神抑郁，胸闷，腹胀纳差，便溏，月经不调，舌淡红，苔薄白，脉弦细。

方药：自拟消瘿汤原方白术改 20g，加太子参 15g，枳壳 10g，郁金 10g，砂仁 6g，玫瑰花 10g。

四、经验与体会

《诸病源候论》中曰："瘿者由忧恚气结所生"，《医宗金鉴·外科心法要诀》认为肝郁气结伤脾，脾失健运，逆于颈前，致生肉瘿，故用理气活血、化痰软坚之法。方中昆布、海藻、黄药子、夏枯草为治瘿要药。并发甲亢者，勿用含碘的昆布、海藻，以防碘化合物的增加而加重病情。黄药子对缺碘性甲状腺腺瘤效果好，临证用量 4.5~9g 为宜，如用量偏大，服药时间较长，可对肝脏造成损害。总之凡治瘿病，必须从肝脾入手，郁结者疏，脾虚者健，亢者平，痰者清，瘀者化。

（姜兆俊）

桥本甲状腺炎的辨治思路

桥本甲状腺炎，又称慢性淋巴细胞性甲状腺炎、淋巴性甲状腺炎。本病因 1912 年日本九州大学桥本策医师首先报道而得名，为自身免疫性疾病。其病因是遗传因素、环境因素、精神因素等作用的结果，常在同一家族几代人中发生，为多因素遗传。本病多发于 30~50 岁女性，男女比例为 1：10~20，癌变率 3%~23%，有人认为本病为甲状腺癌的癌前病变。

一、病因病机

本病在中医学中属"瘿病"的范畴。其病因病机为先天禀赋不足，后天感受外邪，饮食不当，操劳过度，情志不畅，致肝失调和，肝气郁结，郁久化热，气滞血瘀，脾失健运，痰湿内生，使气滞、血瘀、痰湿、热邪结于颈前而成。在病程发展中，因肝郁伤脾，则表现为肝郁脾虚证；因化热伤阴，则表现为阴虚内热或肝阳上亢证；若病情迁延不愈，阴损及阳，则表现为脾肾阳虚证。

二、临床表现

本病大多数患者临床症状不明显，好发于中年妇女（90% 以上发生于女性），典型的临床表现为甲状腺弥漫性轻度或中度肿大，或多结节性甲状腺肿大，少数可超过Ⅲ度肿大，多见于老年女性，不痛或轻度疼痛，甲状腺质地韧如橡皮。部分患者早期可出现一过性甲状腺功能亢进，称桥本甲亢，一般数周或数月内自行消失，无须抗甲状腺药物治疗。随着甲状腺组织逐渐破坏，多数患者最终表现甲状腺功能减退（甲减）症状。实验室检查绝大多数患者血中甲状腺球蛋白抗体（TGAb）及甲状腺过氧化物酶抗体（TPOAb）滴度明显升高，血沉增速，尤其是 TPOAb 对本病诊断最有价值。早期可短时出现 TSH 下降或 FT_3、FT_4 轻度升高，晚期 TSH 升高，FT_3、FT_4 下降。

三、辨证论治

治则：疏肝解郁，补气养阴，清热消瘿。

方药：柴胡 9g，香附 9g，生黄芪 30g，白术 15g，夏枯草 18g，雷公藤（先煎）9g，玄参 15g，板蓝根 30g，重楼 15g，虎杖 15g，生甘草 6g。水煎服，日 1 剂。

方解：柴胡、香附疏肝解郁；生黄芪、白术补气健脾；夏枯草、雷公藤、板蓝根、玄参、重楼、虎杖清热消瘿；生甘草调和诸药。

加减：

1. 肝郁脾虚证：症见腺体厚重堵塞感，胸胁脘闷，腹胀善太息，大便溏。加郁金、白芍、半夏、茯苓。

2. 阴虚内热证：口干咽燥，五心烦热，烘热汗出。加生地、麦冬、知母、黄柏、鳖甲、丹皮。

3. 肝阳上亢证：烦躁易怒，消渴善饥，畏热多汗，乏力。加生石膏、知母、白芥子（祛痰散结，药理研究内含硫基化合物，有抗甲状腺作用）。

4. 脾肾阳虚证：形寒肢冷，面色㿠白，神疲懒言，倦怠嗜睡，四肢浮肿，腰膝酸软，性欲减退，女子月经不调。加淫羊藿、仙茅、鹿角霜、肉桂、菟丝子、肉苁蓉、茯苓、猪苓，去玄参。

6. 气滞血瘀痰凝证：甲状腺质地呈韧性感，结节大小多少不等，中度质硬。加僵蚕、山甲珠、蜈蚣、山慈姑、浙贝母。

四、经验与体会

本病病因至今尚未完全阐明，但目前已被公认为是一种器官特异性自身免疫性疾病。近年来随着临床诊断技术的提高，本病发病率逐渐上升。目前临床上辨证分型，以基本方为主随证加减，单味药物、中西医结合、外治药物等治疗，均取得一定疗效，但无统一标准的治疗方法。

笔者经多年临床观察，认为本病初期多虚实夹杂，晚期多脾肾阳虚，以基本方为主随证加减治疗取得较好疗效。方药中板蓝根、重楼、虎杖清热解毒，并具有显著的抗病毒作用（动物实验证明病毒感染是本病外界因素之一），对降低 TGAb 和 TPOAb 有一定作用；雷公藤具有免疫抑制和调节作用，可抑制两个抗体的产生，但因此药有毒，方药中应加补气健脾药，以减少副作用，应间断用药，以免肝肾功能损伤。昆明山海棠片、雷公藤多苷片、散结片临床观察也有降低抗体功能。据报道四七汤（半夏、茯苓、紫苏、陈皮、生姜、大枣）能改善本病症状，缩小甲状腺体积，降低甲状腺自身抗体，抑制甲状腺功能。药理研究证实，紫苏、茯苓、陈皮具有调节机体免疫功能，这可能是降低甲状腺自身抗体的主要原因，而高滴度抗体的存在表示异常免疫活动仍在进行。本方理气化痰散结，适用于本病的气滞痰凝型。

本病确诊后，有临床型或亚临床型甲减者，给予甲状腺激素治疗，老年人有慢性心功能不全者，酌情减量。近年来有证据证明，本病引起甲减可以是暂时的，有10%~20%的甲减，使用甲状腺激素治疗，甲状腺功能自发恢复。本病一般不行手术治疗，如甲状腺肿大有压迫症状、结节不能排除甲状腺癌者，纤维性甲状腺炎，本病重度甲亢药物治疗无效者，均应手术治疗。

（姜兆俊）

临 床 案 例

外科急性感染 112 例临床治疗的探讨

外科急性感染，属于祖国医学"疮疡"阳证的范围。我院外科自 1970 年 11 月至 1983 年 2 月，共收治外科急性感染 112 例，取得全部治愈的效果。现报告如下。

一、临床资料

1. 性别　112 例中，男性 66 例，女性 46 例。

2. 年龄　发病最小年龄 4 岁，最大年龄 83 岁，其中 12 岁以下者 18 例，13～20 岁 18 例，21～30 岁 15 例，31～40 岁 22 例，41～50 岁 13 例，51 岁以上者 26 例。

3. 职业　职工 43 例，农民 27 例，学生 22 例，工人 9 例，儿童 4 例，其他 7 例。

4. 病程　1～10 天 47 例，11～20 天 33 例，21 天以上者 32 例。

5. 临床表现　112 例中，局部红肿热痛者 41 例，占 36.61%；肿硬热痛者 71 例，占 63.39%；发热者 85 例（37.1℃～38℃ 38 例，38.1℃～39℃ 37 例，39.1℃以上者 10 例），占 75.89%，其中发热恶寒者 12 例，占发热人数 14.12%。部分患者兼有口渴、纳差，倦怠无力等。

6. 临床诊断　112 例中，体表深部脓肿 23 例，髂凹脓肿 13 例，痈 19 例，丹毒 21 例，手部感染 9 例，急性乳腺炎 7 例，急性蜂窝织炎 5 例，急性淋巴结炎 8 例，其他急性化脓性感染疾病 12 例。

7. 病程分期　瘀热期 32 例，脓成期 80 例。

8. 实验室检查

（1）白细胞总数　112 例中，化验检查 103 例，其中 $10000/mm^3$ 以下者 39 例，$11000～15000/mm^3$ 32 例，$16000～20000/mm^3$ 12 例，$21000～30000/mm^3$ 以上者 20 例。

（2）脓液细菌培养　112 例中，脓液细菌培养 34 例，其中金黄色葡萄球菌 26

例，副大肠杆菌 2 例，绿脓杆菌 1 例，白色葡萄球菌 1 例，产碱杆菌 2 例，溶血性链球菌 1 例，无细菌生长 1 例。

（3）尿糖化验　112 例中，6 例尿糖化验阳性。

二、临床治疗

1. 辨证论治

（1）瘀热期　多为初期急性炎症浸润阶段，或慢性炎症急性发作者。

病机特点：气血瘀滞，郁久化热。

证候：肿硬（或红肿）热痛，发热恶寒，口渴，苔黄，脉滑弦数。

治则：清热解毒，和营消肿。

方药：内服五味消毒饮加减。

金银花、蒲公英各 30g，紫花地丁、板蓝根、赤芍、连翘各 15g，黄芩、川芎各 10g，生甘草 6g。

加减：发生于头面、上肢者，加野菊花；发生于下肢者，加牛膝、黄柏；发生于肝胆经部位者，加柴胡、龙胆草，兼有肿块者，加夏枯草；发生于膀胱经部位者，加羌活少量；乳房部肿胀热痛者，加瓜蒌、漏芦、青皮；皮肤红赤灼痛者，加生地、丹皮；高热不退者，加大青叶、黄连；口渴者，加天花粉、知母；便秘者，加生大黄。

（2）脓成期　为脓肿形成阶段。

病机特点：热毒炽盛，肉腐成脓。

证候：焮热肿痛，按之应指，或深部感染穿刺有脓，或脓肿切开引流初期，伴身热，苔黄，脉洪数。

治则：清热解毒，排脓消肿。

方药：内服清热排脓汤。

金银花、蒲公英各 30g，连翘、天花粉、败酱草各 15g，当归、赤芍、白芷各 10g，生甘草 6g。

加减：面部鼻唇附近的疖、痈，或较小的痈，已多脓头分布者，可不用切开引流，加山甲珠、皂角刺透托排脓；穿刺抽脓证实，脓腔较深，脓液较少，炎症尚未局限者，加黄连、黄芩、紫花地丁、川芎，可促使脓液的吸收消散。

（3）溃后期 为溃后末期阶段。

病机特点：①患部脓毒外泄，腐肉已脱，新生肉芽开始生长，疮口日渐缩小而趋向愈合，不用内服药物即可痊愈。②气血两虚而余毒未净者，宜补益气血，清解余毒。方药选用内服四妙汤加味，生黄芪、金银花各 30g，当归、党参、天花粉各 15g，陈皮 9g，生甘草 6g。

2. 白花丹参注射液静脉滴注

用白花丹参注射液 10ml（含生药 20g），加入 5% 葡萄糖溶液 500ml 内静脉点滴，每日 1 次，15 次为 1 个疗程。本法具有活血化瘀、解毒消肿作用，适用于复发性丹毒急性炎症控制后，患部遗留暗红肿胀者。

3. 抗生素应用

本组 112 例中，半数病人短期配合抗生素治疗。多数为全身中毒症状明显，体温在 38.5℃～39℃以上，白细胞总数在 15000～20000/mm^3 以上者。

4. 外治法

（1）大青膏（本院制剂）外敷患处，每日 1 次。适用于外科感染瘀热期。

（2）芒硝 100～200g，放纱布内包好，洒以少量温水使之潮湿，外敷患处，硬结成块时再换。适用于外科感染瘀热期，或急性乳腺炎乳汁过多积乳胀痛以及需要停乳者。

5. 脓肿切开引流术

急性化脓性感染已局限化，有明显波动感（但手部感染，不能等待波动的出现），或深部感染经穿刺有脓者。在局部麻醉或全身麻醉下，遵循切开引流原则，行脓肿切开引流术。本组 112 例中，脓肿形成者 80 例，其中 60 例行切开引流术，占 75%。

6. 疮口换药

溃疡初期，脓多而炎症显著者，用解毒洗药煎汤熏洗后，敷贴大黄油纱布，也可选用有效抗生素溶液湿敷换药；坏死组织较多而痛者，用全蝎膏换药；脓腐难脱者，可撒布少许九一丹、九黄丹。溃疡后期腐肉已脱脓水将尽，新生肉芽组织生长或生长迟缓者，用生肌玉红膏换药，或撒布少许生肌散。（以上中成药均为本院制剂）

7. 糖尿病患者，配合降糖药物治疗。

三、治疗效果

本组 112 例全部治愈，治愈率 100%，无 1 例死亡或扩散成为全身化脓性感染。

平均住院天数为 21.46 天。其中经治疗消散治愈者 38 例（内有脓液吸收治愈者 6 例），切开排脓治愈者 60 例，药物透托排脓治愈者 14 例。

四、讨论

1. 关于清热解毒法的应用

外科急性感染在发病过程中，由于风寒暑湿燥邪皆能化热、化火，所以外科感染以"热毒"、"火毒"致病者最为多见，故《医宗金鉴》中曰："痈疽原是火毒生"。从经络阻塞，气血凝滞，郁久化热，热盛肉腐成脓的病机演变规律归纳，外科感染可列为痛、肿、热、红、脓五个基本证候。根据证候，以八纲辨证分析，多属阳、热、实证。有的热象早期虽然不明显，但往往很快化热，故要把清热解毒之药用在病理化热之前，以求治热于化热之先。

因此本组病例在整个治疗过程中，始终以清热解毒法治疗为主，如五味消毒饮，清热排脓汤中的金银花、蒲公英、紫花地丁、连翘、板蓝根、黄芩、败酱草等。实验证明，这些药物均有明显的解热、抗菌、消炎之效，对金黄色葡萄球菌、溶血性链球菌、大肠杆菌及绿脓杆菌等，有较强的抗菌、抑菌和提高机体免疫力等作用，从而取得瘀热期 32 例全部吸收消散和脓成期 6 例吸收消散的显著效果。可见，清热解毒法是治疗外科急性感染的主要治法，在整个治疗过程中始终占有重要地位。

2. 关于活血化瘀法的应用

外科感染瘀热期，经络阻塞，气血凝滞，郁久化热是主要病机。在治法上除用清热解毒法为主外，还必须佐以活血化瘀药，从而使热毒清解，经络疏通，凝滞消散而恢复正常。因此瘀热期应用活血化瘀药：①可防止病变继续向郁久化热演变发展；②可防止炎性肿块增大，促使炎症局限和吸收；③防止病变发展形成脓肿。溃后应用可使患部气血运行复常，肌肉生长，疮口早日愈合。故《医宗金鉴》中曰："疮疡已成而不去，或硬或赤，或硬而无脓，或破而不敛，总宜调和营卫，再以去毒行滞。"

经临床观察及实验室研究证明，丹参、赤芍、川芎、当归等活血化瘀药，能使炎症减轻，病灶局限，减少渗出，促进炎性肿块消散，调节机体免疫功能等。其与清热解毒药同用，则有加强抑菌和解毒方面的作用。因此清热解毒法、活血化瘀法，是外科感染瘀热期的主要治法，两者相辅相成，并用可更好地发挥治疗作用。

3. 关于托法的应用

实践证明，脓肿一旦形成，立即行切开引流，内服清热排脓汤治疗，多数病例在1~2天内体温降至正常，2~5天后白细胞总数降至正常范围。由此可见，内治以清热解毒、排脓消肿，外治以切开排脓，毒随脓泄，是治疗外科急性感染脓成期最有效的治疗方法。此法与应用透脓散的透脓托毒作用对比，病程短，痛苦小，损害组织少，引流通畅，并能有效地控制感染和防止并发症发生。

但透托法并非抛弃，在某些特殊情况下，可内服清热排脓汤，加山甲珠、皂角刺透托排脓，不用切开引流即可奏效，如：①面部鼻唇附近的疖、痈；②较小的痈，已多脓头破溃；③表浅脓肿，炎症范围广泛者。这样既可防止因切开过早而致毒邪扩散，又能发挥中医外科内服药透托排脓治愈的特长。本组脓成期80例，行切开排脓，内服清热排脓汤治愈者60例，此为脓成期之治疗常规；内服药物透托排脓治愈者14例，此为特殊情况下脓肿的治疗方法。两者各有特长，应根据病情分别选用。

清热排脓汤除有清热解毒、排脓消肿、活血祛瘀的作用外，还有吸收消散脓肿的功效。本组脓成期病例中，有6例经穿刺抽脓证实，脓腔较深、脓液较少、炎症浸润广泛，经清热排脓汤加味治疗，脓液吸收消散而愈。其内消之理，是根据气血凝滞，郁久化热，热盛则肉腐成脓的病机，在原方基础上加黄连、黄芩、紫花地丁、川芎等消散药物，使清热解毒、活血消肿为主的作用加强，消肿排脓的天花粉、败酱草、白芷成为辅助药，以加强主药的治疗作用，从而使患部热毒减轻，炎症局限，血脉调和，坏死组织逐渐吸收而愈。因此托法的作用不仅能托毒于外，且能将某些初期阶段的脓肿吸收消散。这种治疗方法在脓成期的成功应用，充实了托法的内容，扩大了消法的应用范围，提高了临床治疗效果。

4. 对"汗之则疮已"的看法

在传统的中医外科消法中，常用解表法中的荆防败毒散、银翘散治疗发热轻恶寒重或发热重恶寒轻的表证肿疡，以达"汗之则疮已"的目的。实践证明，外科急性感染之发热恶寒，并非风寒、风热侵入肌表而引起，多为热毒壅盛，正盛邪实，正邪相搏剧烈所致，常以热、瘀、脓三证表现为主，以清热解毒法治疗为宜。本组病例中，有明显发热恶寒症状者12例，体温在38℃~39℃之间，白细胞总数多在15000~20000/mm^{3}以上，多伴有口渴，苔黄，脉数等热证，均以清热解毒法为主治愈。如采用辛温解表法治疗，非但不能奏效，反而致病情加剧，甚至发生"汗出则痉"之弊；如用辛凉解表法治疗，虽不能导致病情加剧，但其疗效远不及清热解毒法。因此，外科急性感染之发热恶寒证，用清热解毒法治疗为宜。

5. 关于外治法的应用

外治法在治疗外科急性感染中占有重要地位，具有独特的治疗作用。在临床运用中也要辨证论治，如瘀热期外敷大青膏，借局部经络疏通，有效地发挥药物的清热解毒、燥湿祛瘀、消肿止痛的作用，使患部热毒壅聚消散，气血凝滞疏通而恢复正常；溃疡初期，祛腐为主要治法，只有腐祛才能肌生。《千金翼方》中已有论述："夫痈坏后，有恶肉者，当以猪蹄汤洗去秽，次敷食（蚀）肉膏散；恶肉尽，乃敷生肉膏散，及摩四边，令善肉速生……"《医宗金鉴·外科心法要诀》中指出："腐肉者坏肉也，诸书云，腐肉不去则新肉不生。"这充分说明历代医家对疮口"腐去肌生"的认识是非常深刻的。

我院外科用解毒洗药煎汤熏洗或浸浴疮口，有清热解毒、祛腐排脓、促进疮口愈合的显著作用。经抑菌试验证明，其对金黄色葡萄球菌有较好的抑菌作用。坏死组织较多者，可用全蝎膏、九一丹、九黄丹拔脓祛腐，有利于新生肉芽组织生长。大黄油纱布，有解毒燥湿、祛腐排脓的作用，是治疗疮口脓多，炎症明显的有效药物。经抑菌试验，证明其对金黄色葡萄球菌、白色葡萄球菌、绿脓杆菌有明显的抑菌作用。溃疡后期，生肌为主要治法，可用生肌散、生肌玉红膏油纱，促进生长迟缓的肉芽组织生长，加速疮口早日愈合。如疮口腐尽毒去，新生肉芽组织鲜红，不用生肌收口药，也可很快愈合，故所谓"毒尽则肌自生也"。

（姜兆俊）

姜兆俊治疗多发性疖验案一则

王某某，男，27 岁。

初诊：1996 年 6 月 14 日。

患者头面、项后遍发疖肿，反复发作 4 年余。头面、项后散在多个疖肿，红肿热痛，部分可见脓头，均未溃破，颌下、耳后淋巴结肿大，发热，口渴，平素大便易干结，小便黄；舌质红，苔薄稍黄燥，脉弦滑。

辨证：湿热蕴结证。

治则：清热利湿，祛风解毒消肿。

方药：防风通圣散加减。

防风 9g	荆芥 9g	栀子 9g	赤芍 9g
生大黄 9g	天花粉 9g	黄芩 9g	白术 9g
滑石 9g	连翘 9g	当归 9g	金银花 30g
白芷 6g	皂角刺 6g		

水煎服，日 1 剂。

配合马菊洗方（马齿苋 30g，野菊花 30g，生甘草 10g）外洗，紫金锭外涂。

二诊：服药 6 日后，疖肿红热疼痛基本消失，色淡红，大便正常。上方生大黄改 6g，加山甲珠、玄参各 9g。

三诊：服药 12 剂后，疖肿基本消退，偶尔大便稀，每日 1 次。内热已除，上方去生大黄，加麦冬 9g。

四诊：再服 12 剂，其后单纯用马菊洗方外洗，1 月余获愈。

解析：防风通圣散为治疗表里俱实的方剂。此案已无寒热，表证不明显，故去麻黄、薄荷之发表药，以免发散太过；入天花粉、白芷、皂角刺以消肿散结排脓。由于本病顽固，极易复发，虽经药物治疗后，皮损不再新发，愈后仍须外用药洗方治疗，以巩固疗效。

（姜兆俊）

复方白芷洗药治疗乳头皲裂 16 例

几年来，笔者用自拟复方白芷洗药治疗乳头皲裂 16 例，获得全部治愈的效果。现报告如下。

一、临床资料

1. 一般资料　均发于哺乳期，继发急性乳腺炎。

（1）年龄　25～26 岁 12 例，27～29 岁 4 例。

（2）病程　6～10 天 10 例，11～20 天 6 例。

2. 治疗结果　16 例全部治愈，平均治愈时间为 4.6 天。

二、方药及用法

1. 方药　白芷 15g，蒲公英、苦参、硼砂、生甘草各 9g。

2. 用法　上药加水煎汤，乘温热用无菌纱布蘸洗患部，每次 15～20 分钟，如药液变凉，可再加温，每日 1 剂，每日 2 次。

三、讨论与体会

笔者在前人治疗经验基础上，针对病情，自拟复方白芷洗药治疗乳头皲裂，确有疗效。

方中白芷解毒消肿，祛风止痛，除湿排脓；蒲公英、生甘草清热解毒；苦参清热燥湿；硼砂清热解毒，防腐敛疮。诸药同用，有清热解毒，消肿止痛，燥湿收敛作用。其作用原理是借药物温热的刺激，使气血得疏，瘀滞得通，毒气得解，腐肉得脱，疼痛得减，裂口较快愈合。一般治疗三四天即可痊愈。本组病例均继发乳腺炎，在内治乳腺炎的同时，外用复方白芷洗药可治愈此病，对防止乳腺炎愈后复发极为重要。

（姜兆俊）

哺乳期急性乳腺炎 80 例临床总结

急性乳腺炎，中医学称之为"乳痈"，是外科常见的急性化脓性疾患。笔者以辨证分型论治为主治疗，痊愈率达 90%，有效率达 96.25%。现将 1974 年至 1986 年 3 月有病历观察的哺乳期急性乳腺炎 80 例总结如下。

一、临床资料

1. 年龄　24~30 岁 74 例，31~35 岁 6 例。

2. 病程　1~10 天 45 例，11~20 天 22 例，21 天以上者 13 例。

3. 分娩后发病时间　10 天内 7 例，1~20 天 26 例，21~30 天 11 例，31~60 天 27 例，61 天以上者 9 例。

4. 发病诱因　情志郁怒 44 例，乳头皲裂 16 例，乳头内陷 7 例，多乳积滞 7 例，挤压 3 例，乳头过小 1 例，诱因不明 2 例。

5. 发病乳房　左侧乳房 35 例，右侧乳房 41 例，双侧乳房发病者 4 例。

6. 脓肿形成时间　平均 15.4 天。

7. 主要症状与体征　红肿热痛者 45 例；肿块或肿胀热痛者 35 例；同侧腋窝淋巴结肿大者 40 例；发热者 38 例，其中发热恶寒者 12 例；口渴、纳差者 35 例；头痛者 6 例。

8. 实验室检查　80 例中，白细胞总数检查 44 例，其中 $10000/mm^3$ 以下者 18 例，$11000 \sim 20000/mm^3$ 者 23 例，$21000/mm^3$ 以上者 3 例。

9. 病程分期　郁滞期 27 例，化热期 14 例，脓成期 31 例，溃后期 8 例。

二、临床治疗

（一）内治疗法

1. 郁滞期

证候：患乳胀痛，排乳不畅，多有肿块，压痛，微热，皮色正常或微红，全身症状不明显，舌苔白，脉弦或弦而微数。

治则：疏肝解郁，通乳和营，解毒消肿。

方药：乳腺炎汤 1 号。

蒲公英、瓜蒌、赤芍各 30g，金银花 15g，柴胡、青陈皮、漏芦、广郁金、夏枯草各 9g，丝瓜络、生甘草各 6g。

加减：乳汁郁滞明显者，酌加山甲珠、王不留行通络下乳；乳汁过多而积滞者，通络下乳药与回乳的生麦芽、生山楂并用，各取其长，相得益彰；肿块较硬者，加鹿角、天葵子消肿散结。

2. 化热期

证候：患乳红肿热痛，排乳不畅，同侧腋窝淋巴结多肿大触痛，伴发热恶寒，口渴，纳差，舌苔黄，脉弦数。

治则：清热解毒，通乳消肿，疏肝清胃。

方药：乳腺炎汤 2 号。

蒲公英、金银花、瓜蒌各 30g，赤芍、柴胡、黄芩、连翘、大青叶各 15g，苦参、青陈皮、生山栀、漏芦各 9 克，生甘草 6g。

加减：红肿热痛明显者，加犀黄丸（《外科证治全生集》）1.5～3g，冲服，每日 2 次，以清热解毒，活血定痛；高热者，原方柴胡加倍用量，另加安宫牛黄丸（《温病条辨》）1 丸，冲服，每日 2 次，以泻火解毒退热；口渴者，加天花粉，以清热生津，消瘀散结。

3. 脓成期

证候：患部高肿，灼热红亮，按之有波动感，或局部漫肿，发热，压痛明显，穿刺抽吸有脓，跳痛，伴身热，苔黄，脉洪数。

治则：清热解毒，排脓消肿。

方药：乳腺炎汤 3 号。

蒲公英、金银花各 30g，连翘、天花粉、败酱草、瓜蒌各 15g，柴胡、黄芩各 12g，白芷、陈皮、赤芍各 9g，生甘草 6g。

加减：气虚者，加生黄芪益气托毒；脓肿较小，炎症局限者，加生小蓟消肿化毒，可使脓液吸收消散。

4. 溃后期

（1）正虚余毒未尽型

证候：溃后红肿热痛减轻，或仅有轻度肿硬热痛，脓黄白而稠，体倦，热退或轻度发热，苔微黄，脉细弦微数。

治则：扶正清热解毒。

方药：乳腺炎汤 4 号。

蒲公英、金银花各 30g，生黄芪、天花粉各 15g，当归、连翘各 12g，柴胡、黄芩、白芷、赤芍各 9g，生甘草 6g。

加减：伴有肿块者，加浙贝母清热散结；疮口溢乳者，加炒麦芽减少乳汁的分泌，原方生黄芪倍量，以补气生肌敛口。

（2）气血两虚型

证候：患部红肿热痛消失，惟脓稀，肉芽淡白，生长迟缓，体弱，面黄，纳差，舌淡苔白，脉细弱。

治则：补益气血。

方药：八珍汤加味。

党参、生黄芪各 30g，熟地、当归、金银花、蒲公英各 15g，茯苓、白术、白芍各 9g，川芎、陈皮、甘草各 6g。

若溃后脓出，寒热不退，肿痛不减，白细胞计数仍高者，多为脓腔引流不畅（切口过小或脓肿多房而仅切开一个），或感染其他乳腺小叶引起新的炎症、脓肿（传囊乳痈）。其治法可参照化热期、脓成期处理。

本组 80 例中，有 6 例配合抗生素治疗，多是全身中毒症状明显者。

（二）外治疗法

1. 郁滞期

金黄膏（《医宗金鉴》）（金黄散加 50% ~ 70% 凡士林调膏），外敷患处，每日换药 1 次。

2. 化热期

大青膏（大青叶 60g，乳香、没药、黄柏、生大黄、白矾、樟丹、黄连、铜绿、胆矾、芙蓉叶、五倍子各 30g。共研细末，加 50% ~ 70% 凡士林调膏），外敷患处，每日换药 1 次。也可用仙人掌 90g，白矾 10g，共捣烂外敷。如乳汁积滞胀痛明显者，用芒硝 200g，放纱布内包好，洒少量温水使之潮湿，外敷患处。

3. 脓成期

脓肿一经形成，药物治疗无效时，应行切开引流术。切开排脓后，填塞大黄油纱条（生大黄 300g，加水熬成浓汁，用凡士林调膏，再加纱布条或纱布方，经高压灭菌后备用）。

4. 溃后期

一般多用大黄油纱条（方）换药，使腐去毒尽，新生肉芽生长，创口愈合；如脓腐较多，脓腔较深者，可用大黄油纱条蘸少许牛黄散（牛黄、煅珍珠、麝香、冰片各0.3g，黄连 9g，煅石决明、制乳没、煅牡蛎、煅龙骨各 3g，熊胆、轻粉各 1.5g。共研极细末备用）换药。

三、疗效观察

1. 治疗效果

痊愈：全身症状消失，乳房炎症消退，或溃后创口愈合者72 例，占 90%。

好转：全身症状及乳房炎症减轻，或溃后脓腔缩小，创口变浅者5 例，占6.25%。

无效：经三次治疗，症状与体征无变化者 3 例，占 3.75%。

2. 疗程

痊愈的 72 例中，消散吸收治愈 42 例，其中郁滞期 27 例，化热期 13 例，脓成期 2 例，最短治愈为 1 天，最长治愈为 34 天，平均治愈为 9.1 天；溃后治愈 30 例，其中脓成期切开引流 27 例，来诊时自溃并切开者 3 例，最短治愈为 7 天，最长治愈为54 天，平均治愈为 17.3 天。

四、讨论与体会

1. 关于诊断和鉴别诊断

根据中医的论述，结合本组临床资料，概括本病诊断要点为：①哺乳期，病前有乳汁积滞现象。②患乳红肿热痛或肿胀热痛，肿块或有或无，排乳不畅；脓肿形成时，痛重，压痛明显，可有波动感；脓肿多单房的，也有多房的（传囊乳痈），少数病例可形成乳房后脓肿；同侧腋窝淋巴结常肿大。③全身可伴有发热、恶寒、口渴、纳差，舌苔多黄，脉弦或弦数、洪数等。④白细胞总数及中性粒细胞增高。

急性乳腺炎的鉴别诊断一般并不困难，但临床上有两种疾病要注意鉴别：

（1）炎性乳癌 一般多发生在妊娠期或哺乳期。患乳呈广泛浸润的韧性肿胀，病灶表面皮肤发热，紫红或暗红，呈橘皮样变。同侧腋窝淋巴结常早有转移性肿大。但患者全身炎症反应轻微或无，局部多无明显疼痛和压痛。诊断困难时，哺乳期患者先行停乳，再行活组织检查即可明确诊断。

（2）乳房结核 多发生于中年妇女。临床表现有炎症性变化，呈结节样，肿块时小时大，进展缓慢，痛轻，无高烧寒战。肿块溃破可排出稀薄脓液和干酪样物质，形成不易愈合的溃疡和窦道。脓液涂片可发现结核杆菌。本病多伴有其他结合病史。

2. 关于辨证论治

急性乳腺炎理想的治法，是治之于早，消散于无形。但消法最为细密，必须探其源，治其本，才有消散之望。

（1）郁滞期 证属肝气郁结，乳汁郁积，气血凝滞。只有疏肝解郁，疏通乳络，消除积乳，才能加速气血凝滞的消散。

（2）化热期 证属肝郁化火，胃热壅滞。临床表现为火热证候，故以清热解毒，通乳消肿为主，佐以疏肝清胃。清热解毒有利于通乳，通乳有利于清热解毒。实践证实，乳腺炎汤 2 号加犀黄丸内服，是治疗本病化热期较为理想的方药。

以上两期，既有区别，又有联系，又可相互转化。临证时要随机应变，效果才能显著。

（3）脓成期 证属热毒炽盛，肉腐成脓，内治以清托为主，外治"宜急开之"。内托外开可使患部内蓄之脓毒腐肉及时排出，防止毒邪扩散，促进肌肉生长，使其病情早愈。本组脓成期中，有 2 例用乳腺炎汤 3 号加生小蓟内服，使脓液吸收而消散。其作用机理，可能因生小蓟的消肿化毒而加强原方清热解毒作用，从而使局部热毒减轻，炎症局限，血脉调和，脓液和坏死组织吸收而愈。

（4）溃后期 一般正虚余毒未尽者多见，可适当治其正虚，但主要清解余毒。因本病属阳证、热证、实证。溃后虽见虚象，切忌过早或单纯应用补法，以防助邪之害。只有气血两虚明显而无热象时，方可应用补法。本组溃后期治愈 30 例，平均治愈为 17.3 天，其中正虚余毒未尽型 28 例，气血两虚型 2 例。故本病溃后期虚实两证并见者多，单纯虚证者少。

3. 关于脓肿切开引流时常见的失误

（1）脓肿切口过高，则引流不畅，形成脓袋，"所破之法应在下（在脓肿最低位）"（《刘涓子鬼遗方》），引流才会通畅。

（2）脓肿刚成，炎症浸润广泛时，勿切开引流，可继用中药内消，有时脓液会吸收消散而愈。如切开过早，往往仅有一个小脓腔，排出少量脓液，以后又会出现新脓腔，需多次切开引流方可。

（3）深部脓肿，波动感不明显，不能单凭波动感来辨别有脓或无脓。如患部肿痛加剧，身热持续不退，白细胞总数及中性粒细胞数明显增高时，应及时穿刺辨脓，若抽出脓液，即切开引流。

（4）切口勿过小，也不宜过大，以引流通畅为原则。如切口过小，则引流不畅，多需再次手术扩大引流；切口过大，损伤组织多，愈合瘢痕大。

（5）术中应将手指伸入脓腔，把脓肿的多房纤维隔膜轻轻分开，使成为单一的脓腔，引流才会通畅。在分开纤维隔膜时，如遇到较韧的索条组织，勿硬行分开，否则会容易分断乳腺导管形成乳瘘。

（姜兆俊）

以乳块消汤为主治疗乳腺增生病 33 例

乳腺增生病，是中青年妇女常见疾病，国内多数资料认为该病发病率占育龄妇女的 40%~50% 左右。笔者认为肝郁是导致本病的主要原因，治宜疏肝解郁，活血祛瘀，化痰散结。据此，以自拟乳块消汤为主治疗，效果满意，痊愈率达 42.4%，有效率达 54.6%。现将 1984 年至 1985 年初门诊观察的 33 例报告如下。

一、临床资料

（一）一般资料

1. 性别　均为女性。

2. 年龄　21~30 岁 10 例，31~40 岁 21 例，41~50 岁 2 例。

3. 职业　农民 15 例，工人 9 例，干部 4 例，教师 2 例，护士 2 例，学生 1 例。

4. 婚姻　已婚 30 例，未婚 3 例。

5. 病程　6 个月以内 19 例，7 个月至 1 年 6 例，2 年以上 8 例。

（二）主要症状和体征

1. 疼痛　乳房有疼痛 32 例，其中月经期前乳房疼痛或疼痛加重，月经过后痛减或消失 19 例，动怒则乳房疼痛 11 例；牵引肩背，胸胁疼痛 7 例。

2. 情志改变　有郁闷，急躁，易怒 22 例。

3. 月经异常　8 例。

4. 乳房肿块　均有肿块，肿块分块状、结节状、弥漫状、条索状、囊状等。其中一侧乳房肿块 13 例（左乳 9 例，右乳 4 例），双侧乳房肿块 20 例。月经期前乳房肿块增大变硬，月经过后肿块缩小而软 19 例。

5. 西医分型　乳腺小叶增生病 32 例，乳腺囊性增生病 1 例。（病理切片证实）

（三）治疗方法

1. 主要治疗

乳块消汤：瓜蒌、生牡蛎、夏枯草、昆布、海藻、丹参各 15g，柴胡、天冬、三棱、莪术、橘叶、橘核、半夏各9g。水煎两次分服。有疏肝解郁，活血祛瘀，化痰散结作用。

加减：月经期前乳房疼痛，肿块增大者，加淫羊藿12g；郁闷，胁痛，易怒者，加香附、郁金、木香各9g；急躁者，加生山栀9g；肿块较硬，疼痛明显者，原方生牡蛎、昆布、海藻倍量；乳房肥大下垂，体胖乏力者，加茯苓、白术各9g，黄芪15g；肢冷畏寒者，加鹿角霜12g。

2. 辅助治疗

散结片：柴胡、生牡蛎、猫爪草、玄参、香附、白芍、郁金、橘红、红花、川芎、黄芩、当归、昆布、海藻各2500g，丹参3750g，夏枯草5000g，土贝母、山慈姑1250g。上药共研细末，压片，每片0.3g。每次服8~10片，每日3次。有疏肝理气，活血祛瘀，软坚散结等作用。

（四）疗效观察

1. 治疗结果

痊愈：疼痛及增生肿块消失，14例，42.4%；

显效：疼痛明显减轻，增生肿块缩小半数以上，6例，占18.2%；

好转：疼痛减轻，增生肿块较前缩小，12例，占36.4%；

无效：疼痛及增生肿块无变化，1例，占3%。

2. 疗程

连续服药12天为1个疗程。服药1个疗程以内者10例，占30.3%；服药2个疗程以内者15例，占45.5%；服药3个疗程以内者4例，占12.1%；服药4个疗程以上者4例，占12.1%。

（五）随访观察

痊愈的14例中11例（含乳腺囊性增生病1例）进行了短期随访，只有1例乳腺小叶增生病复发，但症状较前为轻，经继服乳块消汤治愈。

二、讨论与体会

1. 对本病的认识

本病属于中医学"乳中结核"、"乳癖"的范畴。如《医宗金鉴·外科心法要诀》

中云："此证（乳中结核）乳房结核坚硬，小者如梅，大者如李……时时隐痛，皮色如常，由肝脾二经气郁结滞而成"。《疡科心得集·辨乳癖乳痰乳岩论》云："有乳中结核，形如丸卵，不疼痛，不发寒热，皮色不变，其核随喜怒为消长，此名乳癖。良由肝气不舒郁结而成"，并载薛立斋论："乳房属足阳明胃经，乳头属足厥阴肝经"。如郁怒伤肝，肝失调达，肝郁则气滞，气滞则血瘀；由于阳明多气多血，乳房易于气滞血瘀；肝气横逆，或思虑伤脾，则脾失健运，痰湿内生，故气滞、血瘀、痰凝互结为核，积于乳房而成。

本组 33 例中，伴有郁闷，急躁，易怒等情志改变者 22 例，动怒则乳房疼痛者 11 例；牵引胸胁疼痛等 7 例。由此看来，肝郁是导致本病发生的主要原因。本组发病 21～40 岁 31 例，其中月经异常者 8 例，症状、体征与月经周期密切有关者 19 例，可见本病发生与冲任失调亦有关系。

现代医学则认为，本病多发生在卵巢功能活跃期功能失调的妇女。其增生主要是卵巢孕激素（黄体素）水平低下，雌激素水平过高，而引起乳腺主质和间质不同程度的增生所致。

2. 关于诊断问题

根据其病理的表现不同，临床上常分为两种类型。

（1）乳腺小叶增生病 包括单纯性乳腺上皮增生症，乳痛症等。其特征是乳腺内肿块大小不恒定，形状不一，质韧，边界不清，与皮肤和肌层不粘连。多在月经期前乳房疼痛加重，肿块增大；月经过后，乳房疼痛减轻或痛止，肿块明显缩小。多伴有郁闷、急躁、易怒，动怒则症状加量，故有喜消怒长的特点。

（2）乳腺囊性增生病 又称囊肿性乳腺上皮增生症、慢性囊性乳房病等。其特征是乳腺内有单个或多个大小不一、圆形、质韧的囊肿，活动，边界不清；有的由乳头流出棕色或血性液体；疼痛不明显；有的和月经周期有关。由于本病有癌变可能，如肿块坚硬或由韧变硬，生长加快，应行病理切片检查，以防癌变。

3. 关于辨证论治

根据病因病机和证候，本病证属气滞、血瘀、痰凝。治宜疏肝解郁，活血祛瘀，化痰散结。三法相辅相成，既调理整体功能，又治疗局部病变。方中柴胡、青皮、橘叶疏肝解郁；生牡蛎、海藻、昆布、夏枯草、橘核、瓜蒌、半夏化痰软坚散结；丹参、三棱、莪术活血祛瘀。一般经过治疗肿块变软、缩小或消失。与月经周期有关者，加淫羊藿（其提取液有雄激素样作用），以补肾阳，治冲任虚损。总之本病的治疗原则是审因论治。在 14 例治愈病例中，10 例与月经周期变化有关，不仅临床症状及肿块消失，而且月经异常者也恢复正常，并有 1 例多年未孕而受孕。实践证明，乳块消汤加淫羊藿，除有以上作用外，还有调理冲任的作用。因此本病与月经周期变化有关者疗效高，与月经周期变化无关者疗效差。

（姜兆俊）

继发性男性乳房发育症5例

男性乳房发育症，相当于祖国医学的男子乳疬，发生在青春期和中老年。前者称原发性乳房发育症，后者称继发性乳房发育症。笔者辨证治疗继发性男性乳房发育症5例，3例治愈，2例好转。报告如下。

一、临床资料

本组病例5例，年龄最小者33岁，最大者71岁；病程最短者2个月，最长者9年；双侧乳房发病者3例，单侧乳房发病者2例；有肿块者4例，单纯弥漫性肿大者1例，触痛者4例；伴胸闷、抑郁、易怒等肝郁证者4例，兼腰膝酸软、口干咽燥等肾虚火旺证者1例；发病前服用泼尼松、己烯雌酚药物者各1例，有肝炎病史者1例。痊愈病例3例，疗程最短者15天，最长者90天，平均治愈期55天。

二、治疗方法

1. 主要治疗

乳疬汤：柴胡、香附、青皮、半夏、橘叶各9g，昆布、海藻、生牡蛎、夏枯草、丹参各15g，每日1剂，水煎2次分服，连服15天为1个疗程。有疏肝解郁、化痰散结作用。

加减：肿块较硬者，加山甲珠9g、土贝母6g；胸闷胁痛者，加瓜蒌15g、广郁金9g；腰膝酸软、口干咽燥者，加熟地30g、龟板12g、知母9g、黄柏6g。

2. 辅助治疗

散结片（详见"以乳块消汤为主治疗乳腺增生病33例"）：每次8~10片，每日3次。有疏肝理气、活血祛瘀、软坚散结作用。适用于肝郁证为主者。

三、典型病例

罗某，男，34岁。

左乳房肿痛，伴胸闷、易怒半年。

检查：左乳房弥漫性肿大，乳晕下有2.5×2.5cm扁平肿块，轻度触痛，表面光滑，边界清楚，与皮肤和深部组织无粘连。舌苔白，脉细弦。

诊断：男性乳房发育症（男子乳疬）。

治则：疏肝解郁，化痰散结。

方药：乳疬汤。连服 15 剂，诸症悉除。

为巩固疗效，继服散结片 15 天。经 2 年随访观察，未见复发。

四、讨论与体会

1. 对本病的认识

乳疬之名，最早见于宋·窦汉卿《疮疡经验全书》。古人对男性乳房发育症的诊断原则为"男子乳房忽然壅肿如妇人之状"（《外科秘录》引岐天师曰），并认为"乳头乳晕属肝，男子乳房属肾"，其发病"故有怒火，房劳过度，以致肝燥肾虚，亦如女子结核肿痛者"（《妇科玉尺》）。

原发性乳房发育症是由内分泌失调所致，一般一年或一年半多能自行恢复到正常状态，可不视为病理变化。继发性乳房发育症是由生殖腺、肾上腺、垂体前叶的内分泌失调或肝脏功能受损和服用引起乳房异常发育的药物所致。本组 5 个病例均为继发性乳房发育症，其中 4 例伴有胸闷、抑郁、易怒等，可见郁怒伤肝，肝气郁结，肝郁化火，炼液成痰，痰气互结，气血失调是发生本病的主要病因病机。故法用疏肝解郁、化痰散结，方用乳疬汤而取得较为满意的疗效。兼腰膝酸软、口干咽燥等肾虚火旺证者虽仅 1 例，但也说明肝郁化火可下灼肾阴，或房劳伤肾，肾阴不足，致虚火上炎，灼津成痰，痰火互结，亦可形成。此例既有肝郁化火之实，又有肾虚火旺之虚，故法用补泻兼施，在原方基础上加补肾水、降阴火药而奏效。若血液检验睾酮低、雌激素高者，加补肾壮阳药，如淫羊藿、鹿角霜、仙茅等，以调整内分泌平衡治之，效果显著。总之，治疗本病要治病求本，本于病因病机。还要结合现代医学的认识，治疗原发病和停用容易引起乳房异常发育的药物。只有全面准确地辨证，才能达到比较满意的疗效。

2. 诊断问题

继发性男性乳房发育症的诊断并不困难，常见于中老年男性，发病缓慢，一侧或双侧乳房肿大，乳晕下部多有扁圆形肿块，质地中等度硬，表面光滑，边界清楚，与皮肤和胸大肌筋膜无粘连，有轻度触痛，腋窝淋巴结不肿大，多伴有胸闷、抑郁、易怒或腰膝酸软等。由于本病发生于中老年，仅一侧乳房发病时，须与乳腺癌相鉴别。乳腺癌早期为单发无痛性肿块，表面不光滑，可活动，随后皮肤呈橘皮样变，晚期肿块增大，粘连固定，皮肤溃烂，腋窝淋巴结肿大质硬，故易与其鉴别。必要时可行病理切片明确诊断。

（姜兆俊）

乳衄 8 例治疗报告

乳衄是乳头自然溢出血性液体，相当于现代医学乳腺导管内乳头状瘤、乳腺导管扩张症等。笔者辨证分型治疗乳衄 8 例，4 例治愈，报告如下。

一、临床资料

1. 一般资料　均为女性，发病 20 天 1 例，1～8 个月 5 例，4 年 1 例，10 年 1 例，均已婚和生育。

2. 症状和体征

（1）症状　烦躁、易怒、口干、口苦、郁闷、心悸气短、四肢乏力、乳房胀痛。

（2）体征　溢紫黑色血液 5 例，溢棕黄色液体 3 例，肿块 3 例。

3. 细胞学检查　8 例均未查见癌细胞。

4. 西医诊断　乳腺导管内乳头状瘤 6 例，乳腺导管扩张症 2 例。

二、治疗方法

辨证分型：肝火亢盛型 6 例，肝郁脾虚型 2 例。

1. 肝火亢盛型

证候：乳头溢紫黑色血液，伴烦躁、易怒、口干苦，舌红苔薄黄，脉弦或弦而微数。

治则：疏肝解郁，清肝泻火，凉血止血。

方药：疏肝泻火止血汤。

柴胡、龙胆草，生白芍、青皮、丹皮、炒蒲黄各 9g，生地 30g，生山栀、花蕊石、生甘草各 6g，三七粉 3g（冲）。

加减：肿块者，加夏枯草，昆布、海藻各 15g，去甘草，或加犀黄丸（《外科证治全生集》）1.5g，每日 2 次冲服；乳房胀痛者，加橘叶 9g。

2. 肝郁脾虚型

证候：乳头溢液多呈棕黄色液体，伴郁闷、心悸、气短、失眠、纳差，四肢乏力。舌淡少苔，脉细弱。

治则：疏肝健脾摄血。

方药：疏肝健脾摄血汤。

柴胡、香附各 9g，当归、白芍、血见愁炭各 12g，党参、黄芪、茯苓，白术、薏苡仁、炒酸枣仁，仙鹤草各 15g，甘草 6g。

加减：心烦失眠者，加焦山栀 6g、夜交藤 12g；纳差者，加砂仁 6g。

三、治疗结果

痊愈 4 例，明显好转 4 例。痊愈的 4 例中，最少服药 15 剂，最多 50 剂，对痊愈的 4 例，进行 3 个月至 7 年随访观察，未见复发。

四、典型病例

李某，女，33 岁。

左乳头溢血 1 个月，伴烦躁，易怒，口苦。

检查：挤压左乳晕，乳头溢出紫黑色血液，无挤压痛，未触及肿物。舌苔薄黄，脉弦。细胞学检查未见癌细胞。

诊断：乳衄（左乳腺导管内乳头状瘤）。

治则：疏肝解郁，清肝泻火，凉血止血。

方药：疏肝泻火止血汤。

服 10 剂后，烦躁，易怒、口苦等肝火亢盛症状消失，乳头溢液变为棕黄色。因出现郁闷，心悸气短，四肢乏力，舌淡少苔，脉细弱等肝郁脾虚证，当疏肝健脾摄血，用疏肝健脾摄血汤，连服 20 剂，诸证悉除，随访至今未复发。

五、讨论与体会

1. 对本病的认识

中医认为，乳头为肝经所属。本病与肝气郁结，肝火亢盛，脾虚失摄有关，故《疡医大全·乳衄门主论》中谓："妇人乳房并不坚肿结核，唯乳窍常流鲜血，此名乳衄，乃属忧思过度，肝脾受伤，肝不藏血，脾不统血，肝火亢盛，血失统藏，所以成衄也。"因肝为刚脏，主藏血，主疏泄，性喜条达，而恶抑郁。若肝气郁结，则乳房胀痛；郁久化火，肝火亢盛，则烦躁、易怒、口干苦；火伤乳头血络，肝不藏血，则乳头溢紫黑色血液。肝郁克伐脾土，则肝郁脾气亏虚。肝郁则郁闷，脾虚而气血不足，则心悸气短，出现郁而伤神的症状；统血无权，则乳头多溢棕黄色液体。根据本组 8 例临床资料所见，笔者认为本病病机在于肝郁，肝郁可导致脾气亏虚。临床以肝郁化火，肝火亢盛型多见。

现代医学认为乳腺导管内乳头状瘤、乳腺导管扩张症，是乳房的良性病变。乳腺导管内乳头状瘤，好发于中年妇女，以 30～49 岁最为多见，约占病例总数的 70%[1]。本组乳腺导管内乳头状瘤 6 例，30～45 岁 5 例，55 岁 1 例，证实与此认识相同。其发病原因与乳腺囊性病相同，与雌激素的刺激有关。乳腺导管扩张症，大多发生在绝经后的老年妇女。其发病似与乳房的功能状态有关，所以本病很可能仅为乳房的一种退行性变化。本组乳腺导管扩张症 2 例，均发于 67 岁，证实与此见解一致。

2. 诊断问题

中医对乳衄的诊断，多根据《疡医大全·乳衄门主论》中"妇女乳房并不坚肿结核，唯乳窍常流鲜血，此名乳衄"的论述。多数学者认为乳衄相当于现代医学的乳腺导管内乳头状瘤，但笔者认为，乳腺导管扩张症早期乳头溢血，也应包括乳衄之内。古人虽指出乳衄乳房并不坚肿结核，但有的乳腺导管内乳头状瘤在乳晕部有囊性肿物，而乳腺导管扩张症早期也可触及较小肿块，后期才出现其他症状；且两者又统属乳房的良性病变，故认为乳腺导管扩张症的早期亦属于乳衄范围。

两者的诊断要点：

（1）乳腺导管内乳头状瘤　乳头呈间歇性自然溢液。扪诊时多无肿块发现，仅挤压乳晕一定部位时，可在乳管开口处溢出液体。溢液多呈紫黑色血液，或开始为紫黑色血液，好转时变为棕黄色液体，或紫黑色血液和棕黄色液体交替溢出。少数患者可在乳晕部触及囊性肿物，压之乳头溢液，囊肿缩小。本组 6 例中仅 1 例有囊性肿物。多伴有烦躁、易怒、口干、口苦、郁闷、心悸气短、四肢乏力等症。

（2）乳腺导管扩张症　乳头溢液与乳腺导管内乳头状瘤相似，但本病累及乳管数目较多，不像乳腺导管内乳头状瘤仅在压乳晕附近某一点时才溢出液体。扪诊时一般可触及肿块，早期肿块较小，以后渐大。有的在病变过程中可出现炎症现象。

总之对乳头溢液的病变，中年妇女半数是乳腺导管内乳头状瘤，如有肿块、乳房胀痛、与月经周期变化有关者，多为乳腺病；老年妇女，乳房有肿块，病变过程中有炎症表现，多为乳腺导管扩张症。但对乳头溢液的患者必须首先行细胞学检查，此法近年诊断准确率已提高到 84%～96%[2]，以排除乳腺导管乳头状癌。如经一个月中药治疗无效，诊断有疑者，需活检确诊，以防误诊或癌变的发生。

3. 辨证治疗

（1）肝火亢盛型　法以疏肝解郁，清肝泻火，凉血止血为主，方用疏肝泻火止血汤。柴胡、青皮、郁金疏肝解郁；白芍养阴和肝；丹皮、生山栀、龙胆草清肝泻火；炒蒲黄、生地，花蕊石、汉三七凉血止血，花蕊石与三七配合，止血化瘀效用甚佳，免单纯止血留瘀之弊；甘草调和诸药。诸药相合，解肝郁，平肝火，恢复肝藏血功能。

（2）肝郁脾虚型　法以疏肝健脾摄血为主，方用疏肝健脾摄血汤。柴胡、香附疏肝解郁，党参、黄芪、白术、茯苓，薏苡仁，甘草健脾益气，当归、白芍养血和肝；仙鹤草、血见愁炭止血。诸药相合，使肝脾调和，气血得复，统摄有权而血止。

从治愈的 4 例患者分析，3 例为肝火亢盛型，由此可见肝火亢盛型治疗效果好，肝郁脾虚型治疗效果差。这可能因为病情虚实或肝郁单纯影响肝藏血者易治。1 例初期为肝火亢盛型，用疏肝泻火止血汤治愈肝火亢盛症状，后因出现肝郁脾虚症状，改用疏肝健脾摄血法收功。因此两型既有区别又有联系，分型不能一成不变，必须根据病情变化灵活掌握应用，效果才能满意。

参考文献

[1] 钱礼. 乳房疾病 [M]. 杭州：浙江科学技术出版社，1982：75-85.

[2] 关曾，杨锦明. 乳腺癌 [M]. 上海：上海科学技术出版社，1985：140.

（姜兆俊）

消瘿汤为主治疗甲状腺腺瘤 50 例

自 1975 年起，笔者用自拟消瘿汤为主治疗甲状腺腺瘤 50 例，获得较好效果。现报告如下。

一、临床资料

1. 性别 男性 6 例，女性 44 例。

2. 年龄 20 岁以下者 1 例，21~30 岁者 9 例，31~40 岁者 20 例，41~50 岁者 12 例，51 岁以上者 8 例。其中发病年龄最小者 18 岁，最大者 69 岁。

3. 病程 1 个月以内者 25 例，1 个月以上至半年者 19 例，1~2 年者 3 例，3~8 年者 3 例，其中最短者 3 天，最长者 8 年。

4. 肿块大小 2×2cm 以下者 11 例，2.1×2.1cm~3×3cm 者 29 例，3.5×3.5cm~4.5×4.5cm 者 6 例，5×5cm 以上者 4 例。其中最小者 1.5×1.5cm，最大者 5×6cm。

5. 检查 50 例中有 30 例行 A 型超声波检查，其中呈实质性肿块者 16 例，呈囊性肿块者 14 例。

6. 诊断依据 多发于中青年妇女，发展缓慢。肿块位于甲状腺叶内，多单发，逐渐增大，呈球状或半球状，质地柔韧，表面光滑，边界清楚，随吞咽活动上下移动。排除甲状腺癌、结节性甲状腺肿、慢性甲状腺炎等。

二、治疗方法

1. 基本方

消瘿汤：海藻 15~30g，昆布 30g，生牡蛎 30g，夏枯草 15g，赤芍 15g，黄药子 10~15g，柴胡 10g，川芎 10g，三棱 10g，莪术 10g，香附 10g，浙贝母 10g，半夏 10g，山慈姑 6g。水煎两次，早晚温服，每日 1 剂。

加减：急躁、易怒者，加山栀子 6g，郁金 10g；憋气者，加苏子 10g；咽干者，加玄参 10g；肿块突然增大而胀痛者，加三七粉 3g（分 2 次冲）；肿块较硬者，原方浙贝母改为土贝母 10g，另加山甲珠 10g；有肝病者，原方去黄药子。

2. 配用药物

散结片：柴胡 2500g，生牡蛎 2500g，猫爪草 2500g，丹参 3750g，玄参 2500g，香附 2500g，白芍 2500g，郁金 2500g，橘红 2500g，红花 2500g，川芎 2500g，黄芩 2500g，当归 2500g，昆布 2500g，海藻 2500g，夏枯草 5000g，土贝母 1250g，山慈姑 1250g。上药共研细末，压片，每片重 0.3g。每次服 8 ~ 10 片，每日 3 次。有疏肝理气、活血祛瘀、软坚散结作用。

四虫片：蜈蚣 30g，全蝎 30g，土鳖虫 30g，地龙 30g。共研细末，压片，每片重 0.3g。每次服 5 ~ 8 片，每日 3 次。有活血通络、解毒散结等作用。

三、疗效观察

1. 疗效标准

痊愈：肿块、症状完全消失；

显效：肿块缩小 2/3 以上，或仅留豆大结节，症状基本消失；

好转：肿块缩小 1/3，症状减轻；

无效：肿块无变化，症状未减轻。

2. 疗程

12 天为 1 个疗程。经 1 个疗程后，肿块缩小，症状减轻者，可继续治疗。经 1 ~ 2 个疗程后，肿块、症状无改善者，则停止中药治疗。

3. 治疗效果

50 例中，痊愈 26 例（52%），其中疗程最短 6 天，最长 180 天，平均 30.72 天。显效 4 例（8%），好转 17 例（34%），无效 3 例（6%）。总有效率 94%。

痊愈的 26 例中，有 A 型超声检查为实质性肿块者 8 例，平均治愈为 45.7 天；囊性肿块者 7 例，平均治愈为 28.5 天。

四、典型病例

◇病例一

刘某，女性，28 岁。

初诊：1984 年 5 月 28 日。门诊号 78673。

患者颈前区肿块 20 天。查见甲状腺右叶有 1.5×1.5cm 圆形肿块，表面光滑，质韧，随吞咽动作上下活动。舌苔白，脉弦。甲状腺 A 型超声波检查：颈前偏右侧探及进 0.5cm 出 1.5cm 平段，内有微波反射，增益"10"后，波型上升完全，体表投影

1.5×1.5×1cm。提示颈前偏右实质性均质性肿块。同位素 131I 扫描检查为温结节。

诊断：甲状腺腺瘤。

治则：理气活血，化痰软坚。

方药：消瘿汤加减。

海藻 30g	昆布 30g	生牡蛎 30g	夏枯草 15g
赤芍 15g	柴胡 12g	黄药子 12g	三棱 10g
莪术 10g	土贝母 10g	陈皮 10g	山慈姑 10g

水煎服，日 1 剂。

连服 3 剂后，肿块大小同前，但见头晕、恶心。原方减山慈姑、土贝母，加清半夏 10g，川芎 10g。继服 6 剂，头晕、恶心已除，肿块缩小至 0.5×0.5cm。共服 18 剂，肿块完全消失。复经 A 型超声波检查，未探及肿块征。为巩固疗效，服散结片一周。随访至今未复发。

◇**病例二**

柯某，女性，61 岁。

初诊：1984 年 10 月 4 日。门诊号 139955。

患者颈前区肿块 4 天。查见甲状腺左叶有 2.5×2.5cm 肿块，有囊性感，表面光滑，随吞咽动作上下移动，伴见急躁、易怒、咽干，舌苔薄黄，脉细弦。甲状腺 A 型超声波检查：颈前偏左侧探及进 0.5cm 出 1.5cm 液性平段，体表投影约 2.5×2.5×1cm。提示颈前囊性肿块。

诊断：甲状腺囊腺瘤。

治则：理气活血，化痰软坚。

方药：消瘿汤加减。

海藻 30g	昆布 30g	生牡蛎 15g	夏枯草 15g
柴胡 10g	清半夏 10g	黄药子 10g	三棱 10g
莪术 10g	郁金 10g	浙贝母 10g	玄参 12g
山栀子 6g	山慈姑 6g		

水煎服，日 1 剂。

连服 6 剂后，肿块症状完全消失。随访至今未复发。

五、讨论与体会

1. 对本病的认识

甲状腺腺瘤是颈部常见的良性肿瘤，以中青年女性多见。属中医学瘿病中的"肉瘿"。《诸病源候论·瘿候》中曰："瘿者由忧恚气结所生。"《养生方》中曰："诸山水黑土中，出泉流者，不可久居，常食令人作瘿病。"《医宗金鉴·外科心法要诀·瘿瘤》中曰："瘿瘤二证……多外因六邪，荣卫气血凝郁，内因七情忧恚怒气，湿痰郁滞，山风水气而成。"由此可见，本病多由忧思郁怒，肝气郁结，气滞血瘀，肝旺侮土，脾失健运，湿痰内生，气滞血瘀与湿痰互结为块，循经络结于颈前而成。本病亦与居地水土有关，这与现代医学的缺碘论点相一致。

2. 辨证论治

根据本病气滞血瘀痰凝的特点，在辨证与辨病相结合的基础上，笔者自拟消瘿汤，理气活血、化痰软坚。方中海藻、昆布、生牡蛎、夏枯草含有碘化合物，可促进病理产物和渗出物之吸收，并补碘之不足；柴胡、川芎、赤芍、三棱、莪术、香附理气开郁，活血化瘀，以达气血调和，肿块消散之效。因此，理气活血、化痰软坚，为治疗本病的主要法则。方中山慈姑以每剂 6g 为宜，曾遇有 2 例患者，每剂 10g，引起恶心、头晕反应。对体壮肿块较硬者，可配服散结片、四虫片，利于肿块的消散。

3. 疗效和疗程

本组病例说明，①病程短、肿块小者疗效较好，反之则差；②实质性肿块治愈时间长，囊性肿块治愈时间短；③有的病例在连续服药过程中肿块缩小，停药后肿块增大，再服药又缩小，虽服药 5 个疗程较前好转，但未治愈，故对有效病例应持续服药勿间断；④有的病例服药 2 个疗程不见效或服药 6 个疗程虽见效但不能治愈，这可能与病程长、肿块大，或与精神因素、劳累等有关，故对一般病例经 1 ~ 2 个疗程治疗无效者，应行手术治疗为宜。

（姜兆俊）

家族性血栓闭塞性脉管炎案例报告

今将我院遇到的兄弟二人同患血栓闭塞性脉管炎的病例报告如下，以供参考。

◇病例一

毛某某，弟，38 岁，已婚，汉族，山东潍县人。

初诊：1972 年 8 月 4 日。

主诉：左足凉痛，间歇性跛行 2 年。

病史：于两年前秋季开始左足凉痛，间歇性跛行，小腿经常发现红色条索状物，在当地医院诊断为血栓闭塞性脉管炎。因病情继续发展，来济就诊。患者吸烟史 15 年，平均每日吸 20 支。有冬季打井受冻史。兄患血栓闭塞性脉管炎，父母无此病史。

检查：左小腿有游走性血栓性浅静脉炎，左足五趾潮红，触及冰冷，趾毛脱落，趾甲生长缓慢，不出汗，足背动脉（－），胫后动脉（－），腘动脉（＋＋），股动脉（＋＋）。右下肢及两上肢动脉搏动良好。脉沉细，舌质紫黯，苔白。

诊断：血栓闭塞性脉管炎二期（气滞血瘀型）。

治则：活血化瘀，疏通经络。

◇病例二

毛某某，兄，45 岁，已婚，汉族，山东潍县人。

初诊：1978 年 5 月 29 日入院，住院号 20733。

主诉：左足麻木凉痛，间歇性跛行 23 年。

病史：于 1955 年春季，下河挖泥后，即感左足不适，此后发凉怕冷，麻木疼痛，间歇性跛行，两年后五趾相继紫黑溃烂，至 1964 年底先后坏死，分别全部切除而愈合。1977 年 5 月左足跖部溃破，痛剧，常彻夜不眠，弯膝抱足按摩而坐。患者吸烟 30 年，平均每日 20 支。弟患血栓闭塞性脉管炎，父母无此病史。

检查：左小腿肌肉萎缩，色素沉着，有短而硬的索状物，左足五趾缺如，足跖部有 $6 \times 4 \times 0.3cm$ 的溃疡，肉芽淡红，轻度肿胀，有少许脓性分泌物，足背动脉（－），胫后动脉（－），腘动脉（＋），股动脉（＋＋）。右足背动脉（－），胫后动脉（－），腘动脉（++），股动脉（++）。两上肢动脉搏动正常。脉沉细，舌质淡，苔薄白。

诊断：血栓闭塞性脉管炎三期Ⅱ级（气血两虚型）。

治则：补气养血，活血清热。

讨论与体会

血栓闭塞性脉管炎是一种进行缓慢的动静脉同时受累的全身性血管疾病。它的发病原因迄今尚未完全清楚，一般认为与心肾脾亏虚，导致脏腑、气血、经络功能紊乱，以及长期吸烟、受寒湿和性激素影响、肾上腺功能紊乱、血液流变学改变等因素有关。曾有人注意到脉管炎的发病与家族有关，如1971年上海瑞金医院曾遇到姐妹二人同患血栓闭塞性脉管炎的病例，但临床上发现家族中同患该病者甚为罕见。我院自1959年治疗和研究本病以来，在临床上仅见到上述兄弟二人同患此病例。其兄发病早，两足患病，左足五趾脱落，足跗部有溃疡，右足发凉，无溃疡；其弟发病晚，左足患病，五趾潮红，无溃疡，经治疗已痊愈。关于血栓闭塞性脉管炎的发病与家族关系问题，目前尚未清楚，很可能存在遗传因素，或者长期处于同一生活环境中而具有相同的发病因素，这值得临床上重视和探讨。

（姜兆俊）

中医中药治疗肢端动脉痉挛病 44 例

肢端动脉痉挛病（雷诺氏病）是由于血管神经功能紊乱所引起的一种肢端小动脉阵发性痉挛性疾病。我院外科自 1972~1982 年应用中医中药系统治疗 44 例，简述如下。

一、临床资料

1. 性别与年龄　女性 28 例，男性 16 例，发病年龄 9~56 岁，平均 31.6 岁，以青壮年多见。

2. 病程　发病至就诊时间 1 个月至 37 年，平均病程为 5 年 4 个月。1 年以内者 14 例，2~3 年者 15 例，4~5 年者 2 例，6~10 年者 6 例，11 年以上者 7 例。

3. 病变部位　四肢对称性发病者 17 例，两上肢对称性发病者 16 例，两下肢对称性发病者 4 例，单上肢发病者 5 例，单下肢发病者 2 例。

4. 症状与体征　典型三色变化者（苍白、青紫、潮红）24 例；二色变化者（苍白变潮红或青紫变潮红）20 例；指、趾端营养障碍者（指、趾甲畸形，指、趾垫萎缩，指、趾端局限性皮肤溃疡或坏疽，口唇紧皱等）20 例。发作时均伴有不同程度的发凉、麻木、疼痛。早期病人发作过后，症状可消失，恢复正常。至晚期指、趾动脉器质性闭塞者，发作间歇期患肢仍有缺血征象和静脉瘀滞表现，并有指、趾端营养障碍改变。

二、治疗方法与效果

（一）辨证论治

1. 阴寒型　24 例。

病机：寒邪客于经脉，气血运行不畅，阳气不能达于四末所致。

证候：患肢喜暖怕冷，遇冷则肢端皮肤苍白，发凉、麻木、疼痛，遇温则肢端皮肤颜色恢复正常，症状消失。舌质淡，苔薄白，脉象沉细或迟。

治则：温阳散寒，活血通脉。

方药：内服阳和汤加减。

熟地、黄芪、丹参各 30g，麻黄、生甘草各 6g，鹿角霜、肉桂、干姜、熟附子、地龙各 10g，当归 l5g。

2. 血瘀型　8 例。

病机：寒邪客于经脉，气滞血瘀所致。

证候：患肢出现持续性青紫或紫红，发凉，麻木，胀痛，受寒凉则症状更为明显，可伴有指、趾甲畸形，口唇紧皱等。舌质多紫黯，苔白，脉象沉细或涩。

治则：活血化瘀。

方药：内服活血通脉饮加减。

丹参、金银花、赤芍各 30g，当归、川芎、鸡血藤各 15g，地龙、红花、路路通各 10g。

3. 湿热型　12 例。

病机：寒凝血瘀，郁久化热，湿热蕴结所致。

证候：患肢端肿胀疼痛，有局限性浅在溃疡或坏死。舌质红，苔黄腻，脉象多滑数或弦滑而数。

治则：清热燥湿，活血化瘀。

方药：内服四妙勇安汤加味。

金银花、玄参各 30g，当归、丹参、赤芍各 15g，黄柏、黄芩、连翘、苍术、防己、红花、生甘草各 10g，木通 6g。

以上辨证治疗时，应根据证候变化，注意随证加减。

（二）辅助治疗

可配合内服四虫丸、通脉安，用活血止痛散熏洗患肢（详见尚德俊著《周围血管疾病证治》），以及应用白花丹参注射液静脉滴注。指端溃破者，应常规换药。

（三）治疗结果

治愈：11 例，患肢症状消失，遇冷或情绪激动时，未再引起发作；

好转：29 例，遇冷或情绪激动时，患肢尚有颜色变化，但症状与体征均减轻；

无效：4 例，经半月至 2 个月治疗，症状与体征无改善。

临床治愈的 11 例中，有 9 例进行半年至 10 年的随访观察，复发者 1 例，未复发者 8 例。

二、讨论与体会

1. 对本病的认识

祖国医学认为，肢端动脉痉挛病主要由于情志不舒，心、脾、肾三脏虚损，阳气虚弱，寒邪外受致寒凝血瘀，气血运行不畅而成。现代医学认为，是由于血管神经功能紊乱、交感神经功能亢进和内分泌活动失调，引起血管痉挛所致。

本组 44 例，发病虽与寒冷、情绪有关，但根据青壮年发病者 37 例，其中女性 28 例，可见发病者多为青壮年女性。由此看来性激素功能紊乱可能与发病有关。

2. 诊断问题

诊断主要根据病史和临床表现。本组对称性两手指和两足趾发病者 37 例，占 84.1%，均出现典型的症状、体征和颜色改变。

本病发病时均从指（趾）端开始，随着病情演变，可波及整个手指、足趾（有 2 例累及到指掌部和腕关节）。本病均呈间歇性发作，与寒冷和情绪激动有密切关系。一般冬季发作多，症状明显；夏季发作少或停止发作，症状轻，但患肢动脉搏动正常。以上是肢端动脉痉挛病典型的临床表现和特点。

肢端动脉痉挛病发作不典型者，常先有 1～2 个手指或单侧手发病，以后逐渐才出现全手指发病和对称性两手发病，或先有 1～2 个足趾发病或单侧足发病，有的病人出现趾端局限性皮肤坏死，以后逐渐出现全足趾发病和对称性两足发病，经过 1～5 年后，才累及两上肢，出现典型的颜色改变，呈间歇性发作。

3. 辨证分型与治疗

本病虽分为阴寒、血瘀、湿热三型，但治疗时应根据病情变化灵活掌握。本病主要为寒凝血瘀证，因此温阳散寒、活血化瘀是主要治疗法则。

本组 44 例中，临床治愈 11 例，其中阴寒型 8 例，湿热型 3 例；好转 29 例，其中阴寒型 18 例，血瘀型 4 例，湿热型 9 例；无效 4 例，全部为血瘀型。这说明本病阴寒型治疗效果最好，这可能与早期肢端小动脉无器质性改变有关。因此，早诊断、早治疗是提高疗效的关键。

本组以辨证论治为主，适当结合辅助治疗。如通脉安内服，活血通脉、解痉止痛；白花丹参注射液静脉点滴，改善肢端血液循环；活血止痛散熏洗患肢，解除血管痉挛，缓解疼痛，改善肢体血运，对阴寒型颇有疗效。在使用过程中要注意药液温度勿过高，否则会加快局部代谢，耗氧耗血，反使局部缺血缺氧加重。

（姜兆俊）

中药治疗湿疹的临床观察

现将中药治疗湿疹进行了临床疗效观察，取得了比较满意的效果。兹将 1976 年 3 月至 1976 年 7 月治疗的 15 个病例总结如下。

一、临床资料

1. 性别与年龄　男性 7 例，女性 8 例；年龄 10 岁以下 9 例，11~30 岁 3 例，50 岁以上 3 例。

2. 病程　1~3 个月 2 例，4~7 个月 5 例，1~2 年 4 例，3~5 年 3 例，16 年 1 例。

3. 发病诱因　外感风热者 4 例，受潮湿者 2 例，过敏者 2 例，外感风寒者 1 例，消化不良者 1 例，诱因不明者 5 例。

4. 发病季节　春季 8 例，冬季 5 例，夏秋季各 1 例。

5. 既往治疗情况　15 例中有 13 例均经当地西医系统治疗，其中 2 例曾用过中药治疗。

6. 发病部位　四肢者 11 例，耳颈者 4 例。

二、辨证分型及治疗方法

1. 风湿热重型　8 例，属急性湿疹或亚急性、慢性湿疹急性发作。

证候：发作急，病程短，边界不清，损害呈多形性，可见红斑、丘疹、水疱、脓疱、糜烂、渗水淋漓、味腥而黏，自觉灼热搔痒，舌苔多黄腻，脉多浮数或滑数。

治则：清热凉血，祛风利湿。

方药：急性湿疹汤。

金银花、生地各 30g，白鲜皮、薏苡仁各 15g，苦参、赤芍、蝉蜕各 12g，荆芥、防风、滑石、丹皮、生甘草各 9g。水煎服，每日 1 剂。

加减：发热口渴者，加生石膏 15~30g；剧痒者，原方白鲜皮改为 30g，另加刺蒺藜 9g；渗液多者，加茵陈、赤小豆各 30g；发于肝胆经部者，加柴胡、龙胆草各 9g；发于下肢者，加牛膝、黄柏各 9g。

外治：

（1）银花汤冷湿敷。适用于湿疹渗液多者。

金银花 15g，黄柏、煅甘石、硼砂、白矾、桑叶、生甘草各 6g。煮水过滤去渣，冷后，将 4~8 层纱布浸透，放于皮损上，每 10 分钟更换纱布 1 次，每次 30 分钟，每日湿敷 3 次。

（2）湿疹散香油调搽。适用于湿疹渗液少者。

锻石膏 15g，青黛、生大黄、生甘草各 12g，枯矾、煅甘石各 9g。共研细末备用。

2. 风湿热轻型　6 例，属亚急性湿疹。

证候：多由风湿热重型转变而成。病情变化缓慢，渗液、糜烂较轻，部分病损附有细碎鳞屑，自觉瘙痒，舌苔白腻或微黄，脉多浮滑或滑而微数。

治则：清热燥湿，活血祛风。

方药：消风散（《医宗金鉴》）。

荆芥、防风、蝉蜕、牛蒡子、大胡麻仁、当归、苦参、苍术、知母、石膏、生甘草各 9g，生地 15~30g，木通 6g。水煎服，每日 1 剂。

加减：剧痒者，加白鲜皮 15g，僵蚕 6g；疹红遇热而痒者，加粉丹皮、赤芍各 9g；过敏者，加黑豆 30g，乌梅 15g。

外治：湿疹散香油调搽（方见风湿热重型）。

3. 血虚风燥型　1 例，属慢性湿疹。

证候：由风湿热重型或风湿热轻型转变而成。病程缓慢，皮损局限，皮肤变厚粗糙，常伴有少量抓痕、血痂及色素沉着，夜间痒甚，舌红少苔，脉多细数。

治则：养血祛风。

方药：慢性湿疹汤。

当归、生地、白鲜皮各 15g，何首乌、粉丹皮、白芍、蝉蜕各 12g，川芎、大胡麻仁、荆芥、防风、刺蒺藜各 9g。水煎服，每日 1 剂。

加减：皮肤粗糙肥厚者，加桃仁、红花各 9g；剧痒不眠者，加僵蚕、全蝎、徐长卿各 9g，炒酸枣仁 15g。

外治：湿疹膏涂患部。

生甘草、生大黄、白芷、枯矾、枣炭各 9g，铜绿 3g，炒黑豆 12g。共研细末，加凡士林，配成 30% 的软膏。

三、疗效分析

1. 疗效标准

痊愈：皮损完全消退，仅遗留色素沉着，自觉症状消失；

显效：皮损基本消退，或遗留少数小块顽固皮损，自觉症状明显减轻；

好转：皮损部分消退，渗液明显减少，自觉症状减轻。

2. 治疗结果

15 例中痊愈 7 例（其中风湿热重型 2 例，风湿热轻型 5 例）；显效 6 例（其中风湿热重型 5 例，风湿热轻型 1 例）；好转 2 例（其中风湿热轻型 1 例，血虚风燥型 1 例）。

3. 疗程

风湿热重型痊愈的 2 例中，短的为 7 天，长的为 16 天，平均治愈为 11.5 天；风湿热轻型痊愈的 5 例中，短的为 6 天，长的为 25 天，平均治愈为 11.6 天。

4. 随访观察结果

对治愈病例，进行了半月至 2 个月的短期随访观察，结果无 1 例复发。

四、典型病例

◇病例一

某某，女，15 岁，学生。

初诊：1976 年 3 月 22 日。

自诉两小腿瘙痒流水，反复发作已 2 年。曾经当地某医院诊断为"湿疹"，经治疗多次无效。

检查：左小腿皮损占五分之四，右小腿皮损为 $10 \times 8cm$，有少量渗液及片状糜烂和结痂，自觉瘙痒而恶热，舌苔白腻，脉浮滑微数。

诊断：风湿热轻型湿疹。

治则：清热燥湿，活血祛风。

方药：消风散加减。

苍术 9g	苦参 9g	荆芥 9g	防风 9g
蝉蜕 9g	当归 9g	丹皮 9g	生地 15g
薏苡仁各 15g	白鲜皮 6g	牛膝 6g	生甘草 6g

水煎服，日 1 剂。

外用湿疹散香油调搽。

二诊：渗液停止，结痂全脱，留有色素沉着斑，惟晚间时痒，舌红少苔，脉细数。此症虽基本已愈，但营虚血燥生风显露，故宜养血祛风法治之。

方药：慢性湿疹汤加减。

当归 9g	何首乌 9g	丹皮 9g	杭白芍 9g
白鲜皮 9g	荆芥 9g	防风 9g	蝉蜕 9g
生地 15g	生甘草 6g		

水煎服，日 1 剂。

内服 2 剂而痊愈。后经随访未复发。

◇病例二

某某，女，2 岁。

初诊：1976 年 4 月 25 日。

两腘窝部瘙痒流水 5 个月。曾用癣药膏外涂而症状加重，后经某医院给予氢化可的松软膏治疗亦未见好转。

检查：两腘窝部分别为 10×8cm、3×2cm 之皮损，有红斑、丘疹、水疱、渗液、糜烂，基底水肿，边缘不清，伴有瘙痒，纳差，尿黄等，舌尖红，苔微黄，指纹红。

诊断：风湿热重型湿疹。

治则：清热凉血，祛风利湿。

方药：急性湿疹汤加减。

金银花 6g	生地 6g	白鲜皮 6g	生石膏 6g
苦参 4.5g	赤芍 4.5g	蝉蜕 4.5g	荆芥 3g
防风 3g	滑石 3g	牛膝 3g	黄柏 3g
生甘草 3g			

水煎服，日 1 剂。

外用银花汤冷湿敷，待渗液减少时，用湿疹散香油调搽。

二诊：皮损面积明显缩小，渗液停止，续用湿疹散外搽，停服中药而愈。后经随访未复发。

五、讨论与体会

1. 湿疹的命名及病因病机

祖国医学对湿疹的论述大多散在于"癣"、"风"、"疮"等范围内。它依其发病部位和形态的不同而名称各异，如婴儿面部湿疹称为"奶癣"；外耳郭背后根部湿疹称为"旋耳疮"；手掌部湿疹称为"痦疮"；阴囊部湿疹称为"肾囊风"；下肢膝脚弯部的湿疹称为"四弯风"；急性泛发性湿疹称为"浸淫疮"；局限性湿疹称为"湿毒疮"等。虽然名称各异，但其病因证治基本相同。

湿疹的病因，主要由于脾湿内蕴，外受风、湿、热邪所致。因此本病虽形于外而发于内。其发病机理，多因饮食不节，脾失健运，而生脾湿。盖脾主肌肉、四肢，内湿蕴蒸，上输于肺，肺主皮毛，故湿邪可走窜四肢，浸淫肌肤。在其内因的基础上，复感风、湿、热邪侵入肌肤，郁结不散，以致营卫不和，气血失调而成。病至后期，多因病久邪深，耗血伤阴，导致血虚生燥生风，肌肤失养，皮肤粗糙，缠绵难愈。

2. 湿疹的辨证

湿疹是多种病因所致，不同的致病原因各有其不同的证候。如因风所致的证候为发病迅速，泛发全身，瘙痒无度，多夹湿，夹热而发病；因湿所致的证候为水疱，渗液，若与内湿相合，则伴有胸闷，食欲不振，苔白腻，脉濡或滑；因热所致的证候为皮损色红，灼热，糜烂，全身可伴有发热，口渴，便秘，尿赤，苔黄，脉数。因此，急性湿疹、亚急性湿疹，为风、湿、热邪相并而发。急性湿疹风、湿、热邪较重，亚急性湿疹风、湿、热邪较轻。久病之后，耗血伤阴，血燥则生风，故疹色暗红，皮肤粗糙，转为慢性。

3. 湿疹的治疗

根据病因病机，对本病的治疗必须标本兼治，内外俱施，方能奏效。在临床施治时，应根据不同的皮损形态和全身症状辨证分型治疗。

（1）内治

风湿热重型：以急性湿疹汤内服。方中金银花、生甘草清热解毒；生地、赤芍、丹皮清热凉血；薏苡仁、滑石、苦参健脾、清热、利湿；白鲜皮、蝉蜕、荆芥、防风祛风止痒。有清热凉血，祛风利湿的作用。

风湿热轻型：以消风散内服。方中荆芥、防风、蝉蜕、牛蒡子、大胡麻仁散风止痒；石膏、知母、木通、生甘草清热利湿；苦参、苍术健脾燥湿；生地凉血，尤清血中之热；当归养血活血。有清热燥湿，活血祛风的作用。

血虚风燥型：以慢性湿疹汤内服。因病久邪深，耗血伤阴，导致血虚生燥生风，欲去其风，必先活其血，故方中以四物汤加何首乌补血活血；以荆芥、防风、白鲜皮、大胡麻仁、刺蒺藜、蝉蜕祛风散邪；加丹皮一味凉血，以除阴虚之热，从而达到血活风去而自愈。此时如继续应用清热利湿法治疗，不但无效，势必伤阴更重，加重病情。

（2）外治

湿疹的外治方法，在治疗中亦占有相当重要的位置。在本文痊愈病例中，有 2 例是单用湿疹散治愈的。在临床应用时也要辨证施治，如风湿热重型湿疹，局部渗水淋漓，红赤灼热，用银花汤冷湿敷，以清热解毒，除湿止痒，并有助于发散局部的蓄热；风湿热轻型湿疹或风湿热重型湿疹渗液较少者，用湿疹散香油调搽，以清热除湿，止痒收敛而获效；血虚风燥型湿疹，局部皮肤粗糙，用湿疹膏涂患部，有润肤止痒的作用，故对慢性皮肤粗糙的湿疹有效。

（姜兆俊）

中药治疗神经性皮炎 32 例初步观察

神经性皮炎是一种常见的慢性瘙痒性皮肤病。祖国医学称为"牛皮癣"、"摄领疮"等。近几年来用中药内服和熏洗方法，治疗局限性神经性皮炎 32 例，获得了较好的效果，现将临床治疗情况介绍如下。

一、临床资料

（一）疗效标准

痊愈：瘙痒完全消失，皮损恢复正常，或略有色素沉着；

显效：瘙痒基本消失，皮损显著好转；

进步：瘙痒大减，皮损缩小变薄；

无效：瘙痒及皮损均无改善。

（二）治疗方法

1. 内服中药

白鲜皮饮（经验方）：白鲜皮 15~30g，生地、当归、赤芍、丹参、金银花各 15g，黄芩、蝉蜕、苍术、荆芥、防风、川芎各 9g。水煎服。

加减：风盛奇痒者，加刺蒺藜、苦参各 12g，全蝎 6g；奇痒影响睡眠者，再加炒酸枣仁、夜交藤各 15~30g，生牡蛎 30g；风热入血者，重用金银花、黄芩、赤芍，加丹皮、紫草各 9g；血虚风燥者，加大胡麻仁、白芍各 9g，何首乌 15g，生地加至 30g；血虚肝旺者，再加生牡蛎 30g，珍珠母、石决明各 15g。

2. 熏洗药

（1）止痒洗药（经验方）：蛇床子、地肤子、苦参、黄柏、鹤虱各 15g，蜂房、生大黄、生杏仁、枯矾、白鲜皮、大枫子、朴硝、蝉蜕、丹皮各 9g。煎汤乘热熏洗患部，每日 1~2 次，每次 40 分钟左右。适用于神经性皮炎早期或轻型。

（2）除风洗药（经验方）：生川乌、生草乌、皂角、牛蒡子、荆芥穗、防风、苦参、泽兰、蛇床子、赤芍、川椒、白鲜皮、鹤虱、大黄各 15g，大枫子 24g，丹皮

9g。用法同止痒洗药。适用于神经性皮炎革化期或重型。

3. 外搽药

皮肤软膏（经验方）：硫磺粉、水杨酸、安息香酸各 4g，凡士林 50g，共调匀成膏。外搽患部，每日 2 次。如皮损肥厚奇痒者，每 30g 皮肤软膏内加入黄升丹 9g，调匀外搽。

在治疗过程中，基本是内服中药和外用中药熏洗相结合。但对发病时间短，面积小，而又方便熏洗部位的皮损，有时专用熏洗疗法也能获得满意的效果。皮损肥厚粗糙时，一般熏洗后，再搽以皮肤软膏，效果更为理想。

（三）治疗结果

32 例中痊愈者 13 例，占 40.6%；显效者 11 例，占 34.4%；进步者 7 例，占 21.9%；无效者 1 例，占 3.1%；总有效率 96.9%。对治愈的 13 例进行了随访（半年至一年半），复发者 3 例，复发率占痊愈病例的 21.4%，而复发时间多在半年左右。

二、讨论

1. 对本病的认识

早在公元前 14 世纪的甲骨文中，就有"疥"、"疕"等表示人患皮肤病的象形字。我国第一部医书《黄帝内经》中，对若干皮肤病已有记述。隋朝巢元方著《诸病源候论》，对皮肤病已有相当广泛的记载和比较细致的描述，如卷三十五中记载："牛癣候……其状皮厚，抓之硬强而痒是也"，又"摄领疮，如癣之类，生于颈上，痒痛，衣领拂着即剧，云是衣领揩所作，故名摄领疮也"，这些描述很符合局限性神经性皮炎的特点，并指出衣领的机械性摩擦刺激对于发病的关系，可见在公元 601 年的当时，祖国医学对神经性皮炎已有了一定的认识。此后，明清时代的中医外科书籍，如《外科正宗》《医宗金鉴》等，对神经性皮炎的记载更加详尽，如《医宗金鉴》根据皮损的不同表现，将神经性皮炎分为若干型，"一曰干癣，搔痒则起白屑，索然雕枯；……三曰风癣，即年久不愈之顽癣也，搔则痹顽，不知痛痒；四曰牛皮癣，状如牛领之皮，厚而且坚；……"由此可见祖国医学对神经性皮炎很早就有足够的认识和研究。

2. 病因病机

神经性皮炎是由于风热客于肌肤，营卫不和，气血运行失调所致。风盛则瘙痒无度，热盛则皮肤起疹；久则热伤血液，血虚生燥生风，皮肤失养而粗糙肥厚。因此治宜清热活血，祛风止痒，应用白鲜皮饮内服，并结合病情发展和变化，辨证求因，审因施治，在原方的基础上加减使用，这样才能收到较好的治疗效果。如风盛者，则瘙痒无度，皮损干燥，无渗液，脉多浮；风热入血者，则皮疹色红，灼热瘙痒，脉多浮数；血虚肝旺者，可伴有头痛，口苦，咽干，易怒，在情绪波动时皮损加重，舌红苔黄，脉弦数等。

3. 熏洗疗法的应用

熏洗疗法是用止痒洗药或除风洗药煎汤乘热先熏后洗的一种疗法。这种疗法可以使用中药直接作用于局部病变而起到治疗作用，是治疗皮肤病重要的外治疗法之一，它所以能奏效，是由于中药温热作用，可使局部血管扩张，促进血液循环和新陈代谢机能，兴奋汗腺分泌，疏通经络，调和气血，散风止痒，使皮肤病损逐渐恢复正常。止痒洗药和除风洗药，不仅适用于神经性皮炎，而且也适用于湿疹、银屑病、脂溢性皮炎和皮肤瘙痒等皮肤病，因此熏洗疗法是我院治疗皮肤病的常用疗法之一。

（姜兆俊）

退斑汤治疗黄褐斑 18 例

黄褐斑是指发生在面部的黄褐色斑片，多对称性分布的色素性皮肤病，中医称之为"黧黑斑"。本病多发于女性，与妊娠、内分泌失调、口服避孕药、慢性疾病、日光久晒、精神刺激、消化功能紊乱及某些接触焦油类职业等有关。其特点为皮肤黄褐色或咖啡色斑区，形状不一，大小不等，边界清楚，通常对称分布于颧突、眼眶周围、颊、鼻、上下唇、下颌等部位。虽然本病无自觉症状，但随着社会的发展，生活水平的提高，美容已成时尚，因此本病有进一步加强研究的必要。笔者根据中医辨证和家传验方治疗本病 18 例，取得显著疗效，报告如下。

一、临床资料

1. 一般资料

18 例皆为已婚妇女，年龄 30~44 岁。病程短者 2 周，长者 7 年。伴随情志郁怒者 14 例；兼纳差、便稀者 4 例；腰膝酸软、头晕、梦多、月经后延量少者 4 例。

2. 治疗方法

退斑汤：熟地、当归、白鲜皮各 15g，柴胡、香附、茯苓、赤芍、川芎、白僵蚕、白术、白芷各 9g，白附子、生甘草各 6g。水煎服，每日 2 次。

加减：心烦失眠者，加莲子心 3g；腰膝酸软、头晕梦多者，加菟丝子、女贞子各 15g，枸杞 12g；月经后延，量少，经色紫黑者加桃仁、红花各 9g，益母草 15g；经色深红者，加地骨皮、知母各 9g，原方熟地改生地 15g；经色暗红下腹胀痛者，加白芍、郁金各 9g。

3. 疗效标准

痊愈：颜面皮肤呈正常肤色；

显效：皮肤消退 70% 以上；

好转：皮肤消退 30% 以上；

无效：皮肤无明显变化。

4. 治疗效果

服药 30 天为 1 个疗程。服药 1 个疗程，痊愈 6 例，显效 3 例，好转 1 例，无效

1 例；服药 2 个疗程，痊愈 5 例，显效 2 例。

二、讨论与体会

本病与中医的面尘、黧黑黵赠、黧黑斑相似，如《外科证治全书·面部证治》中说："面尘，面色如尘垢，日久煤黑，形枯不泽，或起大小黑斑，与面肤相平。由忧思抑郁，血弱不华……"本病 18 例均具有典型的黄褐斑症状，伴情志郁怒者 14 例，其中兼纳差、便稀者 4 例，腰膝酸软、头晕梦多、月经后延少量者 4 例。由此看来，本病原因主要由于情志郁怒，渐伤肝脾，肝伤则气滞血瘀，脾虚则不能生化精微，以致血弱不能华面；肝肾同源，若肝郁化火下灼肾阴，则出现肾阴不足症状，故本病的发生与肝脾肾三脏有关。因风性上行，故面部疾病多与风邪有关。

根据本病的病因病机和证候，治宜疏肝解郁，养血健脾为主，佐以活血化瘀祛风。方中柴胡、香附疏肝解郁；熟地、当归、白术、茯苓、甘草养血健脾；赤芍、川芎、白鲜皮、白僵蚕、白附子、白芷活血化瘀祛风；肾阴不足者加女贞子、枸杞滋阴补肾。据研究报道，当归、川芎、白芷等有抑制酪氨酸酶的作用，从而减少皮肤黑色素沉着。近来对少数病例，在内服药的基础上，外用白芷、川芎各 9g，珍珠粉 3g。先将前两味药研细粉，再与珍珠粉调匀，以黄瓜搅碎取汁调糊状，擦皮损部位，继之轻轻按摩 3 分钟，1 小时后洗去，每日 1 次。经初步观察疗效优于单纯内服药治疗。但因病例较少，尚待进一步观察总结分析。

（姜兆俊）

限局性硬皮病二则

◇**病例一**

某某，男，20岁。

初诊：1979年6月7日。

左肩两上肢限局性肌肉萎缩变硬3年。

发病初期患部有淡红色而肿的丘疹，以后皮肤逐渐萎缩，光亮，不出汗。曾用激素治疗病情稳定，后因胃炎停药，病情又加重。查见左肩、左三角肌、右前臂分别有10×6cm、6×5cm、4×3cm斑片状皮损，边界清，皮肤萎缩变薄硬化，紧贴于深部组织，弹性消失，畏寒肢冷，酸麻痛痒，舌苔白，脉沉细，红细胞沉降率30mm/h。

诊断：限局性硬皮病。证属肾阳不足，寒凝瘀阻。

治则：温补肾阳，益气化瘀，散寒通络。

方药：鹿角霜15g　　淫羊藿15g　　熟地黄15g　　鸡血藤15g

　　　当归15g　　　丹参15g　　　莪术12g　　　片姜黄12g

　　　熟附子9g　　　雷公藤9g　　　桂枝9g　　　麻黄9g

　　　白芥子9g　　　生黄芪30g　　　生甘草6g

水煎服，日1剂。

外用活血止痛散：透骨草30g，川楝子、当归尾、姜黄、威灵仙、川牛膝、羌活、白芷、苏木、五加皮、红花、土茯苓各15g，川椒、乳香各6g。加水煮沸20分钟，取药液趁热先熏后洗患部，药液变凉时加温，每日1次。

二诊：治疗3周后，皮肤萎缩变薄、硬化渐软，畏寒肢冷减轻，原方去雷公藤，外用药同前。

三诊：用药6周后，见皮肤萎缩处明显变软，光亮消失，用手捏可捏起少许皮肤，惟口干，便秘。原方去白芥子，熟附子改6g，加肉苁蓉、女贞子各15g继服。因天气渐热，停用熏洗法，改用当归15g，干姜、川椒、细辛、肉桂、甘草、红花、威灵仙各9g，放入65度白酒750ml中浸泡1周，用纱布蘸药酒涂擦患处，每日2次。

四诊：用药9周后，大部分皮损萎缩硬化色泽接近正常，红细胞沉降率20mm/h，苔白，脉沉细有力。根据病情已基本痊愈，为彻底治愈，防止复发，用上内服药 5 剂，共研细末，水泛为丸，每次 9g，每日 3 次。

1 年后随访，病已痊愈，未复发。

◇病例二

某某，女，49 岁。

初诊：2002 年 7 月 2 日。

全身发生散在性红斑 30 天。

患者 17 年前曾患限局性硬皮病，经笔者给中药治愈。近 1 个月来见身体多处发生红斑，担心原病复发，再邀诊治。查见背、腰、腹、四肢见多发性红色皮损，呈椭圆形或不规则形，边界清楚，大小不等，皮损逐渐变硬，失去弹性，自觉微痒，畏寒肢冷，气短乏力，失眠多梦，月经紊乱，舌淡苔白，脉沉细。红细胞沉降率 30mm/h，肝功能（－），尿常规（－）。

诊断：限局性硬皮病。证属脾肾阳虚，冲任失调。

治则：温阳补肾，健脾益气，活血化瘀，调理冲任。

方药：生黄芪 30g　　白术 15g　　茯苓 15g　　当归 15g

鸡血藤 15g　　淫羊藿 15g　　莪术 15g　　生牡蛎 15g

熟附子 9g　　桃仁 9g　　红花 9g　　仙茅 9g

鹿角霜 12g　　乌梢蛇 12g　　雷公藤 12g　　生甘草 6g

水煎服，日 1 剂，经期停用。

外涂擦醋酸去炎松尿素软膏、海普林软膏。

二诊：治疗 1 个月后，见皮损色淡，面积缩小，体力渐增，畏寒肢冷减轻，月经基本正常，仍失眠多梦，原方加炒酸枣仁、枸杞各 15g，每周 6 剂，经期停服，外用药同前。

三诊：治疗 2 个月后，患者感受风寒化热，热壅肌肤，见红斑增多，色红明显，体温 37.5℃，舌微红苔白。

治则：清热凉血，化瘀消斑。

方药：生地黄 30g　　大青叶 30g　　金银花 30g　　白茅根 15g

牡丹皮 15g　　赤芍 15g　　水牛角粉 15g[冲]　　紫草 15g

连翘 15g　　　　　雷公藤 12g　　　　生甘草 6g

水煎服，日 1 剂，经期停用。

配合清开灵每次 1 袋，每日 3 次冲服。

四诊：治疗 30 天后，见红斑转淡，近期发生的红斑大部分消失，仅留少数散在的色素沉着斑，触及皮软，红细胞沉降率 5mm/h，苔白，脉沉细。病基本痊愈，以第一次方取 6 剂，共研细末，水泛为丸，每次 9g，每日 3 次，以善其后，巩固疗效。

讨论与体会

硬皮病是一种以皮肤肿胀硬化、后期发生萎缩为特征的结缔组织病，分限局性和系统性硬皮病两种。限局性硬皮病是一种自限性皮肤病，一般无自觉症状，不侵犯心脏；系统性硬皮病，可侵犯肺、心、肾等内脏，并出现累及相应脏器的症状。本病属于中医学"皮痹"的范畴。《素问·痹论》中曰："风寒湿三气杂至，合而为痹也"，"以秋遇此者为皮痹"，"痹在于皮则寒"，"皮痹不已，复感于邪，内舍于肺"。故其发病内因肺、脾、肾三脏气虚弱，外感风、寒、湿邪乘虚内侵，阻于皮肤肌肉之间，致营卫不和，经络阻塞，气血凝滞而成，重者内侵脏腑，可出现累及不同脏腑的症状。笔者曾治疗限局性硬皮病多例，少数痊愈，有的虽未痊愈但病情长期稳定。

上述两例，病例一为肾阳不足，寒凝瘀阻；病例二为脾肾阳虚，冲任不调。其共同点为肾阳不足，气虚血瘀，故温补肾阳、益气化瘀是本病主要治法。因温阳益气可增强免疫活性，改善免疫异常；活血化瘀可改善微动脉的阻塞，以利于皮损部位的血管扩张和微循环的改善。病情进行期可适当短期配合激素治疗，大多可较快控制病情的发展。病情稳定期，脾肾阳虚者，服金匮肾气丸；寒凝瘀阻者，服阳和丸（即阳和汤作蜜丸）；正气不足，风寒凝阻者，服大活络丹；脾气虚者，服人参健脾丸。

总之，对本病的治疗，应根据临床症状和病机转化，辨病与辨证相结合，局部与整体并重，内治为主，外治为辅，才能取得较为满意的疗效。

（姜兆俊）

外用猪骨汤、猪骨膏治愈药物过敏性溃疡一则

药物过敏性疾病是常见疾病，但药物过敏性大面积溃疡则少见，由于对本病的认识不深，缺乏早期有效的诊治方法，使病情发展逐渐严重。当根据病理、血象、变态反应皮肤实验检查确诊后，不难分清患者对哪种药物过敏。本则病例不仅对中药过敏，对某些西药也过敏，因此治疗非常棘手。现将此患者病情的治愈方法介绍如下。

◇**典型病例**

某某，女，69岁。

初诊：2001年10月5日，左小腿溃疡70天。

自述今年7月初因腿痛理疗疗伤，当时皮肤红肿起疱，剪破水疱涂甲紫溶液，4~5日后伤处表皮脱落，创面紫红，诊为烧伤浅Ⅱ度。先后用湿润烧伤膏、京万红、紫草油纱布、生肌玉红膏油纱布等屡治无效，创面逐渐扩大加深，创周丘疹渗液，糜烂瘙痒。9月下旬，决定行植皮术治疗，行左小腿摄片胫腓骨未见异常。病理报告呈慢性肉芽肿，见大量嗜酸性粒细胞和淋巴细胞浸润。血沉正常，血常规见嗜酸性粒细胞高于正常值。变态反应皮肤实验芝麻（+）。停用中药治疗，改用洗必泰、洁尔灭冲洗，喷金因肽，撒氯地粉，覆盖石蜡油纱布，口服抗组织胺药和过敏反应介质阻滞剂及肾上腺皮质激素类，经1周治疗仍不能控制溃疡的发展和创周的糜烂渗液，不具备行植皮术的条件，停用西药治疗。吾再邀诊治，查见左小腿前下1/3处有8×5cm溃疡，创缘红亮隆起，形如缸口，创面肉芽苍白如刺状，浸及深筋膜，有大量分泌物，距溃疡上缘另有2.5×1.5cm溃疡，两者未贯通，创周皮肤晦黯，丘疹糜烂，滋水淋漓，小腿轻度肿胀，沉重乏力，背部有大面积粟粒样红色丘疹，瘙痒。

诊断：药物过敏性溃疡，激素性皮炎。证属气虚血瘀，毒损肌肤。

治则：补气托疮，清热解毒，化瘀生肌。

方药：生黄芪、当归、蒲公英、生甘草、丹参、金银花各15g，炒乳香、炒没药各9g，鲜猪长管骨100g。上药前八味放锅内，加水1000ml浸泡30分钟。另将猪骨加水1000ml，煮沸30分钟，除去浮油，取200ml放入浸泡中药的锅内同煎30分钟，

过滤去渣，取温热药液淋洗创面 20 分钟（药液变凉时应加温），然后用无菌纱布蘸干创面，覆盖猪脂膏。

猪脂膏：药用当归、白芷、紫草各 12g，生甘草、苦参、黄柏、防风各 9g，血竭粉 4.5g，珍珠粉 3g，蜂蜡 15g，猪脂 500g。上药前八味放猪脂锅内，文火炸枯去渣，次入蜂蜡溶化过滤，待油温后，再入血竭粉、珍珠粉搅匀，冷后成膏，加纱布高压灭菌制成油纱布，每天 1 次洗后换药。

2 周后，创面苍白如刺的腐败组织已全部脱落，基底部肉芽转红生长，创周丘疹糜烂，渗液瘙痒基本痊愈，继用上方治疗 6 周，创面全部愈合，无瘢痕形成。

讨论与体会

药物过敏性溃疡主要是正气与邪气共同作用的结果，即《素问·刺法论》中"正气存内，邪不可干"及《素问·评热病论》中"邪之所凑，其气必虚"，正气不足，邪气由"药毒"所致，与个体禀赋亦有关。

该患者诊断明确后，在辨证和辨病的基础上，运用以往的临床经验，结合现代中药药理有效成分的研究，组成本洗药方。方中生黄芪补中益气，托疮生肌，能扩张血管改善血运，增强抵抗力，使变性和已坏的肌细胞恢复活性，为治溃疡之要药；丹参、当归、炒乳香、炒没药活血祛瘀，消肿生肌；蒲公英、金银花、生甘草清热解毒，疗疮疡肿痛；小量甘草甜素具有抗过敏及糖皮质激素样作用，对某些毒物有一定的解毒作用；猪骨汤中含钙、蛋白质、氨基酸及维生素 A、维生素 B、维生素 C、维生素 D 等营养成分，骨髓中的骨胶原类，骨髓肽是固钙成骨和参与造血的主要成分。故本方具有补气托疮，解毒生肌，活血祛瘀，改善血运，增强免疫，抗过敏，抗炎作用。本方煎汤直接淋洗患部，使药力直达病所，从细胞外液迅速地弥散入血液循环，既能清洁创面，又能解除局部和全身的药毒，使溃疡气血疏通，毒除瘀祛肌生。

猪骨膏是以生肌玉红膏方为基础，再根据本病证候，辨证选用苦参、黄柏、防风。故本膏具有解毒止痛，清热燥湿，活血化瘀，生肌敛疮作用。因患者变态反应皮肤试验芝麻（+），停用麻油为基质制膏，改用猪脂为基质制膏，可解除麻油的副作用，有利于过敏性溃疡创面的愈合。

（姜兆俊）

马钱子膏在外科临床的应用

1979～1983 年，以赵景春的同求膏为主加减而成的马钱子膏局部外敷，治疗外科疾病 23 例，取得较为满意的效果，现报告如下。

一、临床资料

1. 一般资料

（1）性别　男性 8 例，女性 15 例。

（2）年龄　发病最小年龄 12 岁，最大年龄 72 岁，平均发病年龄 43 岁。

（3）病程　病程最短者 15 天，最长者 4 年，平均病程 5 个月以上。

（4）病种　外伤性滑囊炎 13 例，腱鞘囊肿 4 例，腱鞘炎 5 例，肱骨外上髁炎 1 例。

2. 方药组成和制用方法

马钱子、制乳香、制没药、生甘草各 90g，生麻黄 120g，凡士林 480g。上药前五味共研细末，放入加热熔化的凡士林内搅匀，冷后凝膏即得。用时可根据病变范围，将膏药均匀地摊于纱布上，外敷患处。每二三日换敷 1 次。

3. 治疗结果

痊愈：16 例（69.6%），症状消失。其中外伤性滑囊炎 8 例、腱鞘炎 5 例、腱鞘囊肿 3 例。

好转：6 例（26.1%），一般症状减轻，肿胀缩小。其中外伤性滑囊炎 4 例、腱鞘囊肿 1 例、肱骨外上髁炎 1 例。

无效：1 例（4.3%），用药 2 次以上，症状无改善。

痊愈的 16 例中，治疗最少的为 1 次，最多的为 15 次，平均治愈为 5.63 次。其中 12 例进行 40 天至 4 年的随访观察，复发者 1 例，未复发者 11 例。

4. 典型病例

◇病例一

李某某，女，56 岁。

初诊：1982 年 6 月 8 日，右膝肿胀 30 天。

患者于 2 个月前右膝有摔伤史，近 1 个月来，右膝肿胀逐渐加重，行走时伴有轻度疼痛。查见右膝髌骨上缘有一处圆形肿块，约 6×5cm，轻度压痛，有波动感，浮髌试验（+）。

诊断：右膝外伤性髌上滑囊炎。

治法：马钱子膏局部外敷。经连续用药 5 次，肿块及其他症状均消失。随访至今未见复发。

◇病例二

李某某，男，22 岁。

初诊：1982 年 6 月 19 日，左膝内侧起肿块 15 天。

查见左膝内侧韧带后有一处圆形肿块，约 4×3cm，触诊肿块表面光滑，有囊性感，按压时微有酸痛。

诊断：左膝内侧腱鞘囊肿。

治法：马钱子膏局部外敷。用药敷贴 2 次后，肿块缩小至 2×2cm。继外敷 3 次，肿块全部吸收消散。随访至今未见复发。

二、讨论与体会

外伤性滑囊炎、腱鞘炎、腱鞘囊肿、肱骨外上髁炎，是软组织慢性损伤性疾患，多由于长期、持续、反复地慢性损伤，或较大的摩擦和压迫而引起水肿、增生、渗出性炎症病变。本病属于祖国医学"伤筋"范畴，多因局部过劳或外伤等因素，致经络阻滞，气血失调，筋络失于濡养或气血阻滞，瘀聚不散，筋膜结聚成囊所致。根据《内经》中"结者散之"、"滞者导之"的理论和临床表现，法当通络止痛，伸筋活血，消肿散结。用马钱子膏外敷患部，赖药物的渗透作用，直达病所，扩张血管，改善血循环，促进炎症、水肿和渗出液的吸收，软化增生组织，使鞘膜壁和滑膜恢复其正常的生理功能，从而达到肿消痛止的目的。

从治愈的 16 例病种来看，腱鞘炎效果最好，外伤性滑囊炎、腱鞘囊肿效果较差。其疗效较差的原因，可能与囊壁增生较厚，药物透入较慢，产生有效作用较迟有关。在随访的 12 例中，外伤性滑囊炎 1 例，痊愈 4 年后复发，近又用马钱子膏外敷治愈。其复发原因，是再次损伤所致，可见消除致病因素，是防止复发的关键。

初步临床观察认为，马钱子膏具有简便、有效、易接受、无任何痛苦的优点，是治疗软组织慢性损伤性疾病的理想外用药。

（姜兆俊）

千捶膏为主治疗先天性耳前瘘 9 例

先天性耳前瘘是一种常见的先天性畸形疾病，多见于儿童，一般以手术切除治疗。笔者用千捶膏为主治疗先天性耳前瘘 9 例，6 例痊愈，其中用千捶膏治愈者 5 例，千捶膏配合七仙条治愈者 1 例。单用千捶膏治疗无效者 3 例。

一、千捶膏

方药：蓖麻子仁 150g，松香 120g，铜绿 3g，儿茶 3g，轻粉 3g，生杏仁 3g，乳香 6g，没药 6g，血竭 6g。

制用法：先将蓖麻子仁、松香入石臼中捣烂，再入生杏仁、铜绿等药，捣数千捶成膏状备用。用时，取膏药适量，摊纱布上贴患处，每日或隔日换药 1 次。

功效：消肿止痛，拔毒提脓，祛腐生肌。

二、七仙条

方药：红升丹、白降丹、煅石膏、制乳香、制没药、血竭各等份，冰片少许。

制用法：上药共研极细末，面糊为条，阴干后备用。同时，取七仙条 1 根，插入瘘管基底部，其尾部在高出瘘口 0.1cm 处剪断，盖贴千捶膏，每日或隔日换药 1 次。

功效：化管提脓，祛腐生肌。

（姜兆俊）

第二部分　姜兆俊学术传承篇

姜兆俊治疗外科疾病的学术思想及临床研究

姜兆俊主任医师出身于中医外科世家，自幼在伯父指导下学习《外科正宗》《医宗金鉴·外科心法要诀》《外科证治全生集》等中医外科典籍，20 岁即在潍坊市中医院随伯父临证，为以后从事中医外科工作奠定了基础。他 1958 年考入山东中医学院系统学习中医理论，毕业后留校，又师从济南名医李廷来学习中医外科，深得其传。他至今已从事中医外科医、教、研工作 50 余年，医德高尚，治学勤勉，勤求古训，博览群书，深究各家之说，撷取各家之长，在灵活变通古方、经方、验方基础上，用药广泛，配伍精当。他具有精湛的医疗技术，在临床上取得了显著的效果，并且在临床实践中不断探索、研究和总结新理论、新方法和新技术，丰富和发展了中医外科学的内容。姜老师擅长诊治外科疾病，同时对内、妇、儿、针灸、推拿等亦有较深体会，尤其对疮疡（外科感染）、甲状腺疾病、乳房疾病、周围血管疾病、皮肤病、慢性溃疡及部分疑难病的诊治，具有丰富临床经验和独到见解。其学术思想基本特点包括：①辨证重视整体观念，强调诊断明确；②治疗主张辨病论治与辨证论治相结合；③突出中医外科内、外结合治疗的特色；④结合现代医学理论和研究用药；⑤通过临床实践，丰富和发展中医外科学。

一、辨证重视整体观念，强调诊断明确

中医学在认识疾病时，是在中医基础理论的指导下，通过望、闻、问、切四诊收集相关临床资料，从不同角度进行分析、归纳和综合，辨别或推断其病因、病位、病势、病性、病情、病机和病证；通过鉴别病种和证候，为临床防治疾病提供依据，形成了一个以八纲辨证为总纲，脏腑辨证为基础的辨证体系。毫无疑问，中医外科学也必须遵守这些辨证方法，并且根据外科疾病的发生发展和变化规律，灵活加以运用，从而形成了中医外科学独特的辨证方法，即以中医学辨证体系为基础，辨病与辨证相结合，全身辨证与局部辨证相结合。

（一）从整体观念出发，整体与局部辨证并重

外科疾病大都生于体表，既有全身表现，又有局部表现，所以中医外科辨证特点是既要全身辨证，又要局部辨证。中医外科学理论体系的特点就是强调用"有诸内必形诸外"、"治外必本诸内"的人体内外统一理论去认识疾病的发生和发展，从而指导临床辨证论治。姜兆俊主任医师历来主张在整体观念指导下的辨证论治是中医的特色和优势，准确的辨证是临床立法、处方、用药的依据。因此，他在辨证时一直强调要从整体观念出发，整体与局部辨证并重，并把二者结合起来综合分析，既重视全身脏腑、经络、气血功能失调在外科疾病发病中的作用，又注意局部病变对全身脏腑、经络、气血的影响，不仅可以全面掌握在全身病理改变影响下外疡自身的发生发展规律，还可以透过局部表现来了解全身性正邪斗争的整体情况，从而达到辨证的完整性，以此观念来指导临床实践才能提高临床疗效。

例如，发生于体表的慢性皮肤溃疡特点为经久不愈，反复发作，病程较长。造成其疗效差的原因之一就是往往以局部辨证代替了整体辨证，局部治疗取代了全身治疗，忽视了全身因素在本病发生发展中的重要作用。慢性溃疡的病理发展有其自身特点，姜兆俊主任医师认为"虚"和"瘀"为其基本病理特点，故临床治疗以益气活血为本。治疗中强调要以内治为主，配合外治提高疗效。内治以益气活血为主，重在改善"虚"和"瘀"的情况，通过改善机体营养状况和血液循环，使脓腐组织尽快脱落，肉芽组织尽早生长，加速疮面愈合。

（二）诊疗疾病明确诊断为先

中医外科诊疗疾病的特点是明确诊断为先，因此姜兆俊主任医师在临床中特别强调要诊断明确。他将通过四诊获得的临床资料，从疾病主要症状入手，结合伴随症状和阳性体征进行再分析、归纳和综合以明确诊断，为今后治疗打下良好基础。

例如，亚急性甲状腺炎（简称亚甲炎）是一种甲状腺非化脓性炎性疾病，临床表现不典型，且形式多样化，常常造成误诊与漏诊，甚至进行了不必要手术，导致永久性甲状腺功能低下。因此，正确诊断亚甲炎是临床上一个非常重要的问题。姜兆俊主任医师在临床上特别强调两点：一要提高对本病的认识；二要明确诊断。亚甲炎诊断主要依靠病史、症状、体征和部分实验室检查。只要详细询问病史，注重甲状腺局部表现，对甲状腺肿大疼痛的部位、性质和特点进行详细了解，同时结合本病所特有的

实验室检查方面的改变，即可正确诊断为亚甲炎。

二、治疗主张辨病论治与辨证论治相结合

辨病论治和辨证论治都是中医学重要的组成部分和基本特点，对临床实践有着重要和规范的指导作用。姜兆俊主任医师在治疗学上的基本学术思想就是以辨病论治为主，辨病与辨证论治相结合。

（一）辨病论治与辨证论治结合的必要性

辨病和辨证，是中医学从不同角度认识疾病本质的方法。通过辨病，揭示疾病的本质和发生发展规律，对疾病以后发展有客观和概括性的了解；通过辨证，把握疾病现阶段主要矛盾，使诊断更加深入细致。中医历来强调自身的辨病与辨证相结合，二者相互联系，相互补充。诊断时，先辨病后辨证；治疗时以病为纲，据病立法，拟定专方专药，然后结合寒热虚实辨证加减用药，实现辨病论治与辨证论治的结合。相对于辨证论治，辨病论治更注重疾病的整体性和主要矛盾及自身发生发展规律，注意总结疾病的辨治规律，观察疾病演变过程中的突出表现，并且探索具有针对性的治疗方法，它有着辨证论治无法代替的诊治方法。正如徐灵胎在《兰台轨范》中所指出："欲治病者，必先识病之名，能识病之名，而后求其病所由生，知其所由生，又当辨其所生之因各不同，而病状所由异，然后考虑其治之法，一病必有主方，一病必有主药。"

（二）中医外科实施辨病论治的可行性和优势

中医外科疾病论治历史源远流长，几乎所有中医外科疾病的诊治，无论从外科学专著还是临床实践看都是辨病辨证论治。经过几千年的积累和历代医家不断总结，中医外科对各种疾病的本质和发生发展规律都有了较深刻认识，对每一种疾病的病因病机、临床表现、诊断与鉴别诊断、治疗和预后的各个方面都有了详尽了解，其中的宝贵经验至今仍在临床发挥着重要作用。同时经过近几十年的努力，中医外科病名体系已经形成了一个以本质属性来分类，以临床主要特征来命名的合理、科学的体系，每一个病名都比较限定，概念比较明确，其所定义的内涵大多都可与现代医学的一个或几个疾病相对应，为外科辨病论治的完善和发展打下了一个良好基础。

（三）辨病论治和辨证论治结合方式

根据辨病论治和辨证论治的要求，以及中医外科疾病的特点，在临床实践中二者结合方式主要有两种。

1. 分期论治

分期论治是根据外科疾病发病过程中不同时期、不同阶段的病机变化特点进行辨证论治。主要适用于各种感染性疾病。姜兆俊主任医师认为此种方式的关键是病机辨证，重在详察各阶级的病理变化，从而确定相应的治疗原则。例如，他根据乳痈发生发展的过程，详察其不同阶段的病理变化，在临床实践中将其分为六期进行辨证论治。

（1）瘀滞期　多见于初发阶段，病机为肝气郁结，乳汁郁积，气血凝滞。治则为疏肝解郁，通乳和营，解毒消肿。方用橘叶散或瓜蒌牛蒡汤加减。

（2）化热期　病机为肝郁化火，胃热壅滞。治则为疏肝清热，通乳消肿，方用瓜蒌牛蒡汤加减。姜兆俊主任医师认为，此时发热恶寒，为气血瘀滞化热后热毒壅盛，正盛邪实，正邪相搏所致，并非表证，应以清热解毒治疗为主，反对使用传统解表法，故牛蒡子可弃而不用。另外，在治疗外科感染性疾病时，他特别重视活血化瘀法的运用。乳痈初期，除以清热解毒法为主外，还需佐以和营行气通络之品，如当归、赤芍、川芎、穿山甲、皂角刺等，从而使热毒得清，经络疏通，气血通畅而恢复正常。

（3）酿脓期　病机为热毒炽盛，脓将成或部分成脓。治则为清热解毒，活血消肿，托毒散结。组方时针对病因以消法为主，辅以理气活血通络之品，佐以辛散芳香透达之品，在上述瓜蒌牛蒡汤加减的基础上酌加当归、赤芍、乳香、没药、白芷、桔梗、贝母等。穿山甲、皂角刺因其透托之力峻猛，可促使早日液化成脓及破溃，故在此阶段不宜使用，此时姜兆俊主任医师习用生小蓟，取其清润寒凉之性，能疏风清热，活血散瘀，消肿解毒，可"解一切疔疮痈疽肿毒"。

（4）脓成期　病机为热盛肉腐，脓已成熟。治则为清热解毒，托毒消肿。方用瓜蒌牛蒡汤合透脓散加减。姜兆俊主任医师认为此时最有效的治疗方法是，外治以切开排脓，使毒邪及时地随脓排泄于外，内治以清热解毒，清肿排脓，二者配合，可有效控制毒邪的发展和并发症的发生。

（5）溃脓期　多见于溃后早期，病机为脓毒外泄，正气损伤，余毒未尽所导致的正虚毒恋。治则为益气和营，清热托毒。方用托里消毒散加减。

（6）收口期　见于溃破后期，病机为脓血大泄，气血两虚，湿毒留恋所导致的正虚邪衰。治则为补气养血，健脾益胃。方用八珍汤加减。

2. 以固定方加减论治

以固定方加减论治，就是针对某病的病因病机固定一方为基础，再根据具体病情加减论治，通治一病。除感染性疾病，姜兆俊主任医师在治疗外科其他疾病时使用最多的就是这种方式，其核心和关键就是要谨守病机，详察变化，辨病与辨证相结合。这种学术思想集中体现于对乳腺增生病的病因病机分析和治疗方法的选择上。

对乳腺增生病的辨治，姜兆俊主任医师主张要从整体与局部关系出发去认识病情，从脏腑辨证角度去分析病理变化。他认为在本病发生发展过程中，主要与肝、脾、肾三脏功能失调有关，其中与肝、肾二脏关系最为密切。肝郁肾虚同为乳腺增生病发病之根本，在发病学上占主导地位，早期以肝郁为主，后期以肾虚为主；而由肝郁肾虚导致的气滞、血瘀、痰凝则为发病之标。对乳腺增生病治疗，目前国内多从肝气郁结和冲任失调出发进行分型辨证论治。姜兆俊主任医师依据多年的临床经验，根据基本病因病机，首先进行辨病论治，然后根据疾病发展过程中不同阶段的具体变化进行辨证论治。

临床上以疏肝补肾、理气活血、化痰散结为基本治疗原则。拟定基本方如下：柴胡、香附、夏枯草、淫羊藿、鹿角霜、三棱、莪术、海藻、昆布、浙贝母、生牡蛎。在此基础上根据病情变化随证加减：①对乳痛症患者，当以疏肝理气止痛为主，选加青皮、陈皮、橘叶、延胡索、川楝子、白芍等；②肾阳虚明显者，可选加巴戟天、肉苁蓉、仙茅等温阳补虚。若乳房疼痛遇寒加重，肿块较硬，日久难消，同时伴明显阳虚寒凝表现，如畏寒肢冷、腰膝酸软或冷痛、面色㿠白、舌质淡胖、苔白、脉沉细等，姜兆俊主任医师主张采用王洪绪"阳和通腠，温补气血"原则，用阳和汤加减，药用熟地黄、麻黄、鹿角胶、白芥子等以温阳散结，与上述药物联合应用，可显著提高疗效；③有肾阴虚者，酌加天冬、枸杞、何首乌等；④经前乳房肿胀明显，证属脾虚湿盛者，可加茯苓、白术、泽泻、泽兰、益母草等；⑤经前乳房疼痛严重者，加山慈姑、延胡索、川楝子等；⑥乳房肿块难消者，加穿山甲、僵蚕、土贝母；⑦乳头溢清水样或黄色液体者，加麦芽、生山楂、神曲、薏苡仁；若溢血性液体，加旱莲草、花蕊石、白茅根、生地榆、三七粉等。

三、突出中医外科内、外结合治疗的特色

外科的治疗特点在于整体与局部相结合的内外合治法，这是整体观念在外科治疗学上的具体体现，体现了局部结合整体，治标结合治本的治疗思想，是提高临床疗效的关键。姜兆俊主任医师在外科疾病治疗中就很好地贯彻了上述学术思想。例如对慢性皮肤溃疡，除了全身以气虚血瘀为基本病因病机论治外，对其局部病理变化也做了详细分析，并确定了相应外治法则和方药。

姜兆俊主任医师认为慢性溃疡由于溃破日久，脓水不断，疮面脓腐组织部分或大部分已脱落，同时又有部分新生肉芽组织存在，二者之间无明显界限，因此治疗时宜祛腐生肌并用。临床根据脓腐组织多少、腐脱难易、肉芽组织有无，辨证使用祛腐类药和生肌类药。以明代陈实功《外科正宗·肿疡主治方》中的"生肌玉红膏"为基础进行适当加减，组成了治疗慢性皮肤溃疡外用基本方：白芷、当归、紫草、儿茶、血竭、乳香、没药、大黄、黄连、黄柏、苦参、冰片、生甘草。诸药共研细末，撒于疮面，或制成软膏摊于疮面，或水煎外洗患部均可。若脓腐较多或患处红肿热痛甚至出血，证属余毒未清者，可加牛黄、地骨皮增强解毒化腐力量；疮面脓水淋漓不断，渗出明显者加用煅炉甘石、煅石膏、煅龙骨以燥湿收脓敛疮；后期可用珍珠、象皮等以加速生肌收口，且避免了升丹类药物的毒副作用。

四、结合现代医学理论和研究用药

现代医学借助于各种先进的检测系统不断认识不同疾病各自的病因、病位、病理变化等特点，揭示疾病本质和发生发展规律，明确诊断，确立治则，指导治疗。而中医学将运用中医基础理论结合现代科学技术或现代医学研究成果，从其自身角度重新认识疾病的病因、病位、病理变化和预后转归，更好地指导临床实践，同时利用现代药理、药效学研究中药，也已成为筛选有效方药的重要手段。在辨病和辨证论治前提下，结合现代药理研究成果辨证用药，是提高临床疗效的有效途径。姜兆俊主任医师在临床实践中便非常重视这一点，他不断吸收现代医学研究的新成果来指导临床。

例如，现代医学认为乳腺增生病的发生是由于卵巢功能失调，内分泌功能紊乱或乳腺组织对性激素敏感性增加所致，姜兆俊主任医师治疗此病时非常注意结合现代医学理论和研究来遣方用药。如①温阳药中的鹿茸、仙茅、淫羊藿、巴戟天、肉苁蓉等具有促性激素样作用，可调整内分泌，拮抗雌激素，促进黄体水平。现代医学研究

已证实此类药物可直接作用于下丘脑，对下丘脑—垂体—靶腺（肾上腺、甲状腺、性腺）轴各个环节都有明显的调整作用，通过对神经内分泌免疫网络进行整体的综合调节，使靶腺功能明显恢复，对乳腺增生病有直接防治作用。②海藻、昆布内含丰富的碘，可刺激垂体产生黄体生成素，使卵巢滤泡囊肿黄体化，雌激素降低，恢复卵巢功能，同时有消痰软坚散结作用。③麦芽、生山楂、鸡血藤有调整黄体功能，拮抗雌激素和泌乳素的作用。④疏肝理气、活血化瘀药物可改善全身和乳房局部的血液循环，促进雌激素在肝脏的灭活和改善局部的充血水肿状况，并可抑制组织内单胺氧化酶活力，抑制胶原纤维合成，从而促使乳腺内肿块及纤维吸收，终止或逆转本病的病理变化。生何首乌也有类似作用。

五、通过临床实践丰富和发展中医外科学

姜兆俊主任医师从中医外科学基本理论出发，在辨病与辨证基础上，对临床中出现的新问题在实践中不断地进行探索、研究和总结，形成新理论，新方法和新技术，丰富和发展了中医外科学。他在亚急性甲状腺炎和乳腺增生病等问题上都有新观点和新方法。

（一）亚急性甲状腺炎

1. 注重阴虚内热在发病中的作用

一般认为亚甲炎多由肝郁胃热，外感风热，热毒循经上攻所致。我们在临床上观察到，部分病人还伴有潮热盗汗、手足心热、咽干口燥、乏力、舌红少苔、脉细数等阴虚内热表现，可见于发病早期或中期，多由热盛伤阴、阴不制阳所致。此类患者单用清热解毒药物效果欠佳，而且常常导致病程延长或愈后复发，因此姜兆俊主任医师在分析病情时特别注重阴虚内热在发病中的表现。他认为亚甲炎急性期可分为热毒内结和阴虚内热二个证型。热毒内结型以疏肝清胃、散风透邪为治疗原则，选用柴胡、夏枯草、黄连、知母、生石膏、金银花、连翘、大青叶、板蓝根、薄荷、牛蒡子等药物。阴虚内热型在应用上述药物基础上加用青蒿、鳖甲、地骨皮、玄参、生地黄等滋阴清热，诸药配合使热毒得清，疾病痊愈。

2. 重用虎杖、雷公藤

姜兆俊主任医师认为亚甲炎的病因可能与"风湿热毒"有关，用药时除疏肝清

热、解毒散结外，还要祛风除湿，这样才能将病因完全消除，减少复发。因此姜兆俊主任医师在临床上常常重用虎杖、雷公藤二味药。虎杖，微苦酸平，善于祛风胜湿，清热解毒；雷公藤，苦寒大毒，能祛风除湿，消肿止痛，以毒攻毒，可用于疗疮热毒，现代药理证实雷公藤具有抗炎、抗免疫作用，用以治疗亚甲炎起效快、疗效肯定。二药合用，既可消除病因，又能改变亚甲炎基本病理过程，可以缩短病程，减少复发，疗效较好。

（二）乳腺增生病的止痛措施

姜兆俊主任医师根据自己长期临床实践，总结出一套多层次多环节的止痛措施，具有明显治疗效果。中医认为，乳房疼痛的产生主要是由于肝郁气滞血瘀所致，因此，疏肝理气、活血止痛为首选治疗方法。药物常选用柴胡、香附、青皮、陈皮、橘叶、延胡索、三棱、莪术、穿山甲等，其中橘叶理气止痛效果较好为必用之品。现代药理证实，柴胡、香附等理气药具有不同程度镇痛作用，活血药可改善乳房局部血液循环，使局部充血水肿得到改善，可用于一般乳房疼痛。对中度疼痛，可选用鹿角霜、淫羊藿、生麦芽、生山楂、鸡血藤等，此类药物有不同程度的拮抗雌激素或泌乳素作用，可改善由此所导致的乳房局部水钠潴留。对重度疼痛，选用含碘的海藻、昆布消肿止痛；山慈姑，内含秋水仙碱，故有明显的止痛效果和消肿散结作用。

（杨毅　王蕾）

姜兆俊中医外科辨证论治经验介绍

姜兆俊主任医师从事中医外科 50 余年，学验俱丰，尤其对中医外科辨证论治更有自己独到的见解。笔者跟师学习，获益良多，现将其经验总结如下。

一、整体与局部辨证相并重

在整体观念指导下的辨证论治是中医的特色和优势，准确的辨证是临床立法、处方用药的依据。姜老师认为中医外科学是研究以人体外部或局部症状为主要临床表现的一系列疾病，临床辨证有独特的理论体系，整体与局部辨证并重，除遵循八纲辨证和脏腑、经络、气血等辨证方法外，还结合局部肿、痛、脓、痒、麻木、溃烂及溃疡形色等特征辨证；既重视全身脏腑、经络、气血紊乱在外科疾病发病中的作用，又注意局部病变对全身脏腑、经络、气血的影响，以达到辨证的完整性。

二、病因辨证重视火毒与情志内伤

综合历代文献论述，外科病因大致有外感六淫邪毒、感受特殊之毒、外来伤害、情志内伤、饮食不节、房室损伤等 6 个方面。致病因素不同，引起外科疾病及症状就有差异，治疗原则也不同。因此，通过掌握各种致病因素的性质、特点及各自引发的外科疾病的特殊表现，"审证求因"、"审因论治"，对辨证论治具有重要的指导意义。

姜老师在辨证过程中，尤其重视火毒与情志内伤两方面。

（1）火热之毒　火热之毒是外科疾病，尤其是疮疡最常见的原因。临床表现为红、肿、热、痛、脓 5 个证候，以八纲辨证分析多属阳热实证，故清热解毒贯穿于阳证疮疡整个治疗过程。五味消毒饮为代表方剂，有清热解毒、消肿散结作用。临床应用时注意区分热在气分、血分之不同，发病部位、病程的差异，根据具体病情酌加石膏、知母、栀子或生地黄、牡丹皮等药。若伴有肿块者，可加赤芍、川芎、乳香、没药、浙贝母、穿山甲等；病发于上部者，加牛蒡子、升麻、桔梗、薄荷，病发于中部者，加柴胡、香附、青皮、郁金，病发于下部者，加黄柏、苍术、防己。

（2）情志内伤　情志内伤所致者，如郁怒伤肝，思虑伤脾，则肝郁气滞，肝脾不和，以致气滞、血瘀、痰凝结聚成块，形成瘿瘤、乳癖、岩肿等肿块性疾病。其发生部位多在肝胆经所循行部位，如乳房、胸胁、颈项两侧等区域，其症状多见肿块明显而质硬韧，皮色、皮温多正常，并伴有胸胁胀闷、疼痛、易怒等。临床多先用疏肝祛瘀，化痰散结药物，如柴胡、香附、夏枯草、海藻、昆布、生牡蛎、三棱、莪术、穿山甲、浙贝母等。

三、病机辨证重在详察各阶段具体的病理变化

外科疾病一般可分为初、中、后三个时期，从而确立消、托、补三个总的治疗原则。初期为邪毒蕴结、经络阻塞、气血凝滞，治以消散毒邪、疏通经络、行气活血，用于疮疡初起及外科非化脓性肿块性疾病。但由于致病因素不同，临床运用时必须针对不同病因病机，选用不同治法。

姜老师特别强调疮疡初期除以清热解毒法为主外，还要佐以和营行气通络之品，如当归、赤芍、川芎、穿山甲等，从而使热毒清解，经络疏通，气血凝滞消散而恢复正常。中期为瘀滞化热，热胜肉腐为脓。姜老师认为，热胜是病情进一步发展的原因，脓是热胜肉腐的病理产物。因此，临床辨证时可将此期分为2个阶段：

（1）热盛阶段 即脓肿初期，此时脓将成或部分成脓，临床表现为脓疡半软半硬，边界不清，疼痛不缓解；或脓已成时，局部按之灼热，疼痛加重，中央已软，四周仍硬，指起即复，可伴全身症状加重。此期的治疗以消散为主，选用托消法。消以清热泻火解毒为主，较初期药力要加大，可在五味消毒饮基础上加用黄芩、黄连、栀子等，辅以适量的理气活血通络之品，如川芎、当归尾、赤芍、乳香、没药等。托则选用如天花粉、白芷、陈皮、桔梗、浙贝母等既能消散、又能托毒之品。穿山甲、皂角刺因其透托之力峻猛，可促使早日液化成脓及溃破，此阶段不宜用，仅用于早期脓未成，肿硬无波动感时，且剂量宜偏小。

（2）肉腐阶段 即脓已成熟阶段，表现为局部已软，边界已分，疼痛缓解。此时热胜肉腐脓已成，消之不应，托散未已，应当促使脓成速溃，以免毒邪旁窜深溃变生他证。姜老师认为，此阶段最有效的治疗方法，外以切开排脓，内服以透脓散加金银花、蒲公英、连翘、白芷、天花粉等，既加强清热解毒、托毒消肿作用，又及时使毒随脓泄，可有效地控制毒邪发展和并发症的产生。后期为脓毒外泄，正气耗损，虚证多见。治以补益调治，扶助正气，助其新生。同时要注意正虚邪毒未尽情况，可用清热解毒、消肿排脓的药物治疗，勿过早应用补益剂，或以扶正祛邪并用。

四、典型病例

申某，女，26岁。

初诊：1998年4月23日。

患者产后哺乳3月，乳汁分泌较多，无明显诱因于2天前出现发热（T 39.1℃），在外院给予抗生素及对症处理，病情未见好转，第2天出现左乳疼痛发胀，可触及硬块，伴发热，恶寒，头痛，纳减，二便尚可。查体：T 38.8℃，急性病容，左乳肿胀，皮色尚可，皮温高，外上象限可触及一处约5×3cm肿块，质韧，压痛明显，无波动感，边界不清，左腋窝淋巴结肿大压痛，舌红、苔薄黄，脉弦数。

诊断：急性乳腺炎（郁乳期）。证属肝郁胃热乳滞。

治则：疏肝清热，和营通乳，消肿散结。

方药：金银花30g　蒲公英30g　连翘15g　瓜蒌15g

黄芩12g　夏枯草12g　赤芍12g　漏芦12g

柴胡9g　郁金9g　青皮9g　陈皮9g

浙贝母9g　生甘草6g　穿山甲3g

水煎服，日1剂。

并用大青膏外敷。

二诊：服药3剂后体温降至38℃，乳房胀痛减轻，肿块较前缩小，压痛局限，腋窝淋巴结压痛，乳汁分泌通畅，大便稀。上方去黄芩、瓜蒌、漏芦，加紫苏梗、僵蚕各9g，橘核12g，生牡蛎15g。

三诊：连用6剂后，体温正常，肿块消失，有多个小结节，质韧，无压痛，患乳头轻度肿痛，腋窝淋巴结（－），上方加龙胆草6g，穿山甲改6g。继服6剂后痊愈。

（杨毅　刘晓菲）

论中医外科辨病论治

辨病论治与辨证论治一样，都是中医学的重要组成部分和基本特点，对临床实践有着重要的和规范性的指导作用。中医外科学和临床其他学科一样，历来重视辨病论治，而且由于研究对象不同，中医外科辨病论治有不同于其他学科的特点和优势，同时也还存在着很大的缺陷和不足，在某种程度上限制了中医外科学的发展，需要通过不断地理论探讨和临床实践去完善、规范和发展，建立一个新的辨病论治体系，并与辨证论治有机地结合起来，从而提高中医外科的临床疗效。

一、中医外科辨病论治源远流长

中医外科对疾病的认识由来已久，商代开始有外科病名的记载，周代外科医生"掌肿疡、溃疡之祝药劀杀之齐"，《黄帝内经》《伤寒杂病论》记载了多种外科疾病，并对痈疽、脱疽、肠痈等疾病的病因病机、临床表现、鉴别诊断、治疗和预后等方面进行了论述，开创了中医外科辨病论治的雏形。我国现存最早的第一部外科学专著《刘涓子鬼遗方》中就有痈疽的鉴别诊断。隋唐以后，随着对疾病认识的进一步加深，疾病的分类和命名更加合理、更趋成熟，如《诸病源候论》《证治准绳·疡医》《外科正宗》《医宗金鉴·外科心法要诀》等基本上都是按科类病，以病为纲，辨证论治，并出现了专论某一类疾病的专著，如《卫济宝书》专论痈疽，《集验背疽方》专论背疽，《霉疮秘录》专论梅毒，而且有专病专方专药记载，如肉瘤用海藻玉壶汤，乳痈用瓜蒌牛蒡汤，黄药子专治瘿病等，其意义在于消除疾病的主要病理变化，达到治病求本的目的。清代高锦庭《疡科心得集》更是以鉴别诊断立论，对有关疾病的鉴别诊断和诊断的论述，对目前临床仍有指导意义，"凡治痈肿，先辨虚实阴阳。经云：诸痛为实，诸痒为虚，诸痈为阳，诸疽为阴。又当辨其是疖，是痈，是发，是疔等证，然后施治，庶不致于差谬。"可见中医外科历代医家都强调自身的辨病论治，都是力求先"辨病"，然后针对各个病的不同阶段进行辨证论治。正如徐灵胎在《兰台轨范》中所指出："欲治病者，必先识病之名，能识病之名，而后求其病所由生，知其所由生，又当辨其所生之因各不同，而病状所由异，然后考虑其治之法，一病必有主方，一病必有主药。"

二、中医外科辨病论治优势

由于历史条件限制，古代医家只能根据望、闻、问、切四诊来辨病辨证，对疾病认识只能用直观的方法观察疾病表现于外的征象。对中医内、妇、儿等科来讲，由于病变部位多内在脏腑，医生只能通过患者外在表现来推测内部的病理变化，严重影响了中医辨病的客观性和准确性，对疾病的处理能力也相对较弱，还谈不上真正的辨病论治。中医外科学研究对象是以人体外部或局部症状为主要临床表现的疾病，即中医外科学教材中所定义的"凡是疾病生于人的体表能够用肉眼可以直接诊察到的，有局部症状可凭的，如痈等都属于外科治疗范围。"在病变局部有明确症状和体征，其形态、色泽、范围等，各有特点，目察即可辨别，有很强的定性、定量和可检测性，避免了抽象性和主观性。因此，几乎所有中医外科疾病的诊治，无论从外科学专著还是临床实践看都是辨病辨证论治。经过几千年的积累和历代医家不断总结，中医外科对各种疾病的本质及发生发展规律都有了较深刻的认识，对每一种疾病的病因病机、临床表现、诊断与鉴别诊断、治疗和预后的各个方面都有了详尽了解，其中的宝贵经验至今在临床上发挥着重要作用，这是中医外科不同于其他学科之处，也是中医外科辨病论治的优势所在。

三、辨病论治与中医外科病名规范与完善

病名是对疾病本质认识所做的概括，是疾病全过程病理变化及发生发展规律的代名词，它反映了疾病的基本病理性质。通过辨病，确立病名诊断，便可规定其基本的治法和方药。因此，病名的确立对辨病论治有着极其重要的作用。由于历史条件限制和中医学自身的复杂性和特殊性，中医的病名存在着很大的缺陷，多数是以主要症状或体征作为疾病命名的依据，或以疾病类名为病名，出现了过多的以证统病、一证统多病的现象，甚至有些疾病根本没有相应的中医病名。由于病名难以反映疾病的本质，就难以指导制订有效的理、法、方、药，从而极大地限制了辨病论治的发展。在浩如烟海的中医外科著作中，由于地区不同，方言不一，缺乏统一的标准，以及师徒相传、父子家授等原因，以致外科疾病命名繁多而极不统一。有时字同而义殊，实非一类，甚至存在着一名数病或一病数名的现象。如脱疽，相当于血栓闭塞性脉

管炎、肢体闭塞性动脉硬化症、糖尿病坏疽等；乳癖，包括乳房纤维腺瘤和乳腺增生病；痈，有颈痈、脐痈、委中毒之分，而且痈、疽、发在很多时候是不分的，可以相互代用，像锁喉痈、臀痈都是名痈实发。

此外，随着现代医学发展，使我们认识了许多过去不曾有过的新病种，如急性坏死性淋巴结炎，各种类型的甲状腺炎，浆细胞性乳腺炎等。因此，在保持中医特色和中医外科自身发展规律的前提下，有必要对中医外科病名进行进一步的规范和完善，使每一病名都能代表具有独立诊断意义的病种，使病名更具有针对性和实用性。

对大多数前人已发现并已给予恰当命名的，只要该病名能够说明疾病的本质属性，或能代表疾病全过程的病理变化，就应当继承和肯定，如疖、痈、有头疽、发、乳痈等。对病名不明确甚至概念混淆的，应当重新研究病类，分化病种，借鉴中医外科已有的命名法则和现代医学主要根据病理性质及病变部位命名的方法，进行新的命名。如：浆细胞性乳腺炎命名为粉刺样乳痈，急性甲状腺炎命名为瘿痈，亚急性甲状腺炎命名为瘿毒，慢性甲状腺炎命名为瘿肿。对过去未曾有过的新病种命名，可借助现代医学对疾病的认识或直接采用西医病名，如乳腺增生病、急腹症等。

经过近几十年努力，中医外科病名体系已经形成了一个以本质属性来分类，以临床主要特征来命名的合理科学的体系，每一个病名都比较限定，概念比较明确，其所定义的内涵，大多可与现代医学的一个或几个疾病相对应，为外科辨病论治的完善和发展打下了一个良好基础。

四、辨病论治与辨证论治相结合

1986 年卫生部召开的中医证候规范学术会议上给疾病下的定义是："疾病是在病因作用和正虚邪凑的条件下，体内出现的具有一定发展规律的邪正交争、阴阳失调的全部演变过程，具体表现为若干特定的症状和各阶段相应的证候。"从中可以看出，病是第一层次，证是第二层次；病规定证，证从属于病；病是整体，证是局部；病贯始终，证为阶段。疾病是机体对病因刺激的应答反应，是症和证的综合，一般包括致病因素、病理性质、主要症状和体征、演变规律及预后等。它注重从贯穿疾病始终的根本矛盾上认识病情，辨病就在于了解疾病的本质与变化规律，是准确进行辨证论治的前提，而辨病论治的本质就是针对疾病的基本病理变化确定基本治法，施以针对性的专方专药治疗。

证是疾病发展到某一阶段的病因、病位、病性、病势等的高度概括，反映了疾病发展过程中某一阶段的实质，是各种致病因素作用于不同个体后所引起的生理和病理的综合反应，并可随着各影响因素的变化而改变。它主要从反应状态上认识病情。中医以多种辨证方法从不同角度来分析、归纳和辨识这种状态，并且运用药物、针灸等不同治疗手段来调整这种状态，使其恢复正常，此即辨证论治的主要精神。

辨病与辨证，是中医学从不同角度对疾病本质进行认识的方法。通过辨病，揭示疾病的本质和发生发展规律，对疾病以后的发展有了客观的和概括性的了解，它注重整个病程的病理变化特点，注重某个疾病本身不同于其他疾病的"个性"；通过辨证，把握疾病现阶段的主要矛盾，使诊断更加深入细致，它着眼于疾病某个阶段、某个特定环境的症候群。中医外科历来强调自身的辨病与辨证相结合，二者相互联系、相互补充。诊断时先辨病后辨证，治疗时以病为纲，据病立法，拟定专方专药，然后结合寒热虚实辨证加减用药，实现辨病论治与辨证论治的结合。相对于辨证论治，辨病论治更注重疾病的整体性和主要矛盾及自身发生发展规律，注意总结疾病的辨治规律，探索疾病演变过程中的突出表现，并且具有针对性的治疗方法，它有着辨证论治无法代替的诊治方法。

◇**典型病例**

某某，女，27岁。

因左乳红肿疼痛5天就诊。

患者产后哺乳25天，平素乳汁分泌较多。5天前左乳变硬潮红，伴恶寒发热（T 37.6℃），在外院给予抗生素治疗无效，体温升高，伴左乳肿胀疼痛，咳嗽，无痰，流涕，口干，便干。查：T 39℃，急性病容，左乳肿胀，内上象限皮色潮红，皮温明显增高，内可及一处约4×3cm肿块，压痛明显，中央按之软，有波动感，周围质硬韧，腋窝淋巴结肿大压病，苔薄黄脉弦数。

诊断：乳痈。辨证为成脓期早期，证属热胜成脓。

治则：清热解毒，托里透脓。

方药：透脓散合瓜蒌牛蒡汤加减，并外敷金黄膏。

按：根据患者发病在哺乳期，左乳红肿热痛及全身炎性反应，首先诊断为乳痈。本病多发于哺乳期妇女，肝郁冒热、乳汁郁滞是基本病因病机，临床上通常分为郁乳期、成脓期、溃后期三期，治疗以疏肝清热、通乳消肿为基本法则，根据不同时期，需配合托毒透脓或补益气血法。外治法郁乳期可用金黄膏等外敷，中期宜切开引流，后期宜提脓祛腐、生肌收口。郁乳期预后较好，中、后期若处理不当，则易形成乳漏及"传囊"之变。以上为病名确立后，我们对乳痈本质和发生发展规律的认识，它使得我们在诊疗过程中对病情发展和转归有了一个概括性的了解，对可能出现的并发症有所准备并加以预防。

然后再根据现阶段临床表现进行辨证论治，使治疗方法更加具体。因患者发病以后持续高热不退，乳房局部按之软，有波动感，周围较硬，辨证为成脓期早期，证属热胜成脓，治宜清热解毒，托里透脓，方用透脓散合瓜蒌牛蒡汤加减，外敷以金黄膏，使热毒得清，脓肿吸收消散，预后较好。

五、中医辨病论治与现代医学辨病论治

如上所述，由于传统的中医辨病主要是以四诊收集临床资料，故其存在着一定的主观性和缺乏客观的量化指标，从而严重影响了中医辨病论治的准确性。而且由于对一些疾病本质和发生发展规律认识不够全面，或概念模糊或命名笼统，使得传统中医辨病已不能满足现代临床发展的需要。而现代医学能够紧密地和现代科学技术结合起来发展，从生物化学、分子生物学、遗传学及电子计算机技术等多学科、多方位地开展研究，借助于各种先进检测手段不断认识并详细论述不同疾病各自的病因、病位、病理变化等特点，揭示疾病本质和发生发展规律，明确诊断，确立治则，指导治疗，往往能补充中医辨病论治之不足。因此西医辨病和中医辨证已成为目前临床上中西医结合的主要途径之一，并且也取得了一定成就。但这不是真正的中医辨病。现代中医辨病论治必须运用中医基础理论结合现代科学技术或现代医学研究成果，从中医学角度不断认识疾病的病因、病位、病理变化及预后转归等各个方面，确立基本的治则治法和专方专药，并且寻求中医辨病的物质基础及量化指标，它应该是一种中为主体、西为中用的新模式。以现代中医辨病为轴心，辨病与辨证论治相结合，将能更好地指导临床实践，进一步提高诊疗水平，有效地促进中医外科现代化发展。我国近几十年来对急腹症的研究成果已充分证明了这一点。

例如，急性阑尾炎是最常见的急腹症，中医外科认为急性阑尾炎的发生是以机体抵抗力低下为发病的内在依据，以饮食、寒温、暴急奔走为发病外在条件。其病位在大小肠。基本病理变化是由于各种因素的作用，使肠腑气机郁滞，通降失司，进而导致了阑尾气滞血瘀，郁久化热、热胜肉腐成脓，甚则热深厥深，亡阴亡阳。临床可

分为瘀滞型、湿热型、热毒型。结合六腑生理病理特点为"传化物而不藏"、"通则不痛"、"不通则痛"，以通里攻下，清热解毒，行气活血为基本治则，以大黄牡丹汤为基本方。同时根据发展过程中不同阶段病理变化辨证论治，分别选用阑尾化瘀汤、阑尾清化汤、阑尾清解汤。正是由于中医外科从中医基础理论出发，从中医学角度对急性阑尾炎的基本病因病机进行了深入研究，通过自身的辨病论治，并与辨证论治相结合，从而取得了良好的治疗效果，可使约70%的患者通过非手术疗法而痊愈。

（杨毅　李静蔚）

中医外科清热法及其应用

清热法，即清法，是中医治法八法之一，指用寒凉药物清除热邪以治疗各种火热证的方法。清热法是在《素问·至真要大论》中"热者寒之"、"治热以寒"及《素问·五常政大论》中"温者清之"、"治温以清"等理论指导下而制订的，具有清热泻火、凉血解毒、养阴生津等作用，主要用于温热性疾病、疮痈肿毒、湿热泻痢及阴虚发热等所呈现的里热证，症见面红身热，渴喜冷饮，烦躁多言，小便黄赤，大便干结，舌质红苔黄，脉数等。里热证成因不一，或由外感六淫变生，或由五志郁结而化，或由阴阳偏胜导致，归纳起来，不外外感与内生两类。气有余便是火，热是自身阳气郁结而成，这是阳气偏胜的表现，故《素问·阴阳应象大论》云："阳胜则热"。火热证可见于任何部位，以脏腑定位，则五脏所属皆有热证；以热势深浅定位，则卫气营血各部都有热证；若以虚实定位，又有虚热和实热之分。正因为如此，里热证有热在气分、血分之异，实热、虚热之分，脏腑偏胜之殊，而卫气营血辨证和脏腑辨证才能成为热证的辨证纲领。

由于病位不同，病机亦不相同，治法则随之而异。故临床应用清热法时首先宜辨明火之虚实，对实热证不妨寒凉直折，挫其鸱张之势，如系虚热证则宜甘寒滋阴清热，调其阴阳之偏；次应辨别热之盛衰，根据病变部位，分经用药，有清卫分、清气分、清营分、清血分之别，热在气分，每多耗气伤津，当配益气生津之品，热在血分，又常耗血动血，凉血救阴是其当务之急；再应调理脏腑功能，恢复生理之常，热证为脏腑功能失调引起阳气郁结而化，故宜根据脏腑辨证，针对某脏某腑的热证而立法处方。

中医外科清热法属于清法的范畴，是运用寒凉的药物以泻火解毒，使内蕴之热毒得以清解，实质上是一种解毒的方法，主要用于火热毒邪所导致的外科火热毒证，如疖、疔、痈、疽、发、丹毒等，不论初起、成脓、溃后，均可用之。火热均为阳盛所生，《素问·五运行大论》中曰："其在天为热，在地为火，……其性为暑"。热为火之渐，火为热之极，热多属于外淫，而火常由内生。火热炽盛，郁结而成热毒、火毒。火热毒邪入于血分，聚于肌肤筋骨，腐蚀血肉发为痈肿疮疡，故《灵枢·痈疽》中曰："大热不止，热胜则肉腐，肉腐则为脓，故名曰痈。"中医外科由于其自身疾病的特点，在应用清热法时又具有其他学科不同的特点。

一、外科火热毒证类型及清热法的应用

（一）热毒炽盛证

临床表现有高热寒战，头痛烦躁，甚或神昏谵语，热甚发斑，口糜咽痛，局部红、肿、热、痛、成脓、溃疡，舌红苔黄，脉数等一派热深毒重火炎之象，常见于细菌、病毒、真菌、霉菌等感染所致的外科病。治以清热解毒法，即用辛寒清热和苦寒解毒之品治疗热毒为患的外科疾病，为热毒双清之法。常用方剂为五味消毒饮等，常用药物有大青叶、板蓝根、蒲公英、紫花地丁、金银花、连翘、败酱草、蚤休、野菊花等。

（二）气分实热证

临床表现有发病急，来势猛，发热恶寒，汗出口渴，溲赤便秘，局部表现为皮肤高肿，灼热疼痛等，舌红苔黄，脉数有力。治以清热泻火法，即用辛寒之品为主治疗气分热邪所致的外科疾病。常用方剂为黄连解毒汤、白虎汤等，常用药物有石膏、知母、栀子、竹叶、芦根、黄芩、黄柏、桑白皮、玄参等。

（三）气血两燔证

临床表现有身热夜甚，心烦不寐，口干不欲饮，吐衄发斑，甚或神昏谵语，舌质红绛，脉细数等。治以清热凉血法，即用辛寒清气和咸寒凉血的药物为主治疗气分热邪未解、内传于营血所引起的外科疾病。常用方剂为清热地黄汤、化斑汤、清瘟败毒饮等，常用药物有石膏、丹皮、赤芍、生地、紫草、茜草、白茅根等。若毒邪继续扩散，有内攻脏腑、热入心包之势，可配合安宫牛黄丸、紫雪丹、至宝丹等口服。

（四）阴虚内热证

1. 养阴清热法

本法适用于阴虚火旺的外科疾病，主要见于急性疮疡后期或慢性外科疾病化脓阶段，出现热邪伤阴、余热未尽、邪伏阴分者，局部溃疡疮面紫红，脓液稀薄，腐肉未尽，伴有夜热早凉，热退无汗，形羸体瘦，舌红少苔，脉细数。代表方剂为青蒿鳖甲汤或知柏地黄汤。

2. 清骨蒸潮热法

本法适用于虚损性外科疾病虚热不退者，症见骨蒸劳热，两颧潮红，手足心热，心烦口干，舌红少苔，脉细数。代表方剂为清骨散。

二方相比，清骨散侧重于"清火"，滋阴为辅，以治骨蒸潮热见长，纯系清退虚热之品；青蒿鳖甲汤侧重于"养阴"，养阴与透热并用，用于疮疡后期余热未尽而阴液已伤者。临床应掌握特点，辨证选用。

临床使用清热法时应权衡轻重，恰当用药，热胜而用量太轻，杯水车薪，无济于事，有药不胜病之虞；热微而用量太重，阳气受损，势必热去寒生，气血凝滞结块，必须恰如其分，庶无太过不及之忧，尤其是注意寒而勿凝。另外，用药贵在因势利导，可配当归、生地、赤芍、牡丹皮、陈皮等行气活血散血，或配金银花、连翘、薄荷之属透热转气，亦可配伍疏风清热、淡渗利湿、通里攻下之品，使火热毒邪有外出之路，可收事半功倍之效，亦可免除冰伏之患。

二、清热解毒法是中医外科最常用的治疗方法

《素问·至真要大论》中曰："诸痛痒疮，皆属于心。"此心，主要是指心经火热而言。火热为病有内外之分，属外感者，多是直接感受温热邪气之侵袭，风、寒、暑、湿、燥等五气过极皆能化热生火；属内生者，则常由脏腑阴阳气血失调，阳气亢盛而成，《素问·调经论》中曰："阴虚生内热，阳盛生外热"，以及朱丹溪所云"气有余便是火"等，便是指的这一类病证，如情志内伤，五志过极在一定条件下亦能化生火毒；饮食不节，醇酒厚味亦可内生湿热火毒；肺肾阴伤而虚火内炽等。而疮疡最终的临床表现也大都具有火热之象，正如《疡科纲要·论外疡清热之剂》所云："外疡为病，外因有四时六淫之感触，内因有七情六郁之损伤……盖外感六淫蕴积无不化热，内因五志变动皆有火生……此世俗治疡，所以无不注重于清润寒凉。"这说明外科疾病由火热毒邪所致者甚多，火热毒邪应该是外科疾病最常见的病因，此即《医宗金鉴·外科心法要诀》所云："痈疽原是火毒生"。火毒内壅则腐肉成脓，且因火毒炽盛，正气虚损，可致火毒"内陷"或"内攻"。此时应用"寒凉直折火毒"之剂，能清火解毒，以祛除致病因素，减少机体进一步损伤，使疾病好转或痊愈。故清热解毒法是中医外科最常用的治疗方法，无论热毒在表在里，在上在下，在脏在腑均可应用。

三、清热解毒法是贯穿外科疾病治疗始终的治疗方法

《医宗金鉴·外科心法要诀》中云："痈疽原是火毒生，经络阻隔气血凝。"各种致病因素所导致的经络阻隔、气血凝滞，如果得不到及时的疏通、消散，就会郁久化热，热盛肉腐成脓而溃破。因此外科疾病一般可分为初、中、后三个时期，初期为邪毒蕴结、经络阻塞、气血凝滞，治以消散毒邪，疏通经络，行气活血，其中以清热解毒法为主。中期为瘀滞化热，热盛肉腐成脓，热盛是病情进一步发展的原因，脓是热盛肉腐的病理产物，因此此期治疗首先要加大清热解毒药物的数量和剂量，然后根据病情选用透脓托毒的药物。后期为脓毒外泄，正气耗损，治以补益调治，扶助正气，助其新生，但在溃疡初期仍要用清热解毒、消肿排脓的药物，以尽早促进脓腐组织脱落，勿过早应用补益剂，或以扶正祛邪并用。因此外科火热毒证虽有在气分、血分之异，脏腑偏胜之殊，但清热解毒法是贯穿于外科疾病尤其是疮疡治疗始终的主要治疗方法。

四、清热解毒与行气活血法的配合应用

中医外科总的发病机理是各种致病因素侵袭人体，使经络阻塞不通、气血凝滞，阻于肌肤、筋骨、脏腑等而发病，即《素问·生气通天论》所云："营气不从，逆于肉理，乃生痈肿"。同时，在疮疡发展过程中，基本病机也是在不断发展变化之中。经络阻塞，气血凝滞能否得到及时恰当的治疗，使经络疏通，气血流畅，往往决定着疮疡的转归和预后。经络阻塞，气血凝滞作为外科疾病一个重要和基本的发病机理应该得到及时的治疗。因此应用行气活血、调和营血的药物，使经络疏通，营卫气血畅行，逆转病机的发展，从而达到治疗外科疾病的作用。正如唐容川在《血证论·论疮血》中云："疮者，血所凝结而成者也。或是寒凝，或是热结，或是风肿，或是湿郁，总是凝聚其血而成。初起总宜散血，血散则寒热风湿均无遗留之迹矣。"《外科心法·真验指掌施治门·内托治法》亦云："疮势已成而不起，或硬而赤，或疼而无脓，或破而不敛，总宜调和营卫，再以去毒行滞。"这说明治疗外科疾病应重视行气活血法则的使用，应与清热解毒法共同应用并且贯穿于外科疾病治疗的始终。同时清热解毒药物性属寒凉，对血液的流动性和微循环可产生不良影响，而行气活血药物可加速血液流动，使血液黏度降低，纤溶活性明显增强，对清热解毒药物副作用有对抗作用。实验表明，二者配伍应用在清除毒素、减少炎症介质、提高机体抵抗力等方面

表现出明显的协同作用，更有利于解毒、消炎和炎症的治疗。

五、五味消毒饮合仙方活命饮加减为外科清热法的基本方药

五味消毒饮出自《医宗金鉴·外科心法要诀》，是为疗疮初起而设，方中金银花清热解毒，消散痈肿，为主药；紫花地丁、紫背天葵为治疗疔毒之要药，亦通用于疮痈肿毒；蒲公英、野菊花清热解毒，消散痈肿，为辅佐药。方中所用药物，均为强有力的清热解毒药，诸药合用，其清热解毒之力更强，为清热解毒代表方剂，可用于实热火毒所致的各种疔毒及疮痈疖肿。

仙方活命饮出自《校注妇人良方》，号称"疡门开手攻毒之第一方"，《医宗金鉴·外科心法要诀》中云："此方治一切痈疽，……乃疮痈之圣药，诚外科之首方也。"但方中清热解毒力量并不强，仅有金银花、生甘草二味药，其用药偏于行气活血、消肿溃坚，如用陈皮理气和胃；当归、赤芍、乳香、没药活血止痛；防风、白芷祛风除湿、排脓消肿，使蕴结热毒从外消散；天花粉、浙贝母清热化痰散结；山甲珠、皂角刺穿透经络，直达病所以消肿溃坚溃脓。

二方相比，五味消毒饮专事清热解毒，药少力宏，多用于疔疮等阳证疮疡，仙方活命饮以消散活血为主，兼以清热解毒。二方合用，可相互补充，相互作用，更好地体现了清热解毒、行气活血的治疗原则，应用于临床才能取得更好的治疗效果。若患者体虚，疮疡无化脓者，勿用防风、白芷，以免祛风伤正；将要化脓但尚未成脓的疾病，勿用山甲珠、皂角刺，否则可加速疮疡的化脓；疮疡溃后排脓不畅者，可用少量皂角刺以托毒消肿；疮疡后期尚有炎块者，宜用山甲珠、皂角刺以软坚消肿。

六、临证需结合病因、病机、病位等辨证论治

清热法在临床具体应用时，宜根据病因的差异、病程的久暂、病位的深浅，配伍其他药物，从而体现不同的治疗法则。

（一）病因辨证

外科疾病虽然大多数发生于人体体表，但也是由于各种致病因素作用于机体，破坏了人体正常的生理平衡状态而产生的。各种致病因素不同，引起的外科疾病及其症状也就有所差异，治疗原则也就不相同，中医学历来强调"审证求因"、"审因论治"，即根据不同的临床证候推求病因，从而为治疗提供依据。火热证病因甚多，临床

在应用清热法时也务求审证求因，着重治本，正如《医学心悟》谓："实郁之热，以攻而用；蕴闭之热，以利而用；阴虚血燥，以补为用；风寒闭火，散之清之；伤食积热，消而清之。"如发于夏秋季节的暑疖，较之一般疖肿病因中多了暑热之邪，当暑热毒邪较重时则能遍体发生疖肿，破溃后流出脓水浸淫成片，同时伴有心烦胸闷、口苦咽干、便秘溲赤等全身症状，舌苔黄腻，脉滑数，此时则宜采用清热祛暑法，在清热解毒的基础上加用清暑化湿、益气生津之品，如清暑汤；疖病之所以能此愈彼起，反复发作，治疗不能控制其再发，其根本原因在于除了外感风热邪毒外，还有内生的脏腑蕴毒。治疗时对饮食不节导致湿热火毒内生者，宜清热解毒与通里攻下法合用，选用防风通圣散加减，对糖尿病阴虚内热、正虚毒恋者，则宜扶正解毒，加用六味地黄丸。

（二）病机辨证

病机是指疾病在发展过程中的阶段性病理变化，病机辨证重在详察疾病各阶段具体的病理变化，从而作为辨证论治的依据。一般可将外科疾病分为3期。

1. 初期

初期为邪毒（主要是火热毒邪）蕴结导致的经络阻隔、气血凝滞，治疗除以清热解毒为主外，还要佐以和营行气通络之品，从而使热毒清解，经络疏通，气血凝滞消散而恢复正常，如五味消毒饮合仙方活命饮。

2. 中期

中期为瘀滞化热，热盛肉腐为脓，临床辨证时可将此期分为2个阶段：

（1）热盛阶段 即脓肿初期，此时脓将成或部分成脓，临床表现为脓疡半软半硬，边界不清，疼痛不缓解，或脓初成时，局部按之灼热，疼痛加重，中央已软，四周仍硬，指起即复，可伴全身症状加重。此期的治疗仍以消散为主，选用托消法，消以清热泻火解毒为主，较初期药力要加大，可在五味消毒饮基础上加用黄芩、黄连、栀子、连翘、板蓝根等，以加强清热解毒药的作用；托则选用如天花粉、白芷、桔梗、浙贝母等既能消散、又能托毒之品。

（2）肉腐阶段 即脓已成熟阶段，表现为局部已软，边界已分，疼痛缓解。此时热盛肉腐脓已成，消之不应，托散未已，应当促使脓成速溃，以免毒邪旁窜深溃变生他证。此阶段最有效的治疗方法，外以切开排脓，内服以五味消毒饮、仙方活命饮合黄连解毒汤加上透脓散及天花粉、白芷等，既加强清热解毒，托毒消肿作用，又及时使毒随脓泄，可有效地控制毒邪发展和并发症的产生。

3. 后期

后期为脓毒外泄，正气耗损，虚证多见。治以补益调治，扶助正气，助其新生。同时要注意正虚邪毒未尽情况，可用清热解毒、消肿排脓的药物治疗，上述药物加天花粉、白芷、败酱草等消肿排脓药物，勿过早应用补益剂，或扶正祛邪并用。

（三）病位辨证

病位辨证是指按外科疾病发生部位的不同进行辨证的方法，又称"外科三焦辨证"。清代高锦庭根据疮疡的发病特点，认为发病部位与发病原因悠然相关，并将温病学说融会于治疡之中，在《疡科心得集·例言》中最先提出："疡科之证，在上部者，俱属风温风热，风性上行故也；在下部者，俱属湿火湿热，水性下趋故也；在中部者，多属气郁、火郁，以气火俱发于中也。其间即有互变，十证之中不过一二。"因此临床用药时在上述清热解毒、行气活血的基础上，凡病发于人体上部者，加牛蒡子、升麻、桔梗、薄荷等，代表方剂为牛蒡解肌汤、普济消毒饮等；发于人体中部者，加柴胡、香附、青皮、郁金等，代表方剂为柴胡清肝汤等；发于人体下部者，加牛膝、黄柏、苍术、防己等，代表方剂为五神汤、萆薢渗湿汤等。此"审部求因"的诊治规律对于外科疾病辨证与治疗具有极其简洁而有效的指导作用。

此外，根据疮痈肿毒所在部位不同可适当加入引经药，使药力直达病所，以提高疗效。如在头部加川芎；颈项部加桔梗；胸部加瓜蒌皮；腰背部加秦艽；上肢加片姜黄；下肢加牛膝；胁部加柴胡。

七、正确认识中医清热解毒法的实质

中医清热解毒方药擅长治疗感染性疾病，但"清热解毒"解的什么"毒"，由于历史条件的限制，过去中医典籍仅能从临床表现加以归纳、引申，而在微观上仍然比较抽象，使人感到茫然。从已有的现代文献报道看，清热解毒方药所解之毒不仅包括"外源性之毒"——细菌、病毒和内毒素，并有解热和抗炎作用，还包括"内源性之毒"——氧自由基和炎性细胞因子。

除此之外，清热解毒药还具有"扶正"功能，可以增强机体免疫功能、保护细胞器、维护细胞钙稳态等功能，而这正是抗生素所缺少的。因此，清热解毒药物体外抑菌和体内抗感染的药理机制与抗生素不同，且直接抑菌、杀菌作用不完全一致，故不能和抗生素等同看待。尽管其体外抑菌试验结果表明抗菌作用较弱，但其疗效不但是体内直接抗菌，而是多方面药理作用综合的结果，除了解毒作用外，能够通过调整机体整体功能、改善机体内环境而提高抗感染能力，从而控制细菌的活力，故体内试验表明清热解毒药物仍具有明显的抗感染作用。

因此，临床应用清热解毒方药应注意遵循中医的整体观念和辨病、辨证论治原则，根据患者的性别、年龄、体质、病情等因素，确定其剂量、疗程及配伍，合理使用才不失中医特色，更不能将抗生素的应用原则来指导清热解毒方药的运用。

（杨毅　陈翰翰）

疮疡（外科感染）

姜兆俊治疗外科急性感染的经验

姜兆俊老师擅长治疗外科急性感染，现将其治疗属于疮疡阳证范畴的经验总结如下。

一、辨证论治

1. 瘀热期　多为初期急性炎症浸润阶段或慢性炎症急性发作者。

病机特点：气血瘀滞，郁久化热。

临床表现：肿硬（或红肿）热痛，发热恶寒，口渴，苔黄，脉弦滑数。

治则：清热解毒，和营消肿。

方药：内服五味消毒饮加减。

金银花、蒲公英30g，紫花地丁、板蓝根、赤芍、连翘各15g，黄芩、川芎各10g，生甘草6g。

加减：发生于头面、上肢者，加野菊花；发生于肝经循行部位者，加柴胡、龙胆草；兼有肿块者，加夏枯草；发生于膀胱经部位者，加羌活；乳房部肿胀热痛者，加瓜蒌、漏芦、青皮；皮肤红赤灼痛者，加生地、丹皮；高热不退者，加大青叶、黄连；口渴者，加天花粉、知母；便秘者，加生大黄。

2. 脓成期　为脓肿形成阶段。

病机特点：热毒炽盛，肉腐成脓。

临床表现：焮热肿痛，按之应指，或深部感染穿刺有脓，或脓肿切开引流初期，伴身热，苔黄，脉洪数。

治则：清热解毒，排脓消肿。

方药：内服清热排脓汤。

金银花、蒲公英各30g，连翘、天花粉、败酱草各15g，当归、赤芍、白芷各10g，生甘草6g。

加减：面部鼻唇附近的疖、痈，或较小的痈，已多脓头分布者，可不用切开引流，加山甲珠、皂角刺透托排脓；穿刺抽脓证实，脓腔较深，脓液较少，炎症尚未局限者，加黄连、黄芩、紫花地丁、川芎，可促使脓液的吸收消散；溃后气虚，炎症局限者，加生黄芪、党参；纳差，苔腻者，加陈皮、薏苡仁。

3. 溃后期　为溃后末期阶段。

病机特点：患部脓毒外泄，气血运行逐渐复常。①脓液畅泄，腐肉已脱，新生肉芽开始生长，疮口日渐缩小而趋向愈合，不用内服药物即可痊愈。②如气血两虚而余毒未净者，宜补益气血、清解余毒，内服四妙汤加味。生黄芪、金银花 30g，当归、党参、天花粉各 15g，陈皮 9g，生甘草 6g。

二、其他方法

1. 抗生素应用　全身中毒症状明显，体温在 38.5℃~39℃以上。白细胞总数在 15×10^9/L 以上者，短期配合抗生素治疗。

2. 外治法　大青膏外敷患处，每日 1 次。适用于外科感染瘀热期。

3. 脓肿切开引流术　急性化脓性感染已局限化，有明显波动感（但手部感染，不能等待波动的出现），或深部感染经穿刺有脓者。在局部或全身麻醉下，遵循切开引流原则，行脓肿切开引流术。

4. 疮口换药　溃疡初期，脓多而炎症显著者，用解毒洗药煎汤熏洗后，敷贴大黄油纱布，也可选用有效抗生素溶液湿敷换药；脓腐难脱者，可敷布少许九一丹、九黄丹。溃疡后期腐肉已脱脓水将尽，新生肉芽组织生长或生长迟缓者，用生肌玉红膏换药，或撒布少许生肌散。

5. 糖尿病患者　配合降糖药物治疗。

三、讨论与体会

（一）关于清热解毒法的应用

外科急性感染在发病过程中，由于风寒暑湿燥邪皆能化热、化火，所以外科感染以热毒、火毒致病者最为多见，故《医宗金鉴》云："痈疽原是火毒生"。从经络阻塞，气血凝滞，郁久化热，热盛肉腐成脓的病机演变规律归纳，本病可列为痛、肿、热、红、脓 5 个基本证候。根据证候，经八纲辨证分析，多属阳、热、实证。有的热象早期虽然不明显，但往往很快化热，故要把清热解毒之药用在病理化热之前，以求治于化热之先。因此在整个治疗过程中，始终以清热解毒法治疗为主，如五味消毒饮、清热排脓汤中的金银花、蒲公英、紫花地丁、连翘、板蓝根、黄芩、败酱草等，经实验证明，这些药物均有明显的解热、抗菌、消炎之效，对金黄色葡萄球菌、溶血性链球菌、大肠杆菌及绿脓杆菌等，有较强的抗菌、抑菌和提高机体免疫力等作用。

（二）关于活血化瘀法的应用

外科感染瘀热期，经络阻塞，气血凝滞，郁久化热是主要病机。在治法上除用清热解毒法为主外，还必须佐以活血化瘀药，从而使热毒清解，经络疏通，凝滞消散而恢复正常。因此瘀热期应用活血化瘀药：①可防止病变继续向郁久化热演变发展；②可防止炎性肿块增大，促使炎症局限和吸收；③防止病变发展形成脓肿。溃后应用可使患部气血运行复常，肌肉生长，疮口早日愈合。故《医宗金鉴》云："疮疡已成而不去，或硬或赤，或硬而无脓，或破而不敛，总宜调和营卫，再以去毒行滞。"

经临床观察及实验室研究证明，丹参、赤芍、川芎、当归等活血化瘀药，能使炎症减轻，病灶局限，减少渗出，促进炎性肿块消散，调节机体免疫功能等。其与清热解毒药同用，则有加强抑菌和解毒方面的作用。因此清热解毒法、活血化瘀法，是外科感染瘀热期的主要治法，两者相辅相成，并用可更好地发挥治疗作用。

（三）关于托法的应用

实践证明，脓肿一旦形成，立即行切开引流，内服清热排脓汤治疗，多数病例在1~2天内体温降至正常，2~5天后白细胞总数降至正常范围。由此可见，内治以清热解毒、排脓消肿，外治以切开排脓，毒随脓泄，是治疗外科急性感染脓成期最有效的治疗方法。此法与应用透脓散的透脓托毒作用对比，病程短，痛苦小，损害组织少，引流通畅，并能有效地控制感染和防止并发症发生。

但透托法并非抛弃，在某些特殊情况下，可内服清热排脓汤，加山甲珠、皂角刺透托排脓，不用切开引流即可奏效。如：①面部鼻唇附近的疖、痈；②较小的痈，已多脓头破溃；③表浅脓肿，炎症范围广泛者。这样既可防止因切开过早而致毒邪扩散，又能发挥中医外科内服药透托排脓治愈的特长。两者各有特长，应根据病情分别选用。

清热排脓汤除有清热解毒、排脓消肿、活血祛瘀的作用外，还有吸收消散脓肿的功效。其内消之理，是根据气血凝滞，郁久化热，热盛则肉腐成脓的病机，在原方基础上加黄连、黄芩、紫花地丁、川芎等消散药物，使清热解毒、活血消肿为主的作用加强，消肿排脓的天花粉、败酱草、白芷成为辅助药，以加强主药的治疗作用，从而使患部热毒减轻，炎症局限，血脉调和，坏死组织逐渐吸收而愈。因此托法的作用不仅能托毒于外，且能将某些初期阶段的脓肿吸收消散。这种治疗方法在脓成期的应用成功，充实了托法的内容，扩大了消法的应用范围，提高了临床治疗效果。

（四）对"汗之则疮已"的看法

在传统的中医外科消法中，常用解表法中的荆防败毒散、银翘散治疗发热轻恶寒重或发热重恶寒轻的表证肿疡，以达"汗之则疮已"的目的。实践证明，外科急性感染之发热恶寒，并非风寒、风热侵入肌表而引起，多为热毒壅盛，正盛邪实，正邪相搏剧烈所致，常以热、瘀、脓三证表现为主，以清热解毒法治疗为宜。如果采用辛温解表法治疗，非但不能奏效，反而致病情加剧，甚至发生"汗出则痉"之弊；如果采用辛凉解表法治疗，虽不能导致病情加剧，但其疗效远不及清热解毒法。因此，外科急性感染之发热恶寒证，用清热解毒法治疗为宜。

（五）关于外治法的应用

外治法在治疗外科急性感染中占有重要地位，具有独特的治疗作用。在临床运用中也要辨证论治，如瘀热期外敷大青膏，借局部经络疏通，发挥药物的清热解毒、燥湿祛瘀、消肿止痛的作用，使患部热毒壅聚消散，气血凝滞疏通而恢复正常。溃疡初期，祛腐为主要治法，只有腐祛才能肌生。笔者用解毒洗药煎汤熏洗或浸浴疮口，有清热解毒、祛腐排脓、促进疮口愈合的显著作用。经抑菌试验证明，其对金黄色葡萄球菌有较好的抑菌作用。坏死组织较多者，可用全蝎膏、九一丹、九黄丹拔脓祛腐，有利于新生肉芽组织生长。大黄油纱布，有解毒燥湿、祛腐排脓的作用，是治疗疮口脓多，炎症明显的有效药物。经抑菌试验证明，其对金黄色葡萄球菌、白色葡萄球菌、绿脓杆菌有明显的抑菌作用。溃疡后期，生肌为主要治法，能促进生长迟缓的肉芽组织生长，加速疮口早日愈合。如疮口腐尽毒去，新生肉芽组织鲜红，不用生肌收口药，也可很快愈合，故所谓"毒尽则肌自生也"。

（孙贻安　朱建敏）

姜兆俊应用五味消毒饮治疗阳证疮疡经验

姜兆俊教授治疗疮疡经验丰富，对五味消毒饮的运用颇有心得，举例介绍如下。

掌中间隙感染

某某，男，24岁。

初诊：1997年5月20日，手掌肿痛5天。

5天前因木刺扎伤手掌，当时未处理，后渐感疼痛，且逐渐加重。就诊时见右手掌心肿胀，掌凹消失，压痛明显，手背水肿，第3~5指呈半屈位，伸指时疼痛。舌苔薄黄，脉弦数。体温37.8℃，血中白细胞 14×10^9/L。

诊断：右掌中间隙感染。证属热毒炽盛证。

治则：清热解毒，消肿散结，行气祛瘀。

方药：五味消毒饮加味。

金银花 30g	蒲公英 30g	紫花地丁 15g	野菊花 15g
连翘 15g	板蓝根 15g	赤芍 9g	黄芩 9g
天葵子 9g	川芎 6g	生甘草 6g	

水煎服，日1剂。

配合外敷大青膏（本院制剂）。

服用3剂后痛止肿消，体温正常，原方继服3剂病愈。

按：本病属中医"托盘疔"范畴，多因外伤染毒，或脏腑蕴热，复感火热邪毒所致。外感六淫邪毒侵袭机体，皆可化热化火。所以，阳证疮疡以火毒、热毒致病多见。其病机主要是经络阻塞、气血凝滞。如《医宗金鉴》中云："痈疽原是火毒生，经络阻隔气血凝"，气血凝滞日久则化热，故见红肿热痛、发热、口渴、苔薄黄、脉弦数。证属阳热实证。五味消毒饮可使经络疏通，气血流畅，热毒壅滞消散，配合连翘、黄芩、板蓝根加强清热解毒、消痈散结之功效；赤芍、川芎清热凉血、活血行气，有助于热毒消散。

类丹毒

某某，女，60岁。

初诊：1998 年 3 月 16 日，右拇指疼痛 10 天。

10 天前右拇指被鱼刺伤，疼痛，且逐渐加重，伴有痒感。查见右拇指末节掌侧肿胀发红，界限清楚，中央有数个小血疱。舌红苔薄黄，脉滑数。

诊断：类丹毒。证属热毒蕴结证。

治则：清热解毒，凉血止痒。

方药：五味消毒饮加减。

金银花 30g	蒲公英 24g	紫花地丁 15g	生地黄 15g
白鲜皮 12g	牡丹皮 6g	菊花 6g	苦参 6g
黄芩 6g	生甘草各 6g		

水煎服，日 1 剂。

配合外敷大青膏（本院制剂）。

药用 3 剂，痛痒减轻，血疱消失，继用 3 剂而愈。

按：本病症状与丹毒相似，故名类丹毒，是流行于动物的急性传染病。其致病菌是红斑丹丝菌，通过皮肤黏膜破损处侵入而发病。属于中医"丹毒"范畴。本案患者因鱼刺扎伤，火热邪毒侵入，导致经络阻塞，气血凝滞，郁久化热，热入血分，故见患指肿胀、红斑、中央有血疱。如《疡医大全》所云："发丹色状不一，痒痛亦异，大概因血热肌虚，邪气所搏而发。"故治宜清热解毒、凉血止痒。用五味消毒饮清热解毒、消肿止痛，加生地黄、牡丹皮清血分之热，苦参、黄芩、白鲜皮清热燥湿止痒。

烫伤感染

某某，女，32 岁。

初诊：1998 年 7 月 12 日，足背侧烫伤感染 7 天。

7 天前不慎被沸水烫伤右足背部，因处理不当而感染。就诊时见右足背侧疮面约 $7 \times 5 \times 0.5$cm，上有坏死组织及脓性分泌物，脓液黄稠，周围皮肤红肿，无全身症状。舌红苔黄，脉滑数。

诊断：烫伤感染。证属热毒蕴结、湿热下注。

治则：清热解毒，利湿消肿。

方药：五味消毒饮加减。

金银花 30g	蒲公英 30g	土茯苓 30g	野菊花 15g

赤芍 12g	牡丹皮 12g	萆薢 12g	牛膝 12g
黄柏 9g	苍术 9g	白芷 9g	生甘草 6g

水煎服，日 1 剂。

配合外用大黄油纱换药，每日 1 次；并加用青霉素肌注 5 天。

药用 9 剂，痛止肿消，疮面坏死组织脱落，肉芽新鲜，周围皮肤无红肿。停服中药，局部清洁换药半月而愈。

按：本病属于中医"烫火伤"。外来火热邪毒，直接侵袭机体，皮肉首受其害，症见红肿腐烂流脓。故用五味消毒饮清热解毒，配合赤芍、牡丹皮清热凉血，牛膝、黄柏、苍术、萆薢清热利湿。

五味消毒饮出自《医宗金鉴》，方由金银花、蒲公英、野菊花、天葵子、紫花地丁组成，具有清热解毒、消肿止痛之功效，适用于火热邪毒所致的阳证疮疡，如手部感染、脓肿、痈、丹毒等。应用时应注意：①首辨阴阳，凡局部红肿热痛、舌红苔黄、脉数者方可应用，阴证者禁用。②原方五味药皆以清热解毒为主，临证时应佐以行气活血之品，川芎、赤芍，既能行气活血以利清热解毒，又能防止苦寒药物过量以致寒凝不散而形成硬块。③金银花清热解毒而不伤正，用量宜大，至少30g。④根据病变部位灵活加减。如热在气分，症见口干口渴、发热汗出者，加石膏、知母；热在血分，症见皮肤红灼热者，加生地黄、牡丹皮；病在上肢、头面者，加桑枝、桔梗；病在下肢者，加牛膝、黄柏；疼痛剧烈者，加制乳香、制没药；大便干结者，加大黄。⑤五味消毒饮不仅可用于阳证疮疡瘀热期，也可配合它法用于其成脓期及溃后期余毒未清。

（孙贻安　孙子渊）

姜兆俊治疗颈淋巴结炎（结核）病例探析

颈淋巴结炎是外科常见疾病，主要表现颈部淋巴结肿大、疼痛，伴不同程度发热和全身症状，包括常见的化脓性颈淋巴结炎，较常见的结核性颈淋巴结炎和少见的坏死性颈淋巴结炎。笔者根据姜兆俊老师的临床经验，结合病例，略做探析，以供参考。

化脓性颈淋巴结炎

张某某，女，43 岁，护士。

初诊：1999 年 2 月 23 日，右颌下肿疼 7 天。

7 天前因心情不畅，渐感右颌下疼痛，逐渐加重，伴发热（体温 39℃），口干、口渴，大便干，无咳嗽及胸疼。查见神志清，右颌下肿胀，可扪及 6×4cm 肿块，压痛明显，质硬，无波动感，皮肤红、皮温高，舌红苔黄，脉洪数。

诊断：化脓性颈淋巴结炎。证属肝郁化火，热毒炽盛。

治则：疏肝清热，化痰散结。

方药：柴胡 9g　　　大黄 9g^{（后入）}　　玄参 9g　　　浙贝 9g

全蝎 9g　　　僵蚕 9g　　　金银花 30g　　生牡蛎 30g

夏枯草 15g　　赤芍 15g　　　白头翁 15g　　蚤休 15g

蒲公英 45g　　连翘 12g　　　生甘草 6g

水煎服，日 1 剂。

药用 5 剂后，肿痛明显减轻，体温 37.8℃，右颌下肿块缩至 3×2cm，皮肤不红。原方去大黄，蒲公英减为 30g，加山甲珠 6g，再服 6 剂而愈。

按：本病属中医"颈痈"范畴，由外感风温痰热，或肝郁火毒挟痰上攻，或头面染毒而诱发。患者因情志不畅，肝气郁结，肝胃火毒挟痰循少阳之经上攻于颈部而发病。如《证治准绳》中云："颈痈属手少阳三焦经郁火，积愤惊惶所致。"故治宜疏肝清热，化痰散结，和营消肿。方中柴胡条达肝气而疏肝解郁；金银花、蒲公英清热解毒；连翘清热解毒，消肿散结；蚤休既有清热解毒之效，又有消肿止痛之功；白头翁清热解毒，凉血，为治颈痈经验用药；赤芍清热凉血以和营消肿；大黄荡涤阳明实热，又能清热解毒；生牡蛎、玄参、浙贝母三药组成"消疬丸"，具有化痰散结之功效；夏枯草清肝火以助柴胡疏肝解郁，又能散郁结以加强化痰散结之力；全蝎、僵蚕解毒散结，通络止痛。全方共奏疏肝清热、化痰散结、和营消肿之功，方证合拍，收效快捷。

颈淋巴结结核

焦某某，男，84 岁，工人。

初诊：1998 年 3 月 10 日，颈部肿块 3 个月。

3 个月前偶然发现颈右侧有一肿块。渐感疼痛，无发热、咳嗽及胸痛。查见左胸锁乳头肌中部后缘可触及 2 枚肿大淋巴结，相互粘连，约 3×2×2cm，活动度差，质硬，边界清楚，压痛，皮肤微红，无波动感，舌红苔白，脉细弦。胸片示左肺陈旧性结核，鼻咽部检查未见异常，甲状腺 B 超未见异常，血沉 26mm/h，结核菌素试验弱阳性。

诊断：颈淋巴结结核。证属肝郁痰凝。

治则：疏肝理气，化痰散结，佐以清热解毒。

方药：柴胡 9g　　　夏枯草 9g　　　半夏 9g　　　陈皮 9g

　　　猫眼草 9g　　　连翘 15g　　　海藻 15g　　　昆布 15g

　　　赤芍 15g　　　生牡蛎 12g　　　蒲公英 12g　　　猫爪草 12g

　　　浙贝母 12g　　　山甲珠 6g

水煎服，日 1 剂。

药用 7 剂后，颈部疼痛减轻，皮肤不红，肿块缩小 2×2×2cm。上方去蒲公英、赤芍加白术、白芍、茯苓、僵蚕各 9g，药用 10 剂，肿块渐小。上方制成水丸，一次 9g，每日 3 次。服用 1 个月而愈。

按：本病属中医"瘰疬"范畴，一般因肝郁痰凝或肺肾阴虚所致。患者因情志不畅，肝气郁结，肝郁犯脾，脾失健运，痰湿内生，肝郁痰凝互结于颈部而发病。如《辨证录·瘰疬》中曰："盖瘰疬之证，多起于痰，而痰块之生，多起于郁，未有不郁而能生痰，未有无痰而能瘰疬者也。"然郁久可化热，故治疗宜疏肝解郁，化痰散结，佐以清热解毒。柴胡疏肝解郁；夏枯草清肝火、散郁结；陈皮、半夏、浙贝母、海藻、昆布、生牡蛎软坚化痰散结；猫眼草、猫爪草化痰散结可治瘰疬。山甲珠善走窜，专能行散、通经络、达病所；蒲公英、赤芍、连翘清热解毒。药用 7 剂，疼痛减轻，皮肤不红，化热之象已消，故去蒲公英、赤芍，加白术、白芍、茯苓、僵蚕，取其"非佐以柴芍则肝木不平，非助以苓术则脾土不健"之意，全方开郁寓其中，化痰存其内，有补有攻，故疗效明显。

坏死性淋巴结炎

张某，男，11 岁，学生。

初诊：1998 年 11 月 24 日，颈右侧肿疼伴发热 10 天。

患儿 1 年前因颈左侧淋巴结肿大，伴高热，应用青霉素、先锋霉素，效果不佳，后经活检诊为"坏死性淋巴结炎"，给予对症、支持疗法及泼尼松治疗而愈。10 天前因过食辛辣，复因受凉而诱发颈右侧肿疼，伴发热（体温 38.5℃），服感冒药不效而就诊，查见右胸锁乳头肌上端、中部后缘各扪及 $2 \times 2 \times 1cm$ 肿大淋巴结，压痛、质韧、活动，皮肤不红、皮温不高，舌苔薄黄，脉弦。血中白细胞 $3.9 \times 10^9/L$。

诊断：坏死性淋巴结炎。证属肝郁化火，痰瘀互结。

治则：疏肝清热，化痰散结。

方药：柴胡 9g   夏枯草 9g   浙贝母 9g   僵蚕 9g

全蝎 9g   金银花 21g   蒲公英 30g   赤芍 12g

蚤休 12g   虎杖 12g   连翘 15g   板蓝根 15g

生甘草 6g

水煎服，配合犀黄丸 1/2 管，日 2 次。

药用 9 剂，体温正常，肿疼减轻。原方去金银花、蒲公英加生牡蛎 18g，山甲珠 6g，连用 12 剂而愈。

按：本病属中医"痰核瘰疬"范畴，其病机为外感风温邪毒，与肝胃内蕴之邪热相结，以致肝经郁火不散、热毒灼津成痰，结于少阳之络而发病。如《医门汇要》中云："痰核瘰疬，大都多由肝经气郁、胃腑痰瘀，经络不畅，则痰随气上升至颈。盖气也，痰也，皆能蕴而为热也，气遇痰则凝，痰有热则肿，经久不散乃成。"故治宜以疏散肝经郁火、清热解毒散结为大法。方中柴胡、夏枯草疏肝清火散结；金银花、蒲公英、赤芍、连翘清热解毒；蚤休、板蓝根、虎杖清热解毒，活血消肿止痛；浙贝母化痰散结；全蝎、僵蚕解毒散结、通络止痛。体温正常后去金银花、蒲公英加生牡蛎、山甲珠以加强化痰散结，通络消肿之力。本病临床少见，凡淋巴结肿大、疼痛伴高热，抗菌素治疗无效时应考虑此病，同时应与淋巴瘤、白血病、结核病等鉴别，最后确诊须靠活检。对此病西医无特殊有效治疗，临床以对症、支持疗法为主，可配合肾上腺皮质激素治疗。抗菌素对此病无效，而中医采取辨证治疗，往往效果较好。

（孙贻安　时光喜）

姜兆俊治疗疖病经验

疖病是指多个疖在一定部位或散在身体各处反复发作的一种疾患，多见于青壮年，尤其是皮脂分泌旺盛、消渴病及体质虚弱之人，好发于头面、项后、背部、臀部等处，几个到数十个，此愈彼起，反复发作，缠绵经年累月不愈。疖，发于颈后发际处者，称为发际疮，发于臀部者，称为坐板疮。其主要病因病机是：湿热内蕴，外感风热邪毒或暑湿之邪，内外两邪搏结，以致气血被毒邪壅滞于肌肤，导致经络阻塞，气血凝滞，或因阴虚内热，脾虚失司，以致气阴两虚，正虚邪恋发为本病。西医认为，疖病是在高温、潮湿多汗、摩擦搔抓等因素影响下，金黄色葡萄球菌或白色葡萄球菌侵入皮肤而引起的毛囊周围脓肿。姜兆俊教授多年从事中医外科的临床工作，学验俱丰，对于疖病的诊治有诸多经验，介绍如下。

一、临证心得

疖病发病为内外邪毒相互搏结所致，内因为气虚、阴虚、痰湿、内热，外因为感受风热或暑湿之邪。气阴两虚为本，湿热蕴结为标，辨证须分清标本虚实，正邪盛衰，把握其本质，方能奏效。

（一）气阴两虚为本，扶正以祛邪

疖病的发生，大多因热毒湿邪交蕴，搏结于肌肤而成，常伴有糖尿病、肾病等慢性消耗性疾病，局部皮肤抵抗力下降，以致轻微的皮肤搔破或擦伤，都可导致疖病的发生，特点为多发且易反复，应用清热解毒利湿等祛邪的方法，虽能取效一时，却难以控制其复发。疖病的致病因素虽然是葡萄球菌感染，但发病与否，则与局部皮肤抵抗力的下降密切相关。因此，本病与正虚而卫表不固密切相关。正虚主要为气阴两虚，气虚责之脾肺，阴虚责之肝肾。脾气虚则失于健运，导致水湿内停，化生痰湿，湿郁化热，所生湿热为致病的内邪；肺气虚可致卫表不固，易于感受外邪，反复发作；肝肾阴虚，阴津匮乏，肌肤失于濡养，易于感受邪气，阴虚无以制阳，易生内热，与湿邪相合为患。

此外，由于外感湿热火毒，火热为阳邪，长期反复发作，日久势必耗气伤阴，而且患消渴、肾病等慢性消耗性疾病，气阴多有不足。患者可见有神疲乏力，纳差或多食易饥，口渴唇燥，低热，盗汗，舌淡少苔，脉细数等气阴两虚之证；或见有疖肿反复发作，微红或不红，中央色白，伴自汗，畏风，舌淡，苔薄白，脉浮等卫表不固之象。气阴两虚是疖病反复发作的内在根源，治病求本，当扶正培本，故治疗应以补气养阴为主，重用生黄芪、党参、山药、麦冬等益气养阴之品，以达扶正祛邪的目的，常用方有四妙汤加味、生脉散加味、玉屏风散加味等。如四妙汤加味：生黄芪、金银花各30g，当归、蒲公英各15g，茯苓、赤芍、连翘、白芷、天花粉各9g，苍术、生甘草各6g，水煎服。方中以生黄芪补气为君药；辅当归、天花粉补阴血，生津液；茯苓、苍术健脾祛湿；以金银花、蒲公英、连翘清热解毒；当归、赤芍养血活血；白芷、天花粉托毒外出。

（二）湿热蕴蒸为标，祛邪以安正

疖病多由湿热邪毒蕴结肌肤所致，或因素体不足，脾气虚弱，失于健运，或因过食肥甘，以致痰湿内生；加之外感风热、暑湿或搔破染毒，内外邪气相合为患，湿热蕴结于肌肤而发病，湿邪致病多重着黏腻而难去，故缠绵难愈。患者可见有疖肿散在于头面、臀部等处，色白，形体肥胖，动则气喘，纳差，腹胀，舌淡胖边有齿痕，苔白腻，脉濡弱等脾虚湿盛之象；或见有疖肿散在躯干、下肢，局部红热疼痛，根脚收束，易于成脓，脓出黄稠，伴口苦烦渴，小便短赤，大便秘结，舌红，苔黄腻，脉滑数等湿热搏结之证。治宜健脾利湿，清热解毒。痰湿内盛者，以健脾化湿为主，常用参苓白术散加味；湿热均盛者，治宜清热利湿，祛风解毒消肿，常用防风通圣散加减：防风、荆芥、栀子、赤芍、黄芩、白术、桔梗、苦参、滑石、连翘、当归各9g，金银花30g，水煎服。方中防风、荆芥祛风解表，发散邪毒；白术健脾化湿，滑石利湿清热，苦参燥湿解毒，共祛湿邪；黄芩清肺胃之热，栀子、连翘、金银花清热解毒，合苦参共清火热邪毒；当归、赤芍凉血活血，兼能养血；桔梗调气，托毒外出。

（三）兼顾血瘀、痰凝

疖病特点为缠绵日久，反复发作，或因阴津匮乏，或因痰湿壅塞，或因气虚无以鼓动，或因湿热搏结，均可致气滞血瘀，痰湿凝结，形成硬结，局部皮肤色暗或紫黯，肌肤失去光泽，故治疗除补气养阴、清热利湿解毒之外，应注意应用活血化瘀、祛痰散结之品。活血药常用当归、赤芍、生地黄、天花粉、山甲珠等凉血活血，既可活血化瘀通络，又可防止助热伤津；化痰药常用制胆南星、浙贝母、土贝母、夏枯草等以化痰通络散结。

（四）根据疖的发病部位用药

面部疖，加牛蒡子、桔梗、薄荷，轻清发表散邪；胸背部疖，加柴胡、郁金、青皮，调理气机；上肢疖，加桑枝、川芎，调气活血，祛湿通络；下肢疖，加川牛膝、黄柏，活血燥湿。暑湿热毒较重者，加藿香、佩兰、黄芩、栀子、黄连；血热明显者，加生地黄、牡丹皮；排脓不畅者，加白芷、天花粉、皂角刺、山甲珠等；肿痛甚者，加板蓝根、乳香、没药等；便秘者，加生大黄。

（五）重视外治法的应用

根据疖病的发展转化过程，初期当病邪侵入人体后，湿热邪毒蕴蒸，内外邪毒搏结，气血凝滞，经络阻塞，导致局部红肿疼痛明显，但根脚尚浅，范围局限，肿势高突。此时，应以消散为主。中期郁久化热（成脓期），因初起未及时就诊或机体抗病能力差，正不胜邪，热毒壅结，滞而不散，久则热盛肉腐，继之酿腐成脓。此期硬结处皮肤由红变淡，继之变白，患处疼痛较甚，宜用提脓拔腐、透脓托毒之药物，扶助正气，托毒外出，促其破溃。后期（破溃期）以拔毒祛腐、扶正生肌为主，换药时应注意疮面引流通畅，使脓液畅泄，毒从外解，溃疡腐肉逐渐脱落后，用生肌收口之药物，助养新肉生长，促使疮口早日愈合。

疖病若发于颈后、背部、臀部等部位，有多个散在疖肿，形如黍粒，顶白肉赤坚硬，痒痛相兼，脓水浸淫，伴大便干结，小便短赤，舌质红，舌苔黄腻，脉滑数或弦数，属湿热风邪相搏之证。因湿热之邪易随膀胱经外泛，故多在颈后、背部、臀部发生，治宜清热解毒，祛风除湿。疖病初期因色红痒痛，用芫花洗方外洗，如意金黄散加蜂蜜适量调膏外敷，每日 1 次；或用紫金锭外涂，每日 3 次，清热解毒，消肿散结，祛风除湿，以促其炎症吸收消散，但芫花有毒，忌入口内。如疖肿顶白红肿热痛，或破溃脓水浸淫者，用马菊洗方熏洗，化毒散软膏外敷，每日 1 次，以清热拔毒，活血消肿。肿块坚硬者，化毒软膏中加五倍子粉 4.5g，蜈蚣粉 0.3g，调匀外敷，可清热攻毒，活血化瘀，软坚消肿。

芫花洗方：芫花 15g，川花椒 15g，黄柏 30g。将药物共碾粗末，装纱布袋内，加水 2500ml，煮沸 30 分钟，用软毛巾蘸洗患部 20 分钟。

马菊洗方：马齿苋 30g，野菊花 30g，生甘草 10g。水煎外洗患处。

化毒散软膏：乳香粉 4.5g，没药粉 4.5g，黄连粉 4.5g，赤芍粉 4.5g，天花粉 6g，生大黄粉 6g，生甘草粉 3g，珍珠粉 0.9g，牛黄粉 0.9g，冰片粉 0.45g，雄黄粉 4.5g，凡士林 30g。以上药物粉末混匀，与凡士林调制成膏备用。

若疖肿散发，其色暗红，脓水稀少，多伴有低热，口渴，乏力肢软，舌质红，舌苔薄，脉细数。治宜益气解毒排脓。可用蓖麻仁 250g，大枣 250g，将大枣洗净，放锅内煮熟去核，蓖麻仁去皮，然后两药混合放铁臼内捣成糊状，按疖肿大小，摊在病灶上，厚约 0.3cm，然后覆盖干净的塑料薄膜，用绷带固定，2~3h 换药 1 次。方中蓖麻仁性味甘平，消肿拔毒；大枣甘温，益气调营，尚可解毒。两药相配，可益气解毒，消肿排脓，若再加冰片少许可增加其止痛、排脓之功。

二、典型病例

某某，男，27 岁。

初诊：1996 年 6 月 14 日。

患者头面、项后遍发疖肿，反复发作 4 年余。颏下头面、项后散在多个疖肿，红肿热痛，部分可见脓头，均未溃破，颌下、耳后淋巴结肿大，无发热，口渴，平素大便易干结，小便黄，舌质红，苔薄稍黄燥，脉弦滑。

诊断：疖病。证属湿热蕴结。

治则：清热利湿，祛风解毒消肿。

方药：防风通圣散加减。

防风 9g	荆芥 9g	栀子 9g	赤芍 9g
生大黄 9g	天花粉 9g	黄芩 9g	白术 9g
滑石 9g	连翘 9g	当归 9g	金银花 30g
白芷 6g	皂角刺 6g		

水煎服，日 1 剂。

配合马菊洗方外洗，紫金锭外涂。

二诊：服药 6 日后，疖肿红热疼痛基本消失，色淡红，明显减小，大便正常。上方生大黄改 6g，加山甲珠、玄参各 9g。

三诊：服 12 剂后，疖肿基本消退，偶尔大便稀，每日 1 次，遂去生大黄，加麦冬 9g。再服 12 剂，其后单纯用马菊洗方外洗 1 月余获愈。

三、小结

1. 由于本病顽固，极易复发，虽经药物治疗后，皮损不再新发，仍须坚持服药 1～3 个月，以巩固疗效。

2. 疖病患者须忌食鱼腥发物，如海鲜、淡水虾蟹、竹笋、毛笋等，特别是治疗期间不应食用，一旦食用上述食物后常使病情反复。其他如辛辣刺激、肥甘之品也需适当节制。

3. 注意局部的治疗调护。经常保持局部皮肤的清洁，以防止复发。此外，局部可用马黄酊（马钱子 15g，黄连 15g，浸泡于 75% 乙醇 500ml 内，5～7 天后取药酒用）或 70%～75% 乙醇搽涂，既可起到杀灭局部病菌的作用，又可以活血解毒消肿。

4. 患消渴、习惯性便秘、营养不良者较易患病，应酌情进行血糖、免疫功能、微量元素等方面的检测。

（叶林　姜玉霞）

姜兆俊治疗瘰疬经验

瘰疬是发生于颈部淋巴结的慢性感染性疾患，以其结核累累，有如串珠之状而得名，俗称"疬子颈"、"老鼠疮"、"疬疬"等，相当于西医的颈淋巴结结核，被认为是由结核杆菌感染所致的慢性特异性感染性疾患。本病多见于儿童及青少年。其特点是初期在颈部的一侧或两侧出现一个或多个大小不等的肿大淋巴结，活动，不痛；以后结节增大与皮肤粘连，多个淋巴结互相粘连而成团块状；随着病变的发展，肿块中心变软，波动，皮色暗红，形成寒性脓肿；破溃后流出稀薄脓液及干酪样坏死组织，疮口呈潜行性空腔，周围皮肤紫黯，形成不易愈合的窦道和溃疡，可伴有潮热、盗汗、食欲减退、全身无力等症。

一、临证心得

瘰疬之生，或由外邪侵袭，或因脏腑失调所致，但不论内因或外因，其本在于脏腑功能失调。脏腑功能失调当责之于肝脾肺肾，初期多因肝郁气结，横逆伤脾，脾失健运，痰湿内生，肝郁化火，炼液成痰，痰火凝结而成；后期肝火下灼肾阴，阴火燔灼，炼液为痰，痰火互结；或溃后脓水淋漓，耗伤气血，故出现阴虚发热或气血两虚证候；素体肺肾阴虚，阴亏火旺，肺津不能输布，灼津为痰；加之外感风热、疫病之毒，外受之邪毒，与内生之痰热搏结，循少阳经壅滞于颈项，形成肿块。

（一）初期治宜疏肝解郁，化痰散结

正如《辨证录·瘰疬》中云："盖瘰疬之证，多起于痰，而痰块之生，多起于郁，未有不郁而能生痰，未有无痰而能瘰疬者也"。初期颈部淋巴结肿大，活动不痛，和淋巴结互相粘连而呈团块状，皮色正常，一般无全身症状。此时邪盛正实，一般因肝郁痰凝结于颈部而发病，治宜疏肝解郁，化痰散结。选方常用逍遥散加减：柴胡、当归、白芍、半夏、陈皮、香附、黄芩各9g，夏枯草、猫爪草、生牡蛎各30g，丹参、昆布、海藻各15g。方中柴胡、香附疏肝解郁；当归、白芍养肝血、柔肝阴，肝体阴而用阳，以二药补肝体，又可防柴胡、香附过于香燥而劫伤肝阴；夏枯草清肝火、散郁结；陈皮、半夏以化痰浊；海藻、昆布、生牡蛎软坚化痰散结；猫爪草化痰散结

可治瘰疬；黄芩兼清肺胃之热。全方开郁寓其中，化痰存其内，有补有攻，故疗效明显。

（二）中期治宜清热化痰，托里透脓

中期已形成寒性脓肿，皮色暗红，微热，中央变软，伴有潮热盗汗，全身无力等症。此为痰毒凝结化热，治宜清热化痰，托里透脓。选方常用猫爪草汤：猫爪草、夏枯草、蒲公英、金银花各 30g，连翘、生黄芪各 15g，黄芩、丹皮、桔梗、陈皮、半夏、茯苓、白芷各 9g。方中以蒲公英、金银花、连翘、黄芩清热解毒；半夏、陈皮、茯苓健脾化痰；夏枯草、猫爪草清肝火、散郁结；丹皮凉血活血；生黄芪、桔梗、白芷益气托毒排脓。

（三）溃后宜扶正培元

瘰疬溃后多现虚象，可见气血不足、阴虚内热等虚羸之证，故治疗当以扶正培元为主，以使正盛而邪去，气血充盛，促进溃破疮面的愈合。

寒性脓肿溃破后，伴有潮热、盗汗，舌质红，脉细数者，此为阴虚发热，宜养阴清热，内服抗结核汤：夏枯草 30g，丹参、天花粉、煅牡蛎、葎草各 15g，银柴胡、百部、白薇、知母各 12g，黄芩、地骨皮、鳖甲、丹皮各 9g。方中以夏枯草清肝火、散郁结为主药；黄芩、银柴胡、百部、白薇、葎草、煅牡蛎、天花粉、知母、地骨皮、鳖甲育阴生津，而清解虚热；丹皮、丹参活血。

如身体虚弱，倦怠无力，舌淡苔白，脉沉细无力者，此为气血两虚，宜补益气血，内服香贝养荣汤：党参、白芍、白术、熟地、当归各 12g，茯苓、浙贝母、香附、陈皮、桔梗各 9g，川芎、生甘草各 6g。方中党参、白术、茯苓、甘草四君以健脾益气；熟地、白芍、当归、川芎四物以补血养阴；香附、川芎活血祛瘀；浙贝母、陈皮、桔梗化痰。诸药共使气血复，而痰瘀消。

如潮热骨蒸，盗汗，咳嗽，形体消瘦者，此为肺肾亏损，宜滋肾补肺，内服百合固金汤和清骨散加减：熟地、生地、山药各 30g，煅龙骨、煅牡蛎各 12g，银柴胡、白薇、百部、川贝母、麦冬、百合、白芍、玄参、茯苓、泽泻、丹皮、鳖甲、知母各 9g。方中百合固金汤以滋补肺肾之阴，养阴而清肺；以清骨散清骨蒸潮热；合百部、川贝母、煅龙骨、煅牡蛎，共收化痰散结之功。

（四）散祛邪，祛毒、化痰、活血为治疗要法

瘰疬为有形之结块，为痰凝血瘀结聚而成，然瘰疬有别于其他性质的肿块，它主要由特殊之毒邪所致。故治疗时，特别是初期，应以消法为主，祛毒、化痰、活血而使毒去正安，痰瘀消散，肿块消退，此三法应贯彻治疗的始终，为治疗要法。常用猫眼草、猫爪草、百部、黄芩、夏枯草、白头翁等祛瘰疬特殊之毒邪；半夏、陈皮、浙贝母、土贝母、僵蚕、夏枯草等化痰散结；当归、丹皮、香附、生地、山甲珠等活血化瘀。

（五）重视外治法的运用

初期用消核膏、黑退消加阳和解凝膏，以活血软坚、化痰散结。黑退消加阳和解凝膏，可于 1～2 个月内使肿核消散。白降丹拔核法适用于肿核小而浅表，日久不消，而体质尚好者。拔核后的疮面，用生肌散和生肌玉红膏油纱换药。但白降丹腐蚀作用较强，使用时应严格掌握适应证，对于肿核较大深在或与周围组织粘连及年老体弱者，均不宜使用本法。或用火针疗法，局部消毒，取较粗的消毒备用的缝衣针放在酒精灯上烧红，快速刺入硬结内部，拔针后外贴消核膏，每周 1 次。

中期宜用聚毒拔脓散、千锤膏，以清热聚毒拔脓，脓成者贴之能溃，未成脓者贴之可以消散。药物治疗无效时，应切开排脓。

后期以祛腐生肌为主，常用药物有五五丹、千锤膏和猫眼草膏。五五丹主要以红升丹为主作用于病灶部位，使病变组织的蛋白质凝固坏死，逐渐与健康组织分离而脱落，其沉淀溶解的过剩毒液，又能蔓延于脓腔周围而广泛侵蚀，因而既能杀菌、抑菌，又可利用其腐蚀作用，去除脓腔病灶残余部分及坏死组织，使疮口扩大，引流通畅。红升丹又具有祛腐生肌双向调节作用，使疮口腐肉去新肉生，逐渐收口而愈。千锤膏活血消肿、提脓祛腐。猫眼草膏解毒散结、提脓祛腐。两药对结核性溃疡有较好的祛腐作用，只有腐肉去净，新鲜的肉芽组织才能从坏死组织脱净的基床上生长出来。在多次换药后脓液减少，2～3 次换药后，疮面肉芽组织色泽转红，疮口可较快愈合。

以上药物，均有不同程度的刺激性，敷药时勿超出疮口边缘，以免刺激正常皮肤，在整个治疗过程中，要重视全身治疗，重点扶正祛邪，合理选用抗痨药物。

二、小结

1. 本病多因素体虚弱，情志不畅，肝气郁结，外感邪毒，内外邪气搏结于颈部而成。因此，以脏腑功能失调为本，痰毒凝结为标。初病气血不虚，病邪在表，实证居多；久病气血亏耗，病邪在里，虚证多见。故治疗时一定要分清标本虚实。

2. 瘰疬为结核杆菌感染所致，在治疗时应注意具有抗结核作用中药的使用，如夏枯草、猫爪草、猫眼草、百部、黄芩、白头翁等。

3. 注意中西医结合治疗，在整个治疗过程中，要重视全身治疗，重点扶正祛邪，合理选用抗结核药物，如异烟肼、链霉素、利福平等。

4. 瘰疬病久，往往治疗时间较长，因此在治疗中，不论已溃未溃，均可配合内服散结片、消疬丸、四虫片、小金丹、犀黄丸等。

5. 加减：肿块较硬者，可加山甲珠、蜈蚣、全蝎、僵蚕；肝火偏盛者，加龙胆草、栀子；胃纳不馨者，加焦山楂、炒谷芽；大便秘结者，加制大黄；盗汗者，加生龙牡、浮小麦；夜寐不安者，加茯神、炙远志、炒酸枣仁、柏子仁等。

6. 注意生活要有规律，劳逸结合，要加强营养。

（叶林　姜玉霞）

乳腺疾病

姜兆俊治疗哺乳期乳痈经验

姜兆俊主任医师对乳腺疾病的治疗积累了丰富的临床经验，现将姜老师治疗哺乳期乳痈的经验总结如下。

一、重视病因　早治防变

妇女产后不能正常哺乳，乳汁淤积是发生乳痈的重要原因，正如《肘后备急方》中云："凡乳汁不得泄，内结名妒乳，乃急于痈。"

导致乳汁淤积的原因很多，临床治疗需细查。如乳头皲裂，一方面因哺乳时疼痛，使产妇拒绝哺乳，导致乳汁淤积，另一方面细菌沿皲裂处侵入乳腺导管，上行感染而发生乳痈。治疗时需同时治疗乳头皲裂以消除病因，常用白芷15g，苦参、硼砂、蒲公英、生甘草各9g，水煎外洗。方中白芷消肿排脓止痛；硼砂消肿防腐、清热解毒；蒲公英、苦参、生甘草清热解毒利湿，促使乳头皲裂愈合，有利于乳痈的治疗。部分病人乳头处可见"白疱"，是由于乳腺导管开口处炎症消退后，上皮细胞生长跨越乳腺导管开口处，乳汁被新生上皮所阻所致。此时只要用无菌针头挑破"白疱"，即可使乳管通畅，乳汁得泄。乳头畸形不能哺乳者，尽量避免使用通乳药物，如丝瓜络、漏芦、王不留行、瓜蒌等，而应用减少乳汁分泌的药物，如生麦芽、生山楂等。外用芒硝250g，装纱袋内外敷乳房部，可使其逐渐回乳，以防乳痈反复发生。对于乳汁分泌过多，每次哺乳后不能排空者，治疗时亦常应用生麦芽、生山楂、神曲等药物，以适当减少乳汁的分泌，防止乳汁淤积。

肝郁胃热是发生乳痈的另一重要原因。《丹溪心法》中云："乳房阳明所经，乳头厥阴所属，乳子之母，不知调养，怒忿所逆，郁闷所遏，厚味所酿，以致厥阴之气不行，故窍不通而汁不得出，阳明之血沸腾，故热胜而化脓。"说明乳痈的发生与肝胃二经有密切关系，产后心情不舒，肝气郁结，饮食不节，过食膏粱厚味，阳明积热，肝郁胃热互结而发生乳痈，故治疗时强调疏肝清胃，常用柴胡、青皮、蒲公英，同时结合心理治疗，消除病人的紧张情绪，保持心情舒畅，有利于乳痈的治疗。由此可见，及时消除病因，可以预防乳痈的发生。

二、分期治疗　内外结合

（一）分期

乳痈的发生发展是一个动态过程，根据乳痈不同时期的病理变化，姜老师将乳痈分为如下 6 个阶段：

1. 瘀滞期　症见乳房胀痛，排乳不畅，肿块或有或无，皮色正常或微红，压痛，全身症状不明显，舌苔白，脉弦。证属肝气郁结、乳汁淤积、气血凝滞。

2. 化热期　症见乳房疼痛，局部红肿，按之硬，压痛，伴发热恶寒，口渴，纳差，舌苔黄，脉弦数。证属肝郁日久化火，胃热壅滞。

3. 脓始成期　症见乳房疼痛剧烈，呈跳痛，局部红肿光亮，中央稍软，压痛，伴发热口渴，舌红，苔黄，脉洪数。证属热盛肉腐成脓。

4. 脓成熟期　症见乳房疼痛，局部红肿，肿块已软，伴发热，舌红苔黄，脉洪数。证属热毒炽盛，肉腐成脓。

5. 溃后期　正虚余毒未尽型，症见溃后红肿热痛减轻，但仍有肿硬热痛，脓黄白而稠，热退或有低热，苔微黄，脉细弦微数；气血两虚型，症见局部热痛消失，脓稀，肉芽苍白水肿，生长缓慢，伴体倦乏力，舌淡苔白，脉细弱。

6. 硬块期　症见红肿热痛已消，乳房遗留硬块，边界不清，皮温皮色正常，推之可移动，无全身症状，苔白，脉弦缓。证属乳络阻塞，气血凝滞。

（二）治疗

1. 瘀滞期　此期贵在治之于早，消散于无形，治宜疏肝解郁，通乳和营，解毒消肿。药用柴胡 9g，青皮 9g，陈皮 9g，郁金 9g，漏芦 9g，丝瓜络 6g，金银花 30g，蒲公英 30g，夏枯草 9g，瓜蒌 30g，赤芍 9g，生甘草 6g。有肿块者，加穿山甲 6g；有表证者，用牛蒡子 9g。外治用金黄膏外敷患处。

2. 化热期　此期以郁久化热为主，重在清热解毒，通乳消肿。清热解毒以消炎，利于乳管通畅，乳管通畅利于消炎。药用金银花 30g，蒲公英 30g，大青叶 15g，连翘 12g，黄芩 15g，栀子 9g，苦参 9g，漏芦 9g，瓜蒌 30g，柴胡 9g，青皮 9g，赤芍

9g，生甘草 6g。高热者原方柴胡改 15g，加紫雪丹冲服。方中较瘀滞期增加了大青叶、连翘、苦参、栀子、黄芩，以加强清热解毒之功。外治以大青膏外敷。

3. 脓始成期　此期虽然脓已成，但脓液较少，仍有消散之希望。《疡科纲要》中曰："盖以中虽成脓，而四周之肿犹在，故仍以消肿为急，置其脓成于不问，庶几余肿即消，即成溃亦不必惧，万不能早用透达之药，令其迅速蒸脓。"但此期的消散与肿疡初期的消散不同，需与托药，如白芷、桔梗、浙贝母、天花粉、穿山甲、皂角刺合用，才能促进脓液吸收。故治宜清热解毒，托脓消散。药用金银花 30g，蒲公英 30g，黄芩 12g，败酱草 15g，天花粉 15g，白芷 9g，桔梗 9g，小蓟 9g，柴胡 9g，瓜蒌 15g，赤芍 9g，生甘草 6g。外治先穿刺抽脓后，周围敷以大青膏。

4. 脓成熟期　此期急需透脓外出，以防毒邪内陷或传囊之变。故治宜清热解毒，排脓消肿。药用金银花 30g，蒲公英 30g，连翘 15g，败酱草 15g，黄芩 15g，柴胡 9g，陈皮 9g，瓜蒌 15g，天花粉 15g，穿山甲 6g，皂角刺 9g，赤芍 9g、生甘草 6g。方中配以穿山甲、皂角刺透脓托毒。外治宜急开之。

5. 溃后期　此期之正虚余毒未尽型，此型脓液外出，毒邪外泄，正气虚，故治宜扶正清热解毒。药用生黄芪 15g，金银花 30g，蒲公英 30g，黄芩 9g，连翘 12g，天花粉 15g，白芷 9g，当归 12g，赤芍 9g，生甘草 6g。外治以大黄油纱条蘸少许牛黄散换药。

本病溃后期以虚实兼证多见，而单纯虚证者少。故治疗溃后期切忌过早或单纯使用补法，只有气血两虚而无热象者方可应用补法。此型内治宜补气养血，方用八珍汤加减，外治以生肌散换药。

6. 硬块期　治疗乳痈时，不仅要清热解毒，还要注意行气活血。气行则血行，瘀滞方可消散，若单纯投以寒凉药物以清热解毒，而忽视行气活血，炎症虽消，但遗留硬块。故姜老师在乳痈急性期治疗时均配以赤芍与疏肝药物以行气活血，散瘀消肿，防止形成硬块。若已经形成硬块，宜疏肝行气，活血散结。药用柴胡 9g，夏枯草 9g，瓜蒌 15g，郁金 9g，当归 9g，赤芍 9g，丹参 15g，三棱 9g，莪术 15g，浙贝母 9g，穿山甲 6g，全蝎 9g，甘草 6g。方中柴胡、郁金疏肝行气；当归、赤芍、三棱、莪术、丹参活血化瘀；浙贝母、穿山甲、全蝎散结消肿。若肿块坚硬者，加鹿角霜 15g 以温阳散结。外治用生地黄 30g、木香 21g，捣烂外敷硬块处。

（孙贻安　刘晓菲）

论乳腺增生病的病因病机

乳腺增生病是最常见的乳腺疾病，以乳房疼痛和肿块为主要临床表现，并且随着月经周期或情绪波动呈现周期性变化。现代医学认为，本病发生的主要原因是内分泌功能紊乱或乳腺组织对内分泌激素的敏感性增高。虽然中医古代文献对乳腺增生病早有详细的记载和论述，当代医家也从不同角度、不同层次并利用现代技术手段对乳腺增生病的各个方面进行了相关的论述和探讨，但对于本病病因病机的认识依然是众说纷纭，见仁见智，在具体的发病机理及标本虚实的认识上亦有较大的差异。本文拟从中医基础理论出发，结合现代文献，从脏腑辨证的角度对乳腺增生病的病因病机进行分析、归纳和探讨，以求能找到一个基本的病因病机，为其以后治疗打下基础。

一、乳房与脏腑、经络、气血的关系

中医学认为，正常乳房的生长、发育和分泌功能都和脏腑、经络、气血等的生理功能密切相关，它秉承先天之精气，受五脏六腑十二经气血津液之所养，女子随精气的盛衰而出现不同时期的盈亏变化，其生理功能又与月经、胎孕、产育之间相互联系。因此乳房虽属局部器官，但通过十二经脉和奇经八脉的纵横联系与内在脏腑形成一个有机的整体，并通过精、气、血、津液的作用来完成其功能活动。这种整体观念和现代医学的认识是相符合的，也是论述乳腺增生病病因病机的理论基础。

现代医学认为，乳房是体内多种内分泌激素的靶器官，乳房的生长发育，及其伴随月经周期各个阶段出现的周期性变化和乳汁分泌等一系列生理活动，是受大脑皮层、下丘脑和各种内分泌腺调控的，是在下丘脑—垂体—卵巢轴及其他内分泌激素的调节控制下进行的。

二、乳腺增生病与脏腑、经络、气血的关系

在五脏六腑中以肝的疏泄与藏血功能、脾胃的运化功能、肾的藏精功能等对乳房的生理影响最大，同样乳腺增生病的发生发展过程也与肝、脾、肾三脏的生理病理变化密切相关，尤与肝、肾二脏关系最为密切。

（一）肝与乳腺增生病

女子以血为用，以血为本，其经、孕、产、乳的生理功能均需血的供养，而血的贮藏运行与调节的功能均归属于肝脏，取决于肝藏血而主疏泄的功能。故《临证指南医案》中提出："女子以肝为先天。"说明肝与女子生理病理息息相关，在乳腺增生病的发生发展中也起着重要作用。

1. 生理功能

足厥阴肝经贯膈，布胁肋，上注于肺，绕乳头而行，故乳头属肝。肝藏血而主疏泄，体阴而用阳，性喜条达舒畅而恶抑郁。肝主疏泄主要表现为调畅气机、调畅情志、促进脾胃运化功能等三个方面，实际上人体的气、血、津液和精神情志活动都必须在肝疏泄功能正常的条件下，才能发挥各自应有的作用，脏腑、经络、器官的功能活动也才能正常调和。

现代医学研究已经证实，中医学中肝主情志谋虑、藏魂的观点与神经系统的机能活动有关，情志变化可引起大脑皮层功能改变，致使植物神经功能紊乱而出现肝证。同时乳房作为一个靶器官，受下丘脑—垂体—卵巢轴的调控，而下丘脑的活动由更高级神经中枢（大脑皮层）通过神经递质所控制，外部环境中的各种感觉刺激、精神刺激等通过传入神经在神经中枢转化成化学信号，由神经元进行分析整合，最后通过兴奋性或抑制性神经递质（如多巴胺、5- 羟色胺、褪黑素）影响下丘脑的神经激素分泌，进而调控垂体和卵巢的激素分泌，对乳房和子宫产生不同的作用。因此肝主疏泄功能实际上是通过对大脑皮层和植物神经系统的作用来调节机体的神经内分泌功能，从而改善下丘脑—垂体—卵巢轴的功能，并与内分泌激素的代谢有关。

肝属木，脾属土，肝脾两脏的关系，在生理上相互依赖，在病理上又相互克制，临床多见肝脾不和、肝胃不和证，在乳腺增生病中则以肝郁脾虚为主。所以治肝时应注意调理脾胃。

2. 病理变化

肝为刚脏，职司疏泄，与情志关系非常密切，情志内伤是导致肝病发生的主要原因，过分强烈和长期持久的不良情绪变化最易引起肝脏功能失调，导致肝气郁结，或升泄太过而发生乳腺增生病。

（1）肝气郁滞证

肝气郁滞证是临床最为常见的一个基本证型。发病主要原因就是情志异常，由于情志不畅，则肝失条达，肝气郁结，气滞于肝经，蕴结于乳房，使乳络阻塞不通而发病。临床表现为乳房胀痛，疼痛程度往往与月经周期或情绪变化密切相关，伴有胸胁或少腹胀满窜痛，性情抑郁，烦躁易怒，舌淡苔薄白，脉弦。肝失疏泄，气机不畅，血行涩滞，瘀阻乳络，则见乳房胀痛如刺，部位固定，痛经，血色紫黯，或有血块，舌质紫黯或有瘀斑，脉弦涩。肝失疏泄，气机不畅，津液不得输布，聚湿成痰，或思虑伤脾，脾失健运，痰湿内生，以致痰气互结，血瘀成块，阻于乳络，则见乳房结块，苔白腻，脉弦滑。因此肝气郁滞及其兼证导致了乳腺增生病的主要临床表现乳房疼痛和肿块的产生。有人认为乳腺增生病基本按照气滞、痰凝、血瘀的规律逐渐演进。临床和实验研究证明肝郁是高级神经活动紊乱而表现出的一组症候群，情志异常（伴 5-HT 增高）是主要原因；肝郁后出现多层次的神经体液功能紊乱或调控异常，导致微循环障碍和血管内皮细胞形态及其代谢改变，使 PGI2-TXA2 和 cAMP-cGMP 两对调节系统的平衡失调，从而产生血瘀。

（2）肝火上炎证

肝火上炎证是肝经气火上逆所表现的证候，所谓气有余便是火，多因情志不遂，肝郁化火，或肝经蕴热引起，肝火灼津为痰，痰气互结而成。临床主要表现为肝经循行部位的头、目、耳、胁的实火炽盛症状，如头晕胀痛、面红目赤、耳鸣、口苦口干、急躁易怒、失眠多梦，舌红苔黄，脉弦数。

（3）肝郁脾虚证

乳房在月经周期中的生理变化表现为经前充盈和经后疏泄。经前期阴血充足，肝气旺盛，冲任之气血充盈，使乳腺组织发生生理性增生。此时若因情志不畅，肝失疏泄，气机不利，则极易出现木旺乘土，导致肝脾不和或肝郁脾虚，肝郁则气血凝滞，脾虚则脾失健运，痰湿内生，日久痰瘀互凝，阻于乳络而成。临床表现为乳房水肿、胀大、紧张、坚硬、疼痛、拒按等，伴有胸胁胀满窜痛，急躁易怒，纳差，腹胀，便溏，舌苔白或腻，脉弦。

（二）肾与乳腺增生病

1. 生理功能

肾藏精，主生殖和生长发育，肾所藏之精包括先天之精和后天之精。先天之精是禀受于父母的生殖之精，后天之精来源于脾胃所化生的水谷精微以及脏腑生理活动中化生的精气通过代谢平衡后的剩余部分，先天之精与后天之精相互依存，相互为用，在肾中密切结合而化成肾中精气，其主要生理效应是促进机体的生长、发育和逐步具备生殖能力，是人生长发育和寿夭的主宰。故肾气盛则天癸至，任脉通，太冲脉盛，男子溢精，女子月事以时下，两乳渐见丰隆，孕育后乳汁充盈而哺，肾气衰则天癸竭，乳房也应之而衰萎。

肾为五脏之本，内寓元阴元阳，人体五脏六腑之阴都由肾阴来滋润，五脏六腑之阳都由肾阳来温养。肾阳既是其他脏腑之阳的根源，又是促进生殖发育的动力，对乳房的生理病理都有很大的影响。

2. 病理变化

肾藏精，内寓元阴元阳，为先天之本。肾的阴阳气血失调，则必然影响肾的藏精功能，或为失于闭藏，或为精气不充，皆可导致机体的生长发育和生殖机能不良。其中以肾的阴阳失调为主，尤以肾阳虚对乳腺增生病的发生和发展影响最大。

（1）肾阳虚证

肾阳虚证是肾脏阳气虚衰表现的证候，多由素体阳虚、或年高肾亏、或久病伤肾以及房劳过度等因素引起。肾气不足，推动无力，则肝失疏泄，脾失健运，致使气滞血瘀痰凝结聚于乳房。临床多见于中年妇女，以乳房肿块为主，乳痛症状相对较轻，乳房疼痛和肿块与月经周期关系不大，伴有腰膝酸软疼痛，畏寒肢冷，精神萎靡，面色㿠白，月经不调，舌淡胖苔白，脉沉弱。

近来众多学者采用近代科学研究手段和方法，对肾阳虚的病理变化进行了卓有成效的实验研究和临床研究，加深了对中医学肾本质的现代认识，对乳腺增生病的论治也起到了促进作用。归纳起来有以下几点：①神经内分泌功能紊乱。大量的实验研究结果表明，肾阳虚证包含性腺轴、甲状腺轴和肾上腺皮质轴三个轴上不同环节、不同程度的功能紊乱，其主要发病环节在于下丘脑或更高神经中枢的调节功能紊乱。②植物神经功能紊乱。肾阳虚患者存在着交感神经机能偏低而副交感神经活动相对处于亢奋状态。③能量代谢障碍。血浆 cAMP/cGMP 低于正常。④免疫功能低下。

对肾阳虚的定位研究表明，补肾药可直接作用于下丘脑，并特异性地提高其功能，从而发挥下丘脑作为调控中心来调节神经内分泌免疫网络的作用。

总之，肾阳虚证涵盖着神经内分泌免疫网络，其调控中心在下丘脑。另外温补肾阳药物有类似内分泌激素的作用，对下丘脑—垂体—卵巢轴功能有多水平、多靶器官的调节作用，从而改善内源性激素的分泌水平，因此具有调整内分泌功能的作用。

（2）肾阴虚证

肾阴虚证是肾脏阴液不足表现的证候，多由久病伤肾，或禀赋不足，房劳过度，或过服温燥劫阴之品所致。肾阴不足，肝失所养，致使气血失和，痰凝血瘀，乳络不通而发病。患者除有乳房疼痛和肿块外，常常伴有腰膝酸痛，眩晕耳鸣，形体消瘦，大便秘结，甚或有阴虚内热或阴虚火旺，月经量少或经闭，舌红少苔，脉细数。

（三）肝与肾在乳腺增生病中的协同作用

虽然肝和肾在乳腺增生病的发生发展中都起着一定的作用，但由于二者在生理上的紧密关系以及从病理变化、临床表现看，二者是协同作用，共同致病。

1. 肝与肾的生理关系

肝与肾之间生理关系极为密切，前人曾以"乙癸同源"概之，即肝肾同源，其意如下：

（1）经络相贯 《灵枢·经脉篇》中云："足少阴之脉，……其直者，从肾上贯肝膈。"

（2）水木同府 肝肾同属阴脏，以阴居阴，同处下焦至阴之地。

（3）精血同源 肝藏血，肾藏精，精和血皆化源于肾中之癸水，实同源而异流也，并且精能生血，血能化精，二者可相互滋生，相互转化。故盛则俱盛，损则俱损，荣衰与共，休戚相关。

（4）同司相火 肝肾"二脏皆有相火"，若肾精肝血充沛，则相火得以制约，静而守位，以奉生身之本，为生命之动力。

（5）俱为先天 肾藏精而主生殖，为先天之本；肝藏血而化经血，则女子以肝为先天。故精气之伤，多则之于肾，经血之变，常本于肝。

（6）水涵木荣 肾与肝在五行生克关系上是母子相生关系，肝为风木之脏，体阴而用阳，性刚善动主升，必得肾水之滋生以涵养，始能复其柔和之体，缓其阳刚之性，遂其舒畅条达之用，此所谓"水涵木荣，母实则子壮"。

肝与肾二者相辅相成，相互调节，保持了女子月经来潮和男子泄精的生理功能。故肝肾二脏，往往同病同治。

2. 肝郁与肾虚共同致病

由于肝与肾在生理上的密切关系，导致了二者在病理上也是相互影响，如精与血的病变、肝肾阴阳之间及肝主疏泄与肾主封藏对生殖功能的影响等等。对乳腺增生病患者来说，肝郁与肾虚是最主要和最基本的病因病机，而且也是相互联系，相互影响的，在进行病因病机分析时不应有所偏重，甚或将二者分割开来。从临床表现看，在同一个患者身上往往既有肝气郁滞的表现，如胸胁或少腹胀满窜痛，性情抑郁，烦躁易怒，舌淡苔薄白，脉弦等，同时也有肾虚，尤其是肾阳虚的表现，如腰膝酸软疼痛，畏寒肢冷，精神萎靡，面色㿠白，月经不调，舌淡胖苔白，脉沉弱等。在长期的发病过程中亦很难分清肝郁与肾虚孰先孰后。综合历代文献，古人对乳腺增生病的发病原因的论述也多是涉及到肝和肾两个方面，如《外科正宗》认为乳癖"多由思虑伤脾，恼怒伤肝，郁结而成"，《外科医案汇编》中云："乳中结核，虽云肝病，其本在肾"。

　　肝郁与肾虚共同致病的观点和现代神经内分泌学研究结果是一致的。乳房作为性激素及多种内分泌激素靶器官，接受下丘脑—垂体—卵巢轴及其他内分泌轴的调控，具有周期性的先增殖后复旧的变化，始终处于动态平衡之中。乳腺增生病的发生就是由于下丘脑—垂体—卵巢轴的功能失调，垂体和性腺激素周期性分泌消失，分泌节律紊乱，使乳腺组织增生与复旧规律紊乱而导致。现代研究也已证明肾—天癸—冲任轴与下丘脑—垂体—卵巢轴对乳房的作用相类似，肾为这个性轴的核心，肾虚贯穿于乳腺增生病病程演变的全过程，补肾具有调整内分泌功能的作用，对乳腺增生病有直接的治疗作用。而下丘脑分泌活动要受到更高级中枢（大脑皮层）的控制，高级神经中枢的活动对内分泌功能的调节占有相当重要的地位。长期精神刺激或过度焦虑、恐惧、兴奋、抑郁等均可产生交感神经兴奋，下丘脑—垂体—肾上腺皮质轴兴奋，从而导致下丘脑—垂体—性腺轴的抑制或功能紊乱，尤以下丘脑 GnRH 的脉冲式分泌功能丧失最为明显，可导致 LH、FSH 的分泌节律消失，分泌量下降。因此疏肝调摄情志是从改善神经内分泌功能来调理内分泌的。只有同时治疗肝郁和肾虚所导致的各种病理变化，完成对整个神经内分泌免疫网络系统的整体调整，才能真正调节内分泌功能紊乱并使之恢复正常。

　　3. 关于冲任失调的问题

　　宋代《圣济总录》中云："妇人以冲任为本，若失于将理，冲任不和……则气壅不散，结聚乳间，或硬或肿，疼痛有核"，故后世多以冲任失调作为乳腺增生病重要或根本的发病机理。确实，冲任二脉在经脉循行和生理功能上与妇女的经、孕、产、乳等功能有密切关系，如《十四经发挥》所云："为妇人生养之本"。冲为血海，任主胞胎，二脉同起于胞中，调节月经，妊养胞胎；同时任脉之气上布于膻中，冲脉之气上散于胸中，共司乳房之发育、生长和衰萎。《外证医案汇编》中云："冲任为气血之海，上行则为乳，下行则为经。"然冲任二脉属奇经八脉，无本脏，不能独行经，乃受盛于肝、脾（胃）、肾三脏，湖泽而灌养乳房胞宫。冲为血海，任主胞胎，胞脉系于肾，冲脉与肾脉相并而行，与阳明脉相通，肾气化生天癸，天癸激发冲任二脉，使之通盛；脾胃为气血生化之源，冲任血海之盈亏与脾胃有关；"女子以肝为先天"，肝藏血，主疏泄，可直接调节冲任血海之盈亏，故冲任疏泄主于肝。冲任二脉要发挥其灌养乳房胞宫的生理功能，必须依赖于肾所藏之精、脾胃化生之气血及肝之疏泄功能。因此冲任二脉对乳房与胞宫并没有直接的生理作用，只是连接肝、脾、肾等脏器与乳房和胞宫的通道，当肝、脾、肾任何一脏出现功能紊乱，都可以导致冲任失调，因此所谓冲任失调实际上包括了肝郁、肾虚、脾虚等多种病理状态。综合目前文献所述，调理冲任的内涵并不确切，大多以补肾，尤其是温补肾阳为主，也包括了调补精血、疏肝理气、活血化瘀等治则。同时由于肝、脾、肾等脏器通过经络与乳房直接相关，当它们出现功能紊乱时，亦可不经过冲任二脉直接导致乳房出现病理变化。因此将冲任失调列为乳腺增生病重要的病机之一并不确切。

综上所述，乳腺增生病的病因病机是以肝郁肾虚为本，气滞血瘀痰凝为标。这个病因病机的确立为乳腺增生病的辨病论治打下了基础。

（杨毅　时光喜）

从肝肾论治乳腺增生病

乳腺增生病是中青年女性常见病及多发病，临床以乳房疼痛伴乳房肿块为特征。现代医学认为本病与内分泌失调有关，祖国医学认为本病属"乳癖"范畴。近年来众多医家从不同角度对其发病机制及辨证施治做了有益探讨，但目前对本病的辨证分型多不统一，既有脏腑辨证又有经络辨证，根据中医学理论和临床实践，我们统一从脏腑肝肾辨证，将本病分为肝郁阴毒内结型和肾虚阴毒内结型。

一、肝肾与乳房的关系

肝经上膈、布胸胁绕乳头而行，如《丹溪心法》中谓："乳房阳明所经，乳头厥阴所属"，说明肝经与乳房密切相连。女子以血为用，以血为本，其经、孕、产、乳的生理功能均需血的供养，血的贮藏运行与调节，皆取决于肝。叶天士在《临证指南医案》中提出"女子以肝为先天"，说明肝与女子的生理病理息息相关。刘河间提出"妇人童幼天癸未行之间皆属少阴，天癸既行皆以厥阴论治，天癸既竭乃属太阴经也"，也说明生育年龄阶段的诸多疾病与肝有着密切关系。乳房作为女性第二性征的主要器官之一，其诸多疾病也应与肝密切相关。祖国医学还认为经前冲任二脉充盛，肝气充实，气血壅滞，此时依赖于肝的疏泄、调节作用，泻其有余之血，月经来潮，经后阴血外泄、气血壅滞得以缓解，从而气血调和，可见月经的周期变化与肝的疏泄及藏血功能有关。现代医学认为乳房作为内分泌系统的激素作用的靶器官，与子宫内膜一样，受卵巢内分泌周期性调节并产生周期性变化。既然月经周期性变化与肝的疏泄功能有关，而乳房又随月经周期性变化而变化，因此，肝与乳房的关系极为密切。

肾为先天之本，肾藏精，又为天癸之源，肾气盛，天癸至，以使任脉通，太冲脉盛，人体才能正常发育，性器官才能发育成熟，正如《素问·上古天真论》所云："女子七岁肾气盛，齿更发长，二七而天癸至，任脉通，太冲脉盛，月事以时下，故有子……七七任脉虚，太冲脉衰少，天癸竭，地道不通，故形坏而无子也。"由此可见肾气—天癸—冲任，相互影响并构成一个性轴，而肾气是性轴的核心，这一性轴与现代医学的下丘脑—垂体—卵巢轴是吻合的，由于肾为冲任之本，冲任之脉上贯于乳，下濡胞宫，因此肾与乳房通过冲任密切相连。

二、肝郁、肾虚与乳癖

肝主疏泄，包括调畅情志。若情志不畅，则肝失调达，肝气郁结，气滞于肝经，蕴结于乳房，使乳络阻塞不通，不通则痛，导致本病发生。《疡科心得集》中云："乳中结核，形如丸卵，不疼痛，不发热，皮色不变，其核随喜怒消长，此名乳癖"，又云："乳癖由肝气不舒郁结而成"，都说明乳癖的发生是由肝气郁结所致。气行则血行，气滞则血瘀，肝郁亦可犯脾，如《金匮要略》载有："见肝之病，知肝传脾，当先实脾"。肝郁犯脾，脾土运化失职致水湿不化，日久聚湿生痰，气滞血瘀，痰凝互结，阻于乳络则成乳癖，正如《外科证治全生集》所云："多由忧郁患难惊恐，日久积累，肝气横逆，脾气消阻而然"。

肾与肝系母子相生关系，肝藏血、肾藏精，肝血有赖于肾精的滋养，肾精亦需肝血的化生。两者互相资生，故有"肝肾同源"之说。肾虚则肾精亏虚，无以化生肝血，肝血不足，血不养肝则疏泄失常，导致肝郁。如《医门八法》认为"肝郁乃虚"，提出"气郁都非气之有余，乃气之不足"，而气之不足又缘于血的不足，故肝血不足可导致肝郁，肝郁气滞，气滞则血瘀。另外"血得温则行，得寒则凝"。肾虚则肾阳不振，血失温煦而瘀，肝郁犯脾生痰或因肾虚脾阳失于温煦而不能运化水湿而生痰，导致痰凝，由此可见，肾虚亦可导致气滞血瘀、痰凝互结。

乳癖的主要特征为乳房肿块，《丹溪心法·积聚痞块篇》指出："块乃有形之物，痰与食积死血而成也"，《医林改错》亦有"结块者必为有形之血"。因此，我们认为乳房肿块是气滞血瘀、痰凝互结所为。乳癖肿块特点是皮色不变，不红不热，故属阴证，《疮疡经验全书》又指出："此疾症不成脓，结毒……"故乳癖肿块当属阴毒，因此我们认为气血凝滞、痰凝相互搏结形成阴毒，内结于乳络而发本病，由此可见阴毒内结为本病的重要病理因素，为本病病机之标，而肝郁、肾虚为本病病机之本。因此，我们将本病辨证分为肝郁阴毒内结和肾虚阴毒内结两个证型。

三、治法

从古代文献及现代报道看，疏肝理气是治疗本病的常用治法。《疡科心得集》中云："乳属阳明，乳中结核，何不责阳明而责肝，以阳明胃土，最畏肝木，肝气有所不舒，胃见木之郁，惟恐来克，伏而不扬，肝气有所不舒而肿硬之形成……不必治胃，但治肝而肿自消。"再如《外证医案汇编》中所言："若治乳从一气字著笔，无论虚实新久，温凉攻补，各方之中夹理气疏络之品，使其乳络疏通……"也说明疏肝理气的重要性，因此，认为肝郁确为导致本病的内因之一。由于现代医学认为内分泌紊乱是造成本病的主要原因，黄体酮减少、雌激素的相对增多，致使二者比例失衡而引起，也可由垂体分泌的泌乳素升高或睾酮分泌不足而引起。因此多数学者致力于从中医中药方面调节内分泌失调，以求根治本病，从而选用淫羊藿、鹿角霜、仙茅、肉苁蓉、女贞子、菟丝子等药物。这些药物具有温阳补肾或补肝养肾之功效，经药理实验证实，具有调节下丘脑—垂体—性腺轴的功能，调节激素的分泌或影响激素的代谢，从而能够治疗本病。按中医"治病求本"的原则，我们认为肾虚是本病的根本，如窦梦麟在《疮疡经验全书》中指出："乳癖此疾，因女子十五六岁，经脉将行或一月二次，或过月不行致成此疾，多生寡薄气虚体弱"，《外证医案汇编》也指出："乳中结核，虽云肝病，其病在肾"，都说明肾气虚是本病的根本原因。

综上所述，我们认为肝郁、肾虚是本病之本，阴毒内结是本病之标，治疗应标本兼治，采取疏肝解郁或温补肝肾，以治其本；理气活血、化痰软坚以治其标。理气之品常用柴胡、香附、青皮；活血之品常用穿山甲、三棱、莪术；化痰之品常用半夏、浙贝母，软坚之品常用夏枯草、生牡蛎、海藻、昆布；温肾散寒、化痰软坚之品常用仙茅、淫羊藿、鹿角霜、熟地黄、白芥子等。

（孙贻安　陈翰翰）

姜兆俊治疗乳腺增生病经验

乳腺增生病是育龄妇女最常见的乳房疾病，以乳房疼痛和乳房肿块为主要临床表现，病程长，易反复发作，为临床疑难病之一。姜兆俊主任医师为全国名老中医药专家，从医 50 余载，学验俱丰，对本病的病因病机、辨证及治疗具有独特的认识和丰富的经验，临床疗效显著。现总结如下。

一、以肝郁肾虚为本、气滞血瘀痰凝为标

祖国医学认为乳房虽然位于胸前，属局部器官，但通过与十二经脉及奇经八脉之间的纵横联系，乳房和机体内在的脏腑形成了一个有机整体，从而得以秉承先天之精气、受五脏六腑十二经气血津液之濡养，并通过精、气、血、津液的作用来完成其功能活动。因此乳房的生长、发育和分泌功能与脏腑、经络、气血的生理功能是密切相关的，同时又与经、带、胎、产之间相互联系。当脏腑、经络、气血出现功能失调时必然会影响到乳房而产生疾病。因此，乳腺增生病虽然是一个局部病变，但其发生根源多为全身脏腑功能失调。

姜老师主张要从整体与局部关系出发去认识病情，从脏腑辨证角度去分析病理变化，认为在本病发生发展过程中，主要与肝、脾、肾三脏功能失调有关，其中与肝、肾二脏关系最为密切。

祖国医学认为乳头属肝，乳房属胃。肝主疏泄，调畅气机，若郁怒伤肝，肝气郁滞，肝旺侮土，或思虑伤脾，肝脾不和，可导致气滞、血瘀、痰凝，结聚于乳房。肾藏精，内寓元阴元阳，为先天之本，肾中精气的盛衰决定着乳房生长、发育及分泌功能。若肾气不足，推动无力，则肝失疏泄，脾失健运，致使气滞血瘀痰凝结聚于乳房；肾阴不足，肝失所养，致使气血失和，痰凝血瘀，乳络不通而发病。同时肾藏精为人体之先天，肝藏血为女子之先天，精血同源，肝肾同源。二者在生理上相互联系：肝之疏泄及藏血功能有赖于肾气温煦资助，肾中精气充盛，有赖于血液滋养填充；在病理上则相互影响：肝郁化火可下劫肾阴，肾气不充则肝失所养，疏泄失职。

从临床表现看，在同一个患者身上往往既有肝气郁滞的表现，同时也有肾虚，尤其是肾阳虚的表现，在长期的发病过程中亦很难分清肝郁与肾虚孰先孰后。

综合历代文献，古人对乳腺增生病的发病原因的论述也是涉及肝和肾两个方面。因此，姜老师认为肝郁肾虚同为乳腺增生病发病之根本，在发病学上占主导地位，早期以肝郁为主，后期以肾虚为主；而由肝郁肾虚导致的气滞、血瘀、痰凝则为发病之标，是产生乳房疼痛和肿块的直接原因。

二、谨守病机，详察变化，辨病与辨证论治相结合

对乳腺增生病治疗，目前国内多从肝气郁结和冲任失调出发进行分型辨证论治。姜老师依据多年的临床经验，根据肝郁肾虚、气滞血瘀痰凝的基本病因病机，首先进行辨病论治，然后根据疾病发展过程中不同阶段的具体变化进行辨证论治，将辨病论治与辨证论治有机地结合起来。

临床上本病以疏肝解郁、补肾活血、化痰散结为基本治疗原则，拟定基本方如下：柴胡、香附、夏枯草、淫羊藿、鹿角霜、当归、山甲珠、海藻、昆布、浙贝母、生牡蛎。

在此基础上根据病情变化随证加减：

（1）对乳痛症患者，辨证为肝郁气滞为主，当以疏肝理气止痛为主，选加青皮、陈皮、橘叶、延胡索、川楝子、白芍等。

（2）肾阳虚明显者，可选加巴戟天、肉苁蓉、仙茅等温阳补虚。若乳房疼痛遇寒加重，肿块较硬，日久难消，同时伴明显阳虚寒凝表现，如畏寒肢冷、腰膝酸软或冷痛、面色㿠白、舌质淡胖、苔白、脉沉细等，姜老师主张采用王洪绪[1]"阳和通腠，温补气血"原则，用阳和汤加减，药用熟地黄、麻黄、鹿角胶、白芥子等，与上述药物联合应用，可显著提高疗效。

（3）有肾阴虚者，酌加天冬、枸杞、何首乌等药。

（4）经前乳房肿胀明显，证属脾虚湿盛者，可加用茯苓、白术、泽泻、泽兰、益母草等。

（5）经前乳房疼痛严重者，加山慈姑、延胡索、川楝子等。

（6）乳房肿块难消者，加三棱、莪术、僵蚕、全蝎、土贝母。

（7）乳头溢清水样或黄色液体者，加炒麦芽、生山楂、神曲、薏苡仁；若溢血性液体，加旱莲草、花蕊石、白茅根、生地榆、三七粉等。

（8）气虚者，乳房肿胀下垂，动则坠痛，加生黄芪、党参、升麻。

（9）便秘者，加瓜蒌、天冬。

（10）月经量少或闭经者，加鹿角胶、阿胶；月经色黑夹有血块者，加三棱、莪术。

（11）阵热面红汗出者，加知母、黄柏、鳖甲。

通过上述治疗，既调整了肝、脾、肾功能失调的全身因素，又消除了气滞、血瘀、痰凝的局部病理变化，标本兼治，整体与局部并重，疗效显著。

三、结合现代医学理论和研究用药

现代医学认为，乳腺增生病发生主要是由于卵巢功能失调，内分泌功能紊乱或乳腺组织对内分泌激素的敏感性增高所致，具体来说是排卵前期黄体生成素和雌二醇分泌不足，以及黄体期雌二醇绝对或相对增高，黄体酮分泌相对或绝对不足，失去制约雌二醇与保护乳腺组织的作用，或黄体期泌乳素异常增高，直接刺激乳腺组织和进一步抑制孕激素的分泌，使乳腺组织长期处于雌激素的刺激之下，不能由增殖转入复旧或复旧不全，久而久之导致乳腺组织增生。因此，姜老师认为中医药治疗乳腺增生病的优势就在于整体调节内分泌功能紊乱，在于改善机体内的调节机制，通过机体本身内在功能的恢复而起积极的治疗作用。

临床上除辨病与辨证论治外，还注意结合现代医学理论和研究遣方用药，如：①温阳药中的鹿茸、仙茅、淫羊藿、巴戟天、肉苁蓉等具有类似性激素样作用或雄性激素样作用，能增强下丘脑—垂体—肾上腺皮质功能，使血浆雌二醇明显增高和雌激素受体含量增加，接近正常水平；能增强下丘脑—垂体—卵巢促黄体功能，补充黄体酮的不足 [2, 3]；还能明显提高动物下丘脑多巴胺含量而抑制泌乳素的分泌。现代医学研究已证实此类药物可直接作用于下丘脑，对下丘脑—垂体—靶腺（肾上腺、甲状腺、性腺）轴各个环节都有明显的调整作用，通过对神经内分泌免疫网络进行整体的综合调节，使靶腺功能明显恢复，对乳腺增生病有直接防治作用 [4]。②海藻、昆布内含丰富的碘，有助于刺激垂体促黄体生成素的分泌，改善黄体功能，调节机体内分泌功能，并可促使病态组织的崩溃和溶解，加速肿块的消散 [5]。③生麦芽、生山楂、鸡血藤能改善黄体功能，调整黄体生成素与黄体酮不足，降低雌激素绝对值，抑制泌乳素分泌 [6]。④疏肝理气、活血化瘀药物可改善全身和乳房局部的血液循环，促进雌激素在肝脏的灭活和改善局部的充血水肿状况，并可抑制组织内单胺氧化酶活力，抑制胶原纤维合成，从而促使乳腺内肿块及纤维吸收，终止或逆转本病的病理变化 [7]。生何首乌也有类似作用。⑤重视便秘的治疗。因为粪便在肠道中存留时间过长，粪便中的某些物质在微生物的作用下，分解出一种 SP-G3 的化合物，经血液吸收后使雌激素和孕激素分泌失调，导致乳腺增生。故用瓜蒌、天冬以润肠通便，消肿散结。

四、多层次多环节的止痛措施

乳房疼痛是乳腺增生病的主要症状之一，也是患者就诊的主要原因，对疼痛的治疗效果往往影响着病人战胜疾病的信心。同时从临床实践看，疼痛易治，肿块难消。因此，姜老师主张先止痛后消肿块，并且根据自己长期临床实践，总结出一套多层次多环节的止痛措施，具有明显治疗效果。

中医学认为，乳房疼痛的产生主要是由于肝郁气滞血瘀所致，因此，疏肝理气、活血止痛为首选治疗方法。药物常选用柴胡、香附、陈皮、青皮、橘叶、延胡索、当归、山甲珠等，其中橘叶、香附理气止痛效果较好为必用之品。

现代药理证实，柴胡、香附等理气药具有不同程度镇痛作用[8]，活血药可改善乳房局部血液循环，使局部充血水肿得到改善[7]，可用于一般乳房疼痛。对中度疼痛，可选用鹿角霜、淫羊藿、生麦芽、生山楂、鸡血藤等，此类药物有不同程度的拮抗雌激素或泌乳素作用[2, 6]，可改善由此所导致的乳房局部水钠潴留，证属脾虚湿盛者。对重度疼痛，选用含碘的海藻、昆布消肿止痛，以及山慈姑，利用其内含的秋水仙碱的止痛作用，达到消肿止痛散结目的。

五、典型病例

李某，女，34 岁。

初诊：1997 年 4 月 10 日。

既往有乳腺增生病史 6 年，双乳胀痛，经前明显，经后缓解，易怒心烦，生气后加重，经中药治疗后减轻。2 个月前因生气及劳累致病情加重，双乳持续性疼痛，经后不缓，伴口干口苦，失眠，纳可，大便正常。月经不定期，量可，时有血块，色暗。查体：双乳外形正常，乳内可及多个大小不等肿块，质韧硬，压痛明显，边界不清，活动可，腋窝淋巴结（－）。舌淡苔白，脉沉细。

诊断：乳腺增生病，证属肝郁肾虚、气滞血瘀痰凝。

治则：疏肝解郁，补肾活血，化痰散结。

方药：柴胡 9g　　　　香附 12g　　　　夏枯草 12g　　　　生牡蛎 30g

山甲珠 9g	天冬 12g	三棱 9g	莪术 9g
鹿角霜 12g	蜂房 9g	浙贝母 9g	皂角刺 9g
橘叶 9g	橘核 9g	淫羊藿 12g	

水煎服，日 1 剂。

二诊：服药 6 剂后，病情平妥，自述口干口苦消失，双乳仍有疼痛，询问病史自幼即有明显怕冷肢凉史，舌脉同前。根据病史，患者肾阳虚明显，以温阳散寒、化痰散结为治疗原则。

方药：阳和汤加减。

熟地黄 30g	麻黄 3g	白芥子 9g	肉桂 3g
鹿角胶 9g	淫羊藿 15g	三棱 9g	莪术 9g
浙贝母 9g	半夏 9g	甘草 6g	僵蚕 9g
夏枯草 12g			

水煎服，日 1 剂。

三诊：继服 10 剂后，乳房疼痛明显减轻，腹部疼痛，大便次数增加，查体双乳肿块较前变软缩小，无压痛。上方加木香 9g、白术 9g。

四诊：再服 6 剂后乳房疼痛及腹痛均消失，乳房肿块基本消失，大便正常。停服中药，给予散结片口服并做理疗维持，痊愈。随访 2 年未复发。

参考文献

[1]王洪绪.外科证治全生集[M].北京：中国中医药出版社，1996，1-2.

[2]雷载权，张廷模.中华临床中药学[M].北京：人民卫生出版社，1988，1652-1729.

[3]李炳如，佘运初.补肾药对下丘脑—垂体—性腺轴功能影响[J].中医杂志，1984，25（7）：63-65.

[4]沈自尹.中医肾的古今论[J].中医杂志，1997，38（1）：48-50.

[5]杨维良，王玲山.小剂量碘化钾治疗乳腺结构不良症 300 例临床总结[J].哈尔滨医科大学学报，1986，20（1）：33-34.

[6]蒲永东，谷成明，俞伦新，等.四味冲剂治疗乳腺增生症 860 例的初步疗效观察[J].第三军医大学学报，1988，10（5）：408-410.

[7] 李道坊,陆德铭,许能,等.调和冲任法治疗乳腺增生症 27 例临床观察 [J].中西医结合杂志,1987,7(5):270-272.

[8] 雷载权,张廷模.中华临床中药学 [M].北京:人民卫生出版社,1988,345-990.

（杨毅　李静蔚）

姜兆俊治疗乳腺增生病的经验

姜兆俊主任医师专攻中医外科，尤擅治疗乳房疾病，在辨证方面有独特见解，立法方药亦颇具特色，本文就其治疗乳腺增生病经验加以介绍。

一、衷中参西，补肾调周

乳腺增生病，临床表现以乳房疼痛和乳房肿块为特征，往往是经前疼痛加重，肿块增大，经后疼痛减轻，肿块缩小，多数患者伴有月经紊乱（如经期短、月经量少、经期提前或延后）和子宫肌瘤等妇科病。现代医学认为，乳腺增生病与周期性激素分泌失调有关，即黄体期雌激素相对或绝对过高，有的伴有催乳素异常升高而孕激素分泌不足，引起乳腺组织的增生和退化复原周期变化失常。

结合上述认识，姜老师认为，在肾气—天癸—冲任这个性轴上，肾气是核心，胞宫和乳房是性轴的靶器官，治疗必须适应妇女月经周期变化的生理特点，即采用补肾调周的方法。

1．经前期（即黄体期） 应降低雌激素和催乳素水平，用药多偏重于疏肝理气、活血化瘀、回乳消滞。常用柴胡、青皮、陈皮、川楝子、橘叶、香附、佛手等疏肝理气，当归、赤芍、川芎、桃仁、红花、三棱、莪术、益母草、延胡索、丹参、穿山甲等活血化瘀止痛，麦芽、生山楂等回乳消滞。

2．经后期（即卵泡期） 应提高雌激素水平，用药偏重于调理冲任，补肝肾，多偏重于补肾阳，常用药有仙茅、淫羊藿、巴戟天、鹿角霜、菟丝子、锁阳、肉苁蓉等，同时可加补阴药如天冬、枸杞、熟地黄、何首乌等，以达"阴中求阳"之效。

3．经期 一般停药，以防血不归经，下血不止。

二、注重情志发病，药物心理并治

姜老师在长期的临床实践中认识到，本病初发多为情志所伤，肝郁是导致本病发生的主要原因。患者大多具有不同程度的性格内向、神经质、紧张、烦闷、抑郁等负性情绪反应。许多患者还可追溯到来自家庭、社会等环境的长期刺激。患病后又有恐癌心理负担，影响治疗和预后。

因此，姜老师在治疗本病时，除重用疏肝理气解郁之剂外，还对患者进行心理治疗，嘱患者要保持心情舒畅，解除思想负担，以利于本病的治疗。

三、辨证分型结合辨病

对大多数乳腺增生病的发生，姜老师认为是肾虚为本，气滞痰凝血瘀为标，肝郁是导致本病发生的主要原因，治疗时应审因论治，多采用疏肝解郁、活血祛瘀、化痰散结之法。因此，姜老师以乳房局部为主，综合病人的整体情况进行辨证治疗，将乳腺增生病分为肝郁气滞型、肝郁血瘀痰凝型、肝郁冲任失调型三个证型。

肝郁气滞型，用逍遥散加减，药用柴胡、白芍、香附、郁金、青皮、延胡索、白术、茯苓、橘叶、丹参、瓜蒌、甘草等；肝郁血瘀痰凝型，用乳块消汤Ⅰ号方加减，药用生牡蛎、昆布、海藻、瓜蒌、丹参、柴胡、夏枯草、天冬、三棱、莪术、橘核、半夏、穿山甲、土贝母等；肝郁冲任失调型，用乳块消汤Ⅱ号方加减，药用生牡蛎、昆布、海藻、淫羊藿、鹿角霜、丹参、夏枯草、仙茅、柴胡、巴戟天、浙贝母、穿山甲、橘叶、山慈姑等。

在此基础上，他还根据乳腺增生病的病理变化，进行辨病治疗，创造出一系列针对不同乳腺增生病的有效药物。如乳痛症（单纯性乳腺增生病），除重用疏肝理气药物外，还加用麦芽、生山楂等；乳腺小叶增生症，除重用活血化瘀药物外，还加用全蝎、僵蚕、蜈蚣、露蜂房等；乳腺囊性增生病，除重用温阳药物外，还加用瓜蒌、白芥子、山慈姑等；乳房水肿疼痛者，可选用茯苓、白术、泽泻、泽兰、益母草、陈皮等；乳头溢棕黄色液体的加麦芽、薏苡仁，溢血性液体的加旱莲草、花蕊石、三七等。

四、博采众长，推陈出新

姜老师在长期的临床实践中，发现乳房疼痛易治，乳房肿块难消，而临床上亦有一类乳腺增生病，其肿块较硬，乳房疼痛，遇寒加重，冬天多发，并伴有畏寒、舌淡苔白或白腻、脉沉细等阴寒之象。此类患者，采用上述分型治疗，效果不佳。为提高疗效，姜老师精研医籍，博采众长，并结合自己的临床体会，提出了乳癖肿块有阴寒结毒类型，应从阴毒论治的观点。

（一）阴毒内结系肿块发病之机

早在明代窦梦麟所著《疮疡经验全书》中就认为乳癖"此疾症不成脓，结毒，莫用凉剂敷贴"，这是乳癖为阴证毒邪内结较早的论述。邹五峰在《外科真诠·乳癖》中认为"乳癖乳房结核坚硬，始如钱大，渐大如桃、如卵，皮色如常，遇寒作痛，总由形寒饮冷，加以气郁痰饮，流入胃络，积聚不散所致"，提出寒邪、气郁、痰饮等为致病因素。李梴《医学入门》中提出了"体虚痰凝"的发病观点。姜老师在这些理论基础上提出阴毒内结是乳腺肿块发病的病理关键。

姜老师认为，痰饮、瘀血、阴寒等均为阴毒，既是病理产物，又是致病因素。由于乳腺增生病起病缓慢，缠绵难愈，病程较长，则易致气血不足。女子以血为用，忧思恼怒，内伤七情，均可致精血亏虚。气虚不能化痰运血，脏腑组织失于温煦，易致阳气失和，阴寒之毒内生，终致气滞不行。气滞、寒毒、痰瘀凝结于乳络，结聚成块，使肿块难消。阴毒内结在乳癖发病学上占有一定地位。

（二）阳和通腠、温补气血以消肿块

姜老师认为，乳癖患者由于体虚阴毒内结，临床表现为乳房疼痛遇寒加重，乳房肿块或软或硬，单发或散在，呈条索状、块状或扁平状，日久难消。由于肿块位于皮里肉外，且因气血不足，阴毒凝滞而发，故采用王洪绪"阳和通腠，温补气血"的治则，方用阳和汤加减。

姜老师强调运用时须注意，开腠以通阳，温补气血以扶正，两者应并行不悖。开腠可运用于本病的各个阶段，但与温补并行的时候，应根据气血虚弱程度和毒邪凝结轻重灵活掌握。温补药多采用熟地黄、仙茅、淫羊藿、巴戟天、肉苁蓉、何首乌、锁阳、肉桂、炮姜、鹿角霜、菟丝子、党参、黄芪等；开腠理药，除用麻黄、白芥子、肉桂外，还可酌情应用露蜂房、威灵仙和虫类药如全蝎、蜈蚣、僵蚕、穿山甲等。姜老师特别强调，熟地黄宜重用，目的在于补养阴血；麻黄宜轻用，意在通阳散寒以通腠理。大量熟地黄配伍小量麻黄，则补血而不腻，小量麻黄得大量熟地黄则通络而不发表，一守一走，相反相成。另外，化痰散结之品如夏枯草、土贝母、王不留行、皂角刺、瓜蒌、橘核、荔枝核、生牡蛎、昆布、海藻、山慈姑、浙贝母等亦应选加，可显著提高疗效。总之，姜老师对乳腺增生病的治疗，在强调中医辨证与辨病相结合的基础上，注重结合现代医学的新理论、新成果，扩大了对此病的辨治思路，摸索出了一套治疗乳腺增生病的有效方药，值得我们学习和验证。

（宿广峰 姜玉霞）

姜兆俊从肾虚论治乳腺增生病经验

姜兆俊名老中医从事中医外科 50 余载，为全国第二批名老中医药专家学术经验传承导师，其治疗乳腺增生病有丰富经验，介绍如下。

一、病因病机

乳头属肝，乳房属胃，冲为血海，任主胞宫，胞系肝肾，关系脾胃，故乳腺增生病的产生应与肝、脾、肾、冲任相关。顾世澄的《疡医大全》引用陈实功论述："乳癖乃乳中结核，形如丸卵，或重坠作痛，或不痛，皮色不变，其核随喜怒而消长，多由思虑伤脾，恼怒伤肝，郁结而成也。"本病基本病机主要因情志内伤、肝气郁结或肝郁痰凝或肝肾不足、冲任失调，致气滞血瘀痰湿结于乳络[1]。

姜老认为乳腺增生病发病之初多为肝郁，但根本在肾虚，尤肾阳不足多见。本病初起多因情志内伤，加上现代女性压力渐增，故更易诱发或加重。女子以肝为先天，肝性条达，调情志，若情志不畅，则肝气不疏，气滞血瘀，积于乳络，不通则痛；肝木克土，脾失健运，痰湿内结而成肿块。《外科医案汇编》谓："乳中结核，虽云在肝，其本在肾"[2]，强调肾虚为乳癖发生的根本。《太平惠民局方》谓："夫肾脏者，元气之根，精神所舍，若肾气虚弱，则阴气有余，阳气不足"，说明阳气不足的根本在于肾气虚，肾气即肾阳。肾阳虚则脏腑经络失去温煦，肝失疏泄，脾失健运，致阳虚阴盛，阴寒湿浊内生；又寒性凝滞，湿性黏腻，致气滞不行，血、寒、痰结于乳络，可见肝失疏泄之本源在肾阳虚，而肾阳虚表现常伴肝郁之象。临床表现多见乳房疼痛，得暖则缓，受凉则重，肿块较硬、不热不红，畏寒怕冷，四肢发凉，月经量少，脉沉细，舌苔白等阴寒之象；伴疼痛和肿块随月经和情志而波动，烦躁易怒，胸胁胀满窜痛或刺痛等肝郁之象。

姜老不仅在辨病上注重肾虚，而且在调理周期上谨守病机。注重后期偏补肾阳，另加补阴药，阴中求阳以增效。药理研究也证明，补肾阳药物如仙茅、鹿角霜、淫羊藿等有类似性激素样作用可直接作用于下丘脑—垂体—卵巢轴功能，有多水平靶器官的调节作用，从而改善内源性激素的分泌水平，因此具有调整内分泌作用[3]，从而达到治疗增生的目的。

二、治疗方法

姜老认为乳腺增生病虽表现为局部疾病，但发病根本是机体脏腑功能失调，以肾虚肝郁为本，气滞、血瘀、痰凝为标。治疗当以温肾疏肝为主，兼行气活血、化痰散结。姜老研制出乳康系列方，其中"乳康4号"治疗肾阳虚型乳腺增生病。药用熟地 30g，麻黄 3g，肉桂 3g，白芥子 9g，鹿角霜 9g，僵蚕 9g，白术 9g，三棱 9g，莪术 9g，浙贝母 9g，法半夏 9g，夏枯草 15g，淫羊藿 15g，甘草 6g。方中重用熟地滋阴补血、填精益髓，以阴中求阳而增补阳之力，配以淫羊藿及鹿角霜补肾助阳，加肉桂以温通血脉，法半夏、浙贝母、僵蚕化痰散结，白术健脾祛湿、绝痰之源，三棱、莪术破血消瘀，佐以白芥子辛通走散行气豁痰、化皮里膜外之痰，麻黄辛温达卫、宣通经络、引阳气、开寒结，夏枯草清热散郁结，并在大队温药之中起相反相成之功，甘草解毒而调和诸药。全方滋而不腻，温而不燥，破血而不伤血。痛甚加延胡索、川楝子，胀甚加生麦芽、橘叶，气虚加黄芪，血虚加鸡血藤、当归，阵热汗出者加鳖甲、浮小麦，肢凉怕冷者加肉桂，结节者加蜈蚣、皂角刺，兼痤疮者加蒲公英、丹参，去淫羊藿、鹿角霜。

三、典型病例

王某，女，50岁。

初诊：2011 年 7 月 20 日。

2 个月来双乳经前阵发性胀痛，自触双乳外上片状结块，质地发硬，触痛不明显，经后疼痛缓解，结块变软。平素乳房、手脚怕冷，遇阴雨天气或着凉痛甚，未曾治疗，纳可，多梦，大便调，尿频，月经欠规律、量少色可、血块不明显，经期伴腰膝酸软，气短乏力，舌淡苔白，脉沉细。查双乳对称饱满，质地厚韧散在结节感，外上扪及片状增厚区，压痛（＋），双乳头凹陷（－），溢液（－），双腋下及锁骨（－）。

诊断：乳腺增生病，证属阳虚寒凝。

治则：温阳散寒，化痰散结。

方药：乳康4号加黄芪 30g，生麦芽 9g，蜈蚣 1 条，鸡血藤 12g。水煎服，日 1 剂。

二诊：服 15 剂后，双乳疼痛缓解，结块变小，偶因情绪急躁微痛，口干，月经尚规律。原方加郁金 15g，玄参 15g，麦冬 15g，以加强理气调经、滋补肾阴之功。

三诊：服 14 剂后，双乳无疼痛，结块消失，口干消失，月经正常，纳眠可，二便调。

四诊：继服 7 剂巩固治疗后，停服中药，随访至今未复发。

参考文献

[1] 陈红风. 中医外科学 [M]. 北京：中国中医药出版社，2005.

[2] 余景和. 外证医案汇编 [M]. 上海：上海科技出版社，2010.

[3] 杨扶国，齐南. 中医藏象与临床 [M]. 北京：中医古籍出版社，2001：16，23.

（杨毅　时光喜）

散结片治疗乳腺增生病的临床研究

乳腺增生病是育龄妇女最常见的乳房疾病，约占全部乳房疾病的75%[1]，且发病率有逐年上升的趋势。其患病人群乳腺癌发生率较普通人群高2~5倍，非典型的乳腺增生病更被视为乳腺癌的前期病变[2]，严重影响了广大妇女的身心健康。现代医学认为本病主要由于内分泌紊乱使乳腺生理性增生与复旧不全导致结构紊乱而发生，在治疗上主要采用手术或激素治疗，其损伤或副作用较大，而中医药治疗本病疗效稳定，优势明显。

姜兆俊主任医师在长期从事乳房疾病临床研究中，针对患者多数有乳房肿块，质韧不坚，肿块胀痛或刺痛，伴有情绪抑郁或烦躁，症状随喜怒而消长的特征，结合中医理论，认为该病是以肝气郁滞为本，血瘀痰凝为标，治疗时要标本兼顾，以具有疏肝理气、活血化瘀、化痰散结作用的散结片治疗乳腺增生病，取得良好效果。现将有关资料整理报告如下。

1 临床研究

1.1 临床资料

100例符合诊断标准的女性患者随机分为两组，治疗组60例，对照组40例，病例来源于山东中医药大学附属医院乳腺科门诊。

①两组病例一般资料比较分析：如年龄、职业、病程、文化程度、婚况、避孕方式、流产、性格等，经X^2检验，$P>0.05$。

②两组主要症状对比分析：如乳房疼痛、疼痛与月经关系、情绪（烦躁或抑郁）、月经不调等，经X^2检验，$P>0.05$。

③两组主要体征对比分析：乳房肿块形态、质地、范围、乳头溢液量、溢液性质、部位等，经X^2检验，$P>0.05$。

从上可以看出，两组临床资料包括年龄、病程、职业、文化、婚况、避孕、流产、性格及主要症状、体征等均无明显差别，具有可比性。

1.2　诊断及病例选择标准

1.2.1　乳腺增生病诊断标准

参考 1987 年中华全国中医外科学会制定的诊断标准[3]。

①乳房肿块，且多数伴有乳房疼痛等症状，连续 3 个月不能自行缓解；

②排除生理性乳房疼痛，如经前乳房胀痛，青春期乳痛等；

③利用乳房近红外光扫描、钼靶 X 片、乳房血流图等现代检测手段作为辅助诊断，并排除乳腺炎症、乳腺纤维腺瘤等其他疾病。

1.2.2　肝郁血瘀痰凝证诊断标准[4]

①乳房肿块明显，质韧不坚；

②乳房胀痛或刺痛；

③情志郁闷，心烦易怒，症状随喜怒而消长；

④脉弦滑，苔薄白或白厚。

1.2.3　纳入病例标准

符合上述诊断标准，年龄在 30～50 岁间的绝经前妇女。

1.2.4　排除病例标准

①乳房红肿热痛伴发热等急性炎症病变；

②乳房肿块为乳腺癌病变者；

③合并心血管、肝肾和造血系统等脏器严重疾患及精神病患者；

④年龄 <30 岁或 >50 岁，妊娠及哺乳期妇女；

⑤不符合纳入标准，未按规定用药，无法判断疗效或资料不全等影响疗效或安全性判断者。

1.3　治疗方法

①治疗组：散结片（山东中医药大学附属医院自制药），0.3g/ 片，口服，一次 10 片，每日 3 次，1 个月为 1 个疗程。观察 3 个疗程，停药后随访 3 个月。

②对照组：乳康片（陕西安康正大制药有限公司生产，批号：990737）口服，一次 3 片，每日 2 次，1 个月为 1 个疗程，观察 3 个疗程，停药后随访 3 个月。

1.4 观察指标

①症状、体征变化。

②主要辅助检查变化。

③血尿常规及肝肾功能。

④用药后不良反应。

1.5 疗效评定标准

参照中华全国中医外科学会制定的标准[3]。

治愈：肿块消失，乳痛消失，停药 3 月不复发。

显效：肿块最大直径缩小 1/2 以上，乳痛消失。

有效：①肿块最大直径缩小不足 1/2 以上，乳痛减轻；②肿块缩小 1/2 以上，乳痛不减轻。

无效：①肿块不缩小，或反而增大变硬者；②单纯乳痛缓解而肿块不缩小。

1.6 统计方法

采用 Ridit 分析，X^2 检验，成组资料 T 检验。

1.7 结果与分析

1.7.1 两组总疗效分析 见表 1。

表 1 两组疗效分析表

	痊愈	显效	有效	无效	总有效率 %
治疗组（n=60）	19	26	13	2	96.7
对照组（n=40）	8	15	9	8	80

有表 1 可知，治疗组总疗效优于对照组（$P<0.01$），两者具有统计学上的显著差异。

1.7.2 主要症状与体征疗效分析 见表 2。

表 2 两组主要症状与体征分析表

	治疗组						对照组					
	n	痊愈	显效	有效	无效	有效率 %	n	痊愈	显效	有效	无效	有效率 %
乳房疼痛	60	19	27	13	1	98.3	40	9	16	9	6	85**
乳房肿块	60	19	26	13	2	96.7	40	8	15	9	8	80**

续表

	治疗组						对照组					
	n	痊愈	显效	有效	无效	有效率%	n	痊愈	显效	有效	无效	有效率%
情绪变化	60	14	23	20	3	95	40	8	12	11	9	77.5**
乳头溢液	26	6	8	9	3	88.5	18	2	6	5	5	72.2*
月经不调	41	8	22	13	8	80.5	28	3	6	8	11	60.7*

* 组间对照 $P<0.05$ 或 0.01。

由表 2 可知，治疗组对乳房疼痛、乳房肿块、情绪变化的改善显著优于对照组（$P<0.01$），对于乳头溢液、月经不调的改善优于对照组（$P<0.05$）。

1.7.3 治疗前后肿块最大直径（cm）对比分析 见表 3。

表 3 治疗前后乳房肿块最大直径（cm）对比

	治疗前（$\bar{x} \pm SD$）	治疗后（$\bar{x} \pm SD$）	P 值
治疗组	2.15 ± 1.1	0.22 ± 0.35	<0.01
对照组	1.96 ± 1.06	0.84 ± 0.7	<0.01
P 值	>0.05	<0.01	

由表 3 可知，治疗前两组乳房肿块最大直径无显著差异（$P>0.05$），治疗后两组肿块都有显著缩小（$P<0.01$），而治疗肿块消散程度较对照组更加明显（$P<0.01$）。

1.7.4 肿块形态及范围及疗效的关系 见表 4。

表 4 肿块形态及范围及疗效的关系

	治疗组						对照组					P 值
	例数	痊愈	显效	有效	无效	有效率%	例数	痊愈	显效	有效	无效	有效率%	
条状	11	5	4	2	0	100	7	1	3	3	0	100	>0.05
结节	8	3	4	1	0	100	4	1	1	2	1	100	>0.05
片块	31	10	12	8	1	96.8	22	5	10	2	5	77.2	<0.05
混合	10	1	6	2	1	90	7	1	1	2	3	57.1	<0.05
局限	23	9	8	5	1	95.7	16	4	6	3	2	87.5	>0.05
弥漫	37	10	18	8	1	97.3	24	4	8	6	6	75	<0.05

由表 4 可知，对条状、结节状乳房肿块及范围局限的乳房肿块，两组疗效无显著差异（$P>0.05$），对于片块状或混合型乳房肿块，治疗组疗效明显优于对照组（$P<0.05$），对弥漫型乳房肿块的治疗，治疗组也明显优于对照组（$P<0.05$）。

1.7.5 治疗前后血激素水平变化 见表 5。

均于黄体期应用放免法分别检测治疗组 43 例、对照组 31 例患者的激素水平，并设 20 例健康育龄妇女作对照。

表 5 血激素水平分析表（$\bar{x} \pm sd$）

项目	治疗组		对照组		健康对照组
	治疗前	治疗后	治疗前	治疗后	
E2（pg/ml）	109.2 ± 47.4	$120.48 \pm 33.5^*$	108.7 ± 39.2	$118.6 \pm 30.5^*$	123.7 ± 27.4
P（ng/ml）	13.21 ± 5.72	$18.35 \pm 6.23^{*\triangle\triangle}$	13.17 ± 5.84	$15.51 \pm 6.37^*$	18.21 ± 4.12
T（ng/ml）	1.53 ± 0.71	$1.87 \pm 0.49^*$	1.47 ± 0.82	$1.55 \pm 0.41^*$	1.77 ± 0.68
RRL（ng/ml）	23.17 ± 5.79	$20.21 \pm 3.92^{*\triangle}$	23.31 ± 6.13	$22.4 \pm 4.15^*$	17.34 ± 6.59
LH（mIU/ml）	23.21 ± 9.59	$18.71 \pm 8.58^*$	24.9 ± 9.71	$17.8 \pm 8.62^*$	13.26 ± 9.12
FSH（mIU/ml）	8.21 ± 4.17	$6.33 \pm 2.37^*$	7.98 ± 4.81	$6.95 \pm 4.36^*$	5.78 ± 2.77

* 自身对照 $P<0.05$。$\triangle$ 组间对照 $P<0.05$ 或 0.01。

由表 5 可知，在黄体期，健康人血中激素含量显示 E2、P、T 高水平，RL、LH、FSH 低水平。治疗组及对照组患者存在上述 6 种激素水平的紊乱，经治疗后激素水平有回归正常的趋势（$P<0.05$），其中治疗组升高 P，降低 PRL 的疗效，明显优于对照组（$P<0.05$）。

1.7.6 治疗前后乳腺钼靶 X 片变化（根据徐开垒提出的乳腺影像诊断方法[5]）见表 6。

表 6 治疗前后乳腺钼靶 X 片变化

组别	治疗前后	腺体结构紊乱，增生处密度增高，血管增粗	腺体结构及密度趋向正常，血管趋向正常	转常率（%）	P 值
治疗组	前（例）	60	0	96.7	
	后（例）	2	58		<0.01

续表

组别	治疗前后	腺体结构紊乱，增生处 密度增高，血管增粗	腺体结构及密度趋向 正常，血管趋向正常	转常率 （%）	P值
对照组	前（例）	40	0	80	
	后（例）	8	32		

由表 6 可知，治疗组乳腺钼靶 X 片转常率显著高于对照组（$P<0.01$），证明散结片治疗组治疗效果优于对照组。

1.7.7　治疗前后乳房红外线扫描对照（根据 Huliu 氏灰阶段及血管分型法，均于黄体期检测）[2]　见表 7。

表 7　两组红外线扫描分析表

		乳腺组织灰阶度标定				血管变化分型	
		0级	I级	II级	III级	A	B
治疗组	治疗前	0	13	21	26	0	60
	治疗后	44	9	5	2	56	4
对照组	治疗前	0	8	13	19	0	40
	治疗后	17	12	7	4	27	13
P值		<0.01				<0.01	

* 0级—白色、透光良好；I级—浅灰色、部分透光；II级—灰色，少部分透光；III级—深灰色，不透光。
A—血管基本正常，B—血管纹理增粗，边缘模糊。

由表 7 可知，治疗组在改善乳腺组织的灰阶段和乳房血管变化方面明显优于对照组（$P<0.01$）。

1.7.8　年龄与疗效对比分析　见表 8。

表 8　年龄与疗效分析

年龄	治疗组（n=60）						对照组（n=40）						P值
	例数	痊愈	显效	有效	无效	有效率 （%）	例数	痊愈	显效	有效	无效	有效率 （%）	
30~40	42	13	20	8	1	97.6	26	5	10	5	6	76.9	<0.05

年龄	治疗组（n=60）						对照组（n=40）						P 值
	例数	痊愈	显效	有效	无效	有效率（%）	例数	痊愈	显效	有效	无效	有效率（%）	
41～50	18	6	6	5	1	94.5	14	3	5	4	2	85.7	>0.05
P 值	>0.05						>0.05						

由表 8 可知，在 30～40 岁年龄段，治疗组疗效明显优于对照组（$P<0.05$），两组自身对照表明不同年龄段间疗效无显著差异（$P>0.05$）。

1.8 不良反应

检测治疗组用药后患者的血、尿常规即肝肾功能，未发现有异常表现。乳康片组部分患者经期延长，出血量多，停药后消失，散结片治疗组未发现任何不良反应。

2 讨论

2.1 现代医学对乳腺增生病病因及发病机理的认识

现代医学认为，乳腺增生病的发生与内分泌的失衡有密切关系，或者说有直接关系。乳腺是性激素的靶器官，性激素对乳腺发育及病理变化起主导作用，雌激素可促进乳管及管周结缔组织生长，黄体酮促进乳腺小叶及腺胞组织发育，催乳素有刺激乳腺腺泡增生、腺泡分泌的作用。正常的乳腺组织随月经周期激素水平变化，发生着生理性增生与复旧的周期性变化，如雌激素水平过高，而黄体酮分泌过少或者两者比例不平衡，便可引起乳腺的复旧不完全，组织结构发生紊乱，乳腺导管上皮和纤维组织不同程度的增生，末梢腺管或腺泡形成囊肿。[6]

现代医学认为，中医的"肝"与神经系统关系密切。肝主疏泄，表现在调畅气机与情志，肝郁患者精神抑郁或烦躁易怒，引起交感神经活动偏亢，影响垂体—交感—肾上腺系统，刺激垂体分泌催乳素。[7]有学者研究证实，肝郁妇女催乳素值显著升高，雌二醇、黄体酮含量降低，但以黄体酮水平低下更为显著，至 E2/P 值失衡[8]，在雌激素和泌乳素的长期共同刺激下，乳腺导管和乳腺小叶增生水肿，小叶周围基质液体和血浆渗出，加上腺泡内的分泌活动，致使乳腺组织增大而引起肿胀疼痛，因此不良的情绪改变可以引发和加重本病。

现代医学还认为，肝脏对卵巢性激素的活性或灭活起着重要作用，若肝功能失调，雌激素不能在肝进行分解，会扰乱垂体—卵巢轴的机能调节，引发或加重乳腺增生病。[9]

乳腺在生理性增生过程中即有炎性细胞浸润，而在复原过程中消退，乳腺组织复原不全，则引起更多炎性细胞浸润，产生乳腺炎性增生和周围结缔组织增生间恶性循环的病理过程，导致乳房疼痛和肿块不易缓解。[10]

2.2　中医对乳腺增生疾病病因病机的认识

乳腺增生病，归属于中医"乳癖"的范畴。古代医家对乳癖形成较为系统和明晰的认识是从明代开始的，明代垄居中在《外科活人定本》中首次提出乳癖"此症生于正乳之上，乃厥阴、阳明经之所属，……何谓之癖，硬而不痛，如顽核之类，过久则成毒"，描述了乳癖的症状、所属经络，也指出乳癖日久可恶变。《外科正宗》中云："乳癖乃乳中结核，形如丸卵，或坠垂作痛，或不痛，皮色不变，其核随喜怒消长"，而"忧郁伤肝，思虑伤脾，积想在心，所思不得志者，致经络症涩，聚结成核"，进一步说明了乳癖发病与情志因素有密切关系。清代《医宗金鉴·外科心法要诀》中称乳癖成因为"木郁不达，乳房结癖"，余听鸿在《外科医案汇编》中指出"乳中癖核，乃肝脾二经气凝血滞而成"，阐明了肝气郁滞，气血运行不畅致血瘀于经络，令脾运失司，津液不能正常输布而凝结成痰，与血瘀互结形成本病。

2.2.1　肝气郁滞是乳腺增生病的基本病机

《素问·病机气宜保命集》中云："妇人童幼天癸未行之间，皆属少阴；天癸既行，皆从厥阴论之；天癸既绝，乃属太阴经也。"从妇女的生理及心理特点而言，中年妇女由于经、孕、产、乳的生理特点，数伤于血，使机体处于有余于气，不足于血的欠平衡状态，肝为藏血之脏，血伤则肝失所养，令疏泄失调，气随横逆，郁而不畅，出现乳胀、乳痛、月经不调、胸闷等症。同时肝主调畅情志，由于肝血虚，则肝气有余，情绪易于波动，多愁善感或烦躁易怒，也加重了气结、气郁的改变，在心里就有了"十女九郁"之说，所以叶天士在《临证指南医案》中提出"女子以肝为先天"，可以看出肝郁在妇女疾病中特殊而重要的作用。

在经络循环方面，足厥阴肝经，上贯膈，布胁肋，入期门穴，穴在乳，出于上，入于下；足阳明胃经自缺盆下于乳，脾胃之大络则布于胸胁，乳房的部位为脾胃所主，而经络为肝经所主。在脏腑功能方面，《血证论》中云"夫血之行止，顺逆，皆由一气率之而行也"，"木之性主乎疏泄，食气入胃，全赖肝木之气以疏泄之，而水谷乃化，设肝不能疏泄水分，渗湿中满之证，在所难免"。肝气郁滞，首先克乘脾土，使脾失运化，水湿内停，聚而不散，日久郁热凝化成痰，津液输布受阻，血液运行涩滞，血行不畅，败血留于经络之间，与痰湿互结，阻滞于乳房之中，形成乳房肿块疼痛，这正是乳腺增生病的主要临床表现，所以肝气郁滞是乳腺增生病的基本病机。

另外，乳房与胞宫具有同样的周期性生理变化，肝血充足，肝气调达，保证了脾胃化生气血，助养冲、任二脉，使之气血旺盛，维持月经的正常和乳房随月经的周期性生理性变化，若肝气郁滞，调达不畅，会影响脾胃与冲任功能，进而影响乳房与胞宫生理变化，发生乳房过度增生与复旧不全及月经失调、痛经等病机改变。现代医学也证实，肝郁型月经不调有机体功能不全内分泌紊乱 PRL 过高、E2/P 比例失调的表现，说明肝气郁滞会导致乳腺增生病及月经失调。[8]

2.2.2 血瘀痰凝、互阻乳络是乳腺增生病的主要病理变化

肝主疏泄，脾主运化水湿，肝郁可犯脾，如《金匮要略》载有"见肝之病，知肝传脾，当先实脾"，肝郁犯脾，脾土运化失职，正常津液不得输布，阻于经络变为湿邪，日久郁热炼湿成痰，导致痰凝。气为血帅，气行则血行，气滞则血瘀，王清任《医林改错》中云"气无形不能结块，结块也"，肝气郁滞，气不行血，瘀血内停，与痰浊互结凝滞乳络，成为乳房包块，正如《丹溪心法·集聚痞块篇》所云"块乃有形之物，痰与食积死血而成也"。痰浊瘀血积聚进一步加重了血液流通的障碍，形成恶性循环，使肿块难消。所谓"通则不痛，痛则不通"，痰浊瘀血阻滞经络，使气机不能通畅，正常血流循环受阻，导致局部疼痛明显，病程缠绵。

综上所述，乳腺增生病是以肝气郁滞为基本病机，血瘀痰凝结于乳络为主要病理变化的疾病，肝郁气滞，血瘀痰凝，阻于乳络，则乳房内肿块明显；肝失调达，经络阻滞则乳房胀痛或刺痛，脉弦滑；肝郁则情志郁闷，肝郁化火，则心烦易怒。

2.3 治则治法探讨

2.3.1 肝郁气滞为本，治肝宜疏肝理气，养血柔肝

肝郁气滞为本病的基本病机，由于肝气郁滞使血瘀、痰凝互结于乳房而形成乳房

肿块疼痛，所以把好"气"关，从肝论治是治疗本病的基本原则。

《疡科心得集》中云"乳属阳明，乳中结核……不必治胃，但治肝而自消"，余听鸿在《外证医案汇编》中治阐述到"若治乳从一气字著笔，无论虚实新久，温凉攻补，各方之中夹理气疏络之品，使其乳络疏通，气行则血行，自然壅者易通，郁者易达，结者易散，坚者易软"，可见治疗应首选疏肝理气通络之品，使气机得以调达，乳络得以疏通，因气为血之帅，气行则血行，气滞则血瘀致痛，经疏肝理气的治疗，可使气血运行通畅，通则不痛，从而缓解乳房疼痛。乳房肿块为痰浊瘀血滞留所致，肝气郁滞导致痰浊阻于乳房，故疏肝理气是化痰散结的前提，如《证治准绳》所言"善治痰者，不治痰而先治气，气顺则一身之津液亦随气而顺矣"，肝气顺畅，气机运行恢复正常，则痰浊、瘀血等病理产物可消，乳房肿块、疼痛等临床症状可除。"肝为阴脏，非柔润不能调和"，肝气的疏泄调达全赖肝血濡养，而柴胡等疏肝理气之品，多辛香温燥，易伤阴血，"肝体阴而用阳"，阴血不足，会更加重肝气横逆，故治肝时应重视滋养肝血，加白芍、当归养血柔肝，使肝体得养，肝用得条，肝气自然畅通。

2.3.2　痰瘀互结为标，治疗必须活血祛瘀，化痰散结

肝郁气滞导致瘀血痰浊互结于乳络，形成乳房肿块、疼痛，成为本病之标。在乳腺增生病中，痰浊与瘀血相互影响，结聚于乳络，如进一步化热蕴毒，可能导致乳岩的发生；而且痰浊瘀血阻于经络之中，妨碍了气血的正常运行，使理气之药难以直达病所发挥作用，令肿块、疼痛难消。现代医学也证实重度的乳腺增生病属于癌前病变，增生腺体周边存在着炎性浸润反应，不利于治疗药物的渗透起效，因此在治疗中必须配合活血化瘀，化痰散结之品，使痰浊、瘀血崩解，气血运行恢复正常，如《内经》所言"血实者，宜决之"、"坚者散之"，《证治准绳》谓"块之坚者消之，咸以软之……兼导达经脉，使营卫疏通，则块自消矣"。使用丹参等活血祛瘀药以通经活络，祛除瘀血；使用夏枯草等化痰散结药以软坚通络，祛除痰结，使痰浊得散，瘀血得行，与疏肝理气之药合用，使乳房疼痛消失，肿块消散，达到标本兼治的目的。

2.4　散结片的组方意义

散结片是山东中医药大学附属医院姜兆俊主任医师的经验方，主要用于治疗颈淋巴结结核、甲状腺腺瘤、乳腺增生病等，临床应用取得良好疗效。[11, 12]

全方由三组药物协同组成，以柴胡、香附、橘叶、白芍、当归疏肝理气，养血柔

肝，以丹参、玄参、红花、郁金、川芎、黄芩活血化瘀止痛，以夏枯草、生牡蛎、山慈姑、海藻、昆布、土贝母、猫爪草着重散结化痰通络，从而达到气血通畅，痰瘀消散的治疗效果。

柴胡，《本经》云"在经主气，在脏调经"，《滇南本草》云"行肝经郁结之气，止肝气疼痛，调月经"。香附，《本草汇言》称之为"妇人之胜药，入血行则行滞血，入气分则行滞气，为开郁之剂，血中之气药也，妇人多郁滞，所通多气少血也，此药为疏气解郁，用之消气行血为最"。橘叶，朱丹溪认为它"入厥阴肝经气分，导胸膈逆气，行肝气，消肿散毒，乳痛胁痛，用之行经"。当归、白芍补养肝血，《本草正》谓当归"补血行血，补中有动，行中有补"，《本草汇编》言白芍"抑肝缓中调血"。现代研究证实，疏肝理气药物可以调节植物神经功能，抑制交感或副交感神经兴奋，通过调节神经—内分泌系统，降低过高的 PRL，调整卵巢功能，促进雌激素在肝脏中的灭活，从而调整内分泌功能，使乳腺周期性增生与复旧的变化恢复正常。[13]

丹参，《本草汇编》云"善治血分，祛瘀生新，调经顺脉之药也"。郁金，《本草汇编》言其"清气化痰，散瘀血之要药也"，用以活血祛瘀，疏肝解郁。红花，活血调血，与川芎相配，温通之性更强，可破血行气，治气滞血瘀之痛。川芎，入厥阴行经气活血止痛，与当归、白芍相配，动静结合，攻补兼用，增加活血祛瘀，养血和血之功。黄芩清热燥湿，清血中之郁热，以利化痰。现代研究证实，活血化瘀药物可以改善全身和乳腺局部的血液循环，抑制单胺氧化酶的活力，从而抑制胶原纤维合成，促进增生肿块及纤维组织吸收，减低肿块局部张力，明显缓解疼痛。[14] 丹参、黄芩等活血药物可以调整免疫功能，促进新陈代谢，消除增生肿块周边的慢性炎症，帮助肿块吸收消散。[15, 16] 丹参中含 VE（维生素 E），VE 可通过垂体前叶分泌促性腺激素调节性腺功能，另外 VE 可保护上皮细胞免受过氧化脂质破坏，保护乳管，并抑制阻滞纤维化，防止组织发生退行性变化[17]。

生牡蛎，性味咸涩，微寒，能软坚散结，镇静安神。《珍珠囊》谓之可"软痞积"，《本草纲目》谓其"化痰软坚……消疝瘕积块，瘿瘤结核"，《汤液本草》云"以柴胡引之，故能去胁下之硬"。本方中生牡蛎与玄参相配合可以滋阴泻火，软坚散结。海藻、昆布，"性味咸寒，其性寒凉，故主治经脉外内之坚结"，《药性论》称海藻能"治气痰结满……疼痛核肿"，而《玉楸药解》与《本草从新》指出昆布能"破积软坚"，主治"顽痰积聚"，两药合用善攻散痰结、软化肿块。猫爪草，性味甘辛、温，入肝肺经，《河南中草药手册》称其可"消肿、截疟，治瘰疬、肺结核"，主用于化痰散结。土贝母，《本草从新》曰"味苦，治外科痰毒"，清热化痰，散结消肿。山慈姑，散结化痰，《本草正义》记载其"能散坚消结，化痰解毒，其力颇峻"。夏枯草，《本草玄通》曰其"补养厥阴之血脉，又能疏通结气，且痛、瘰疬皆系肝症，故建神功"，取其辛以行气活血散结，取其苦以化痰理气软坚。软坚化痰药物，如海藻、昆布等，有含碘化物成分，它被人体吸收后，有助于刺激垂体前叶分泌黄体生成素，改善黄体功能，降低雌激素水平，调整雌孕激素比例，减轻腺体组织增生，而且碘化物被吸收后能促进炎症渗出物的吸收，使病态组织崩溃溶解，发挥消散肿块的作用。[18, 19]现代医学药理研究表明，方中活血化瘀与软坚化痰药物可以抑制异型增生细胞向癌细胞转化，诱生肿瘤坏死因子，消弱癌细胞生长能力，从而具有抑制肿瘤生长的作用。[20, 21, 22]

2.5 临床疗效浅析

针对本病患者以肝气郁滞为本、痰瘀互结为标的病理机制，根据疏肝活血化痰的治疗原则组方的散结片，通过舒畅肝气，调达气血以治本，通过活血化瘀，软坚散结消除病理产物而治标，取得良好的临床疗效。总结临床资料发现，散结片治疗组总疗效达 96.7%，乳康片对照组总有效率 80%，治疗组显著从优（$P<0.01$）。在消除乳房疼痛方面，治疗组 60 例患者中有 46 例疼痛完全消失，经随访未发现有疼痛反跳现象，其止痛的总有效率更是达到 98.3%，说明散结片消除乳房疼痛的疗效显著。对乳房肿块的治疗，治疗组有 19 例患者肿块完全消失，对比治疗前后乳房肿块的直径也发现，治疗组消散肿块的疗效明显优于对照组，对于片块状、混合型、范围弥漫的乳房肿块，散结片疗效尤其明显，说明该药对于重度乳腺增生病具有很好的治疗作用。乳腺增生病患者多具有情绪抑郁或烦躁，疼痛随喜怒消长的特点，经散结片治疗后症状消失明显，情绪也明显改善，证明常伴的乳头溢液及月经不调也得到很好疗效，其疗效均优于乳康片对照组。临床检测患者治疗前后血激素的变化，发现黄体期肝郁血瘀痰凝型乳腺增生患者 E2、P 值低于正常水平，PRL 值高于正常水平，E2/P 比值明显高于正常，经散结片治疗后，PRL 值明显降低，E2/P 比值接近正常，证明该药可以升高 P，平衡 E2/P 值，降低 PRL，起到改善内分泌作用。临床观察患者乳腺钼靶 X 片，发现乳腺增生病患者腺体结构紊乱，增生处有团块状或不规则的影像表现，密度增高，血管影增粗，经散结片治疗后其影像转常率明显高于对照组，疗效确切。

观察治疗前后患者乳房红外线扫描也发现，散结片治疗组改善乳腺组织的灰阶度和乳房血运状况的疗效明显优于对照组。

结合临床资料，分析治疗前后患者激素水平，钼靶 X 片、乳房红外扫描变化，考虑散结片之所以具有显著的临床疗效，与下列因素有关：

（1）改善垂体、卵巢及肝脏功能，调整内分泌

通过检测治疗前后患者血激素水平，并以健康人作对照发现，散结片治疗后可以明显调节雌孕激素含量，使雌激素与黄体酮比值接近平衡，并能降低催乳素水平，恢复正常性激素对乳腺周期性变化的主导作用。

现代药理研究也证实，方中疏肝理气药物可以通过对大脑活动的调节，降低不良心理因素的刺激，改变生殖器官的反应性，保护肝脏，改善肝功能，加强肝脏对雌激素的灭活作用[23]；活血化瘀药物可保肝并促进肝细胞再生，加强肝脏对雌激素灭活作用[24]，同时改善机体反应性，调整内分泌功能，使妇女孕激素比例趋于正常[23]；方中海藻、昆布所含碘元素可刺激垂体前叶产生黄体生成素，改善黄体功能，降低雌激素水平，纠正雌孕激素比例失调。散结片通过改善"下丘脑—垂体—卵巢、肾上腺、肝脏"功能轴[25]，调整内分泌功能。

（2）抑制腺体增生，促进纤维组织吸收

乳腺增生病患者钼靶 X 片表现为腺体结构紊乱，其中有毛玻璃状或棉絮状阴影，密度较高但不均匀，边缘不清。经散结片治疗后大部分乳腺显影回复正常，乳房肿块大部分被消除或明显缩小，说明散结片可通过柴胡、香附等理气药物抑制组织内单胺氧化酶活性，进而抑制胶原纤维合成；通过活血化瘀药清除病理产物，抑制增生病变；通过化痰散结药物促进病理产物和炎性渗出物的吸收，使病态组织崩溃溶解，从而抑制乳腺腺体增生，促进腺体周边纤维组织及其他物质消散吸收。

（3）改善局部微循环，散结止痛

治疗前患者红外线扫描结果显示肿块区乳腺透光度明显下降，血管扩张增粗，边缘模糊，提示局部有微循环障碍，乳房疼痛主要是由于末梢导管上皮增生脱落，令乳管膨胀所致，微循环障碍及静脉回流不畅是加重因素，[26] 治疗后扫描情况得到明显改善，说明散结片可以改善乳腺局部微循环，促进炎性分泌物及病理产物的吸收，从而达到活血散结止痛的目的。

3 结语

乳腺增生病，中医称之为"乳癖"。其发病以肝郁气滞为本，痰瘀互结为标，治疗时应标本兼治，着重疏肝理气、活血化瘀、化痰散结。

散结片根据上述原则而组方，临床观察散结片治疗乳腺增生病 60 例，并设乳康片对照组治疗 40 例，发现散结片在总有效率及改善症状、体征等方面均优于对照组，临床细致深入的研究显示，散结片能很好地治疗乳腺增生病，采用现代医学诊断方法检测，证实了该药具有改善内分泌，促进乳腺增生组织消散吸收及改善乳腺微循环的作用，其疗效确切，有很好的临床应用价值。

参考文献

[1] 顾乃强 . 实用中医乳房病学 [M]. 上海：上海科学技术出版社，1993：183.

[2] 左文述 . 现代乳腺肿瘤学 [M]，济南：山东科学技术出版社 .1996：557，219.

[3] 中华全国中医外科学会 . 乳腺增生病诊断及疗效评定标准 [J]. 中国医药学报，1988，3（3）：66.

[4] 赵绚德 . 中医外科学 [M]. 济南：济南出版社 .1996：163.

[5] 徐开埜 . 乳腺疾病影像诊断与治疗学 [M]. 上海：上海科学教育出版社，1996：139.

[6] 王钟富 . 现代实用乳房疾病治疗学 [M]. 郑州：河南科技出版社，2000：379.

[7] 李凤文 . 肝郁气滞血瘀的临床实验研究 [J]. 中医杂志，1997（10）：46.

[8] 王希浩 . 肝郁型月经病与血清泌乳素关系的研究 [J]. 中医研究，1992，5（2）：269.

[9] 朱锡琪 . 乳房外科学 [M]. 上海：上海医科大学出版社，1995：106，107.

[10] 林至君 . 乳腺增生病的辨治思路 [J]. 中医杂志，1995，36（18）：494.

[11] 姜兆俊 . 以乳块消汤为主治疗乳腺增生病 33 例 [J]. 山东中医学院学报，1986，10（1）：22.

[12] 姜兆俊 . 中药治愈甲状腺腺瘤 12 例报告 [J]. 中国农村医学，1987，（6）：29

[13] 顾永华 . 肝郁证实质及动物模型研究进展 [J]. 中西医结合杂志，1991，9（9）：575.

[14] 李道坊 . 调和冲任治疗乳腺增生 27 例临床观察 [J]. 中西医结合杂志，1987，7（5）：270.

[15] 柴妤 . 活血化瘀法在乳腺增生病治疗中的应用 . 第七次全国中医外科乳房病学术交流会论文集 . 广东省中医院，2000：98.

[16] 陈可冀 . 活血化瘀研究与临床 [M]. 北京：北京医科大学·中国协和医科大学联合出版社，1993：7.

[17] 米昭远 .387 例乳腺囊性增生病序贯药物疗法的临床观察 [J]. 徐州医学院学报，1988，8（3）：210.

[18] 宋爱莉，杨毅 . 乳宁流膏治疗乳腺增生 300 例 [J]. 山东中医学院学报，1992，16（6）：16.

[19] 宿广峰，姜兆俊 . 温阳散结法治疗乳腺增生病临床及实验研究 [J]. 山东中医药大学报，1998，22（2）：115.

[20] 郁仁存 . 中医药抗癌的免疫机理 [M]. 中国肿瘤，1993，2（9）：20.

[21] 李佩文 . 乳腺癌综合治疗学 [M]. 北京：中国中医药出版社，1999：518.

[22] 周立，张炜，许津 . 猫爪草有效成份诱生肿瘤坏死因子的作用 [J]. 中国医学科学院报，1995，17（6）：456.

[23] 孙孝洪 . 中医治疗学原理 [M]. 成都：四川科技出版社，1990：331-347，365-401，309.

[24] 邱德文 . 中医治疗十论 [M]. 成都：四川科技出版社，1981：271.

[25] 王晓宁 . 下丘脑内分泌学研究 . 国内外医学科学研究进展 .1985：168.

[26] 谷振声 . 实用乳腺外科病理学 [M]. 北京：人民军医出版社 .1991：56.

（梁栋）

温阳散结法治疗乳腺增生病临床及实验研究

乳腺增生病，属中医乳癖、乳肿痛、乳中结核等病范畴，发病率为女性乳腺疾病的首位。笔者从 1995 年 9 月至 1997 年 1 月用阳和消块汤治疗乳腺增生病，取得了较好疗效，并用大白鼠进行了动物实验。

1 临床研究

1.1 一般资料

110 例全为女性，分为治疗组与对照组，两组职业、年龄、病程、婚况、肿块大小、肿块部位、临床分型、并发妇科病等资料，经卡方检验，具有可比性（$P>0.05$）。

1.2 诊断依据

参照 1987 年首次全国乳腺病南通会议制定的标准[1]，并采用近红外仪扫描、钼靶 X 线摄片、B 超、细胞涂片检查以明确诊断。

1.3 治疗方法

①对照组（40 例）：予天冬素片 0.25g，每日 3 次。

②治疗组（70 例）：予阳和消块汤。

方药组成：鹿角霜 12g，淫羊藿 15g，熟地黄 21g，麻黄 3g，白芥子 9g，海藻 15g，昆布 15g，半夏 9g，穿山甲 9g，浙贝母 9g，夏枯草 12g，生牡蛎 30g，三棱 9g，莪术 9g，柴胡 9g，香附 9g。水煎服，日 1 剂，分 2 次温服。15 天为 1 个疗程。

加减：肝郁重柴胡、香附各改为 12g，加青皮 9g；阳虚明显加肉桂 6g；乳房胀痛重加橘叶 9g，生麦芽 15g，山楂 15g；肿块难消加土贝母 6g，山慈姑 6g；乳头溢黄色液加生麦芽 18g，薏苡仁 30g；溢血性液体加旱莲草 12g，花蕊石 9g，三七粉 3g（冲服）；兼有阴虚加天冬 15g。

1.4 观察指标

①临床表现：乳房疼痛，乳房肿块及常见伴发症状心烦易怒、腰酸乏力、畏寒肢

凉、乳头溢液、月经不调。

②辅助检查：近红外仪扫描，部分病例行钼靶 X 线摄片或 B 超检查。治疗组部分病例治疗前后查血性激素、细胞免疫功能。

1.5 疗效评定标准

参照中华全国中医学会外科学会乳腺病专题组制订的标准判定疗效 [2]。

1.6 治疗结果

1.6.1 两组总疗效

治疗组与对照组临床治愈率 52.8% 与 32.5%，显效率 25.7% 与 25.0%，有效率 20.0% 与 22.5%，总有效率 98.5% 与 80.0%。两组比较有显著差异（$P<0.01$）。

1.6.2 治疗前后乳房近红外仪扫描　见表 1。

表 1　治疗前后乳腺近红外仪扫描变化情况

		血管纹理增粗模糊	乳房透光度正常	转常率 %	P 值
对照组	治疗前	40	0	80.0	
	治疗后	8	32		<0.01
治疗组	治疗前	70	0	98.5	
	治疗后	1	69		

1.6.3 治疗前后激素水平变化　见表 2。

1.6.4 治疗前后细胞免疫功能变化　见表 3。

表 2　阳和消块汤治疗前后激素水平比变化（$\bar{x} \pm s$）

	治疗前	治疗后	P 值
E2（pg/ml）	83.60 ± 1.60	77.52 ± 1.71	< 0.01
PRL（ng/ml）	16.62 ± 3.19	8.43 ± 2.72	< 0.05
LH（mIU/ml）	9.75 ± 4.06	11.88 ± 1.84	< 0.01
P（ng/ml）	5.03 ± 3.82	9.60 ± 2.48	< 0.01
T（ng/ml）	2.71 ± 0.33	4.85 ± 0.85	< 0.01
FSH（mIU/ml）	4.08 ± 1.77	4.01 ± 1.85	> 0.05

表 3 阳和消块汤治疗前后细胞免疫功能变化（$\bar{x} \pm s$）

	治疗前	治疗后	自身对照
活性 E- 玫瑰花结形成率（%）	34.87 ± 8.14	53.50 ± 9.24	<0.01
总 E- 玫瑰花结形成率（%）	44.59 ± 13.96	57.30 ± 6.06	<0.01
淋巴细胞转化率（%）	41.67 ± 11.91	60.35 ± 8.75	<0.01

由表可知，治疗组总疗效、各项症状体征疗效、近红外仪扫描转常率均优于对照组。阳和消块汤能降低血浆 E2、PRL 的水平，提高 LH、P、T 的水平，使失调的性激素趋于平衡；还能显著提高病人的细胞免疫功能。

2 实验研究

2.1 实验材料

①实验动物：雌性成年健康未孕 Wistar 系大白鼠 40 只，体重 180～220g。由山东省卫生防疫站实验动物部提供。

②试剂及放射免疫药盒：血清雌二醇放射免疫分析测定盒，由北京北方免疫试剂研究所提供。10% 甲醛溶液、乙醚等。

2.2 实验方法

大白鼠 40 只，随机分为 4 组。A 组为正常对照组，B 组为造模对照组，C 组为阳和消块汤组，D 组为天冬素片组。

A 组：后肢外侧肌注生理盐水 0.2ml/ 次，隔日 1 次，共 15 次，总剂量为 3ml/ 只。

B 组：后肢外侧肌注苯甲酸雌二醇 0.2mg/ 次，隔日 1 次，共 15 次，总剂量为 3mg/ 只。

C 组：雌激素用法同 B 组，并灌喂阳和消块汤，每只 2ml/ 次，每日 1 次，共 30d，每只共灌喂 60ml。

D 组：雌激素用法同 B 组，天冬素片溶液用法同阳和消块汤。

实验过程中，4 组各死亡 2 只大白鼠。

2.3 观察指标

血清 E2 测定，乳腺大体形态、增生（判别标准参考毛肖三等 [3] 和杨国汉 [4] 分级法），乳腺体积，乳腺组织切片（参考李建国 [5] 等分级法）。

2.4 实验结果

2.4.1 大鼠血清雌二醇（E2）的变化

A 组血清 E2 含量最低，与 B、C、D 组相比，差异显著（$P < 0.01$）；B 组血清 E2 含量最高，与 C 组相比，有明显差异（$P<0.01$），与 D 组相比，亦有差异（$P< 0.05$）；C 组与 D 组相比，差异显著（$P<0.01$）。这说明阳和消块汤能明显降低血中较高的 E2，使其趋于正常，疗效明显优于天冬素片。

2.4.2 乳房的大体形态

观察实验第 30 天，乳腺增生的发生率 A 组为 0，B 组为 100%，C 组为 25%，D 组为 62.5%。治疗组（C 组和 D 组）乳腺增生的发生率显著低于 B 组，统计学处理 $P<0.01$。C 组的乳腺增生的发生率低于 D 组（$P<0.05$）。这说明阳和消块汤能抑制大白鼠乳腺增生，疗效优于天冬素片。

2.4.3 乳腺体积的测定

B 组乳腺体积最大，与 A、C 组相比有显著性差异（$P<0.01$），与 D 组相比亦有差异（$P<0.05$）；A 组乳腺体积最小，与 C 组相比有差异（$P<0.05$），与 D 组相比有显著性差异（$P<0.01$）；C 组乳腺体积小于 D 组，差异显著（$P<0.05$）。这说明阳和消块汤能抑制外源性 E2 所致大白鼠乳腺体积增大，疗效优于天冬素片。

2.4.4 乳腺切片的光镜观察

A 组与 B 组、D 组相比，有非常显著性差异（$P<0.01$），与 C 组相比，亦有差异（$P<0.05$）；B 组与治疗组（C 组和 D 组）相比有非常显著性差异（$P<0.01$）；C 组与 D 组相比亦有差异（$P<0.05$）。这说明阳和消块汤有抑制大白鼠乳腺增生的作用，疗效优于天冬素片。

3 讨论

3.1 对本病的认识

乳腺增生病的发生与卵巢功能失调、雌激素水平增高或活性增强、孕激素水平降低有关 [6]，与雌激素和孕激素二者之间比例失调有密切的关系 [7]。多数学者从肝气郁结或冲任不调来论治本病 [8, 9]。姜兆俊主任医师提出阳虚，尤其是肾阳虚，阴阳失调是乳腺增生病的发病基础，阴毒内结是其基本的病理变化 [10]。他认为温阳散结法是主要治法之一，用理气、温阳、活血祛瘀、化痰、软坚诸法，使结块消散，并拟定了有效验方阳和消块汤治疗本病，取得了满意的疗效。

方中淫羊藿、鹿角霜温阳补虚；熟地黄滋阴养血补虚，麻黄开腠理，且与熟地黄同用，一走一守，大量熟地黄得小量麻黄补阴而不腻滞，小量麻黄得大量熟地黄开腠理而不发表；白芥子善消皮里膜外之痰；浙贝母、半夏化痰散结；夏枯草、生牡蛎、海藻、昆布软坚散结；穿山甲、三棱、莪术活血散结；柴胡、香附疏肝理气止痛，既可防止熟地黄、鹿角霜滋补药之腻滞，又可加强半夏、夏枯草、昆布、海藻、穿山甲、三棱、莪术、生牡蛎、浙贝母、麻黄、白芥子的散结力量，兼引药上行直达病所。综观全方，扶正祛邪，攻补兼施，共奏温阳散结之功。

3.2　疗效机理浅析

温阳散结法立足于标本兼治，攻补兼施。标者，阴毒内结于乳络；本者，阳虚尤其是肾阳亏虚，阴阳失调。攻者，藉活血化瘀、理气、化痰、软坚等散结之法，缩小或消除肿块，减轻或消除乳房疼痛；补者，以温阳补虚之法，来平调阴阳，调整内分泌功能。本法对本病的治疗作用是多层次、多个环节上的综合作用，是通过对症治疗和抑制病因，调动机体因素，调整机体反应状态，改善整体而影响局部以起综合治疗作用的。

临床和实验研究揭示温阳散结法的代表方阳和消块汤的作用机制为：①调整内分泌功能；②扶正固本，增强机体免疫机能；③镇静镇痛作用；④抑制乳腺组织增生作用。

参考文献

[1] 戴秀芳．"乳癖灵 1 号"治疗乳腺增生病的临床研究 [J]．江苏中医，1993，（12）：13．

[2] 杨海燕．中医外用与内服治疗乳腺增生症 75 例临床观察 [J]．新中医，1995，27（2）：26．

[3] 毛肖三，安丽，袁硕，等．中药治疗乳腺增生病的临床观察及实验研究 [J]．北京医科大学学报，1988，（4）：309．

[4] 杨国汉．止痛消结膏对乳腺增生动物模型的作用 [J]．湖南中医学院学报，1991，11（2）：45．

[5] 李建国，朱建宙，张玉芝，等．"药味乳康罩"抑制小白鼠乳腺小叶增生病

理组织学观察研究 [J]. 河南中医，1993，13（3）：111.

[6] 钱礼 . 乳房疾病 [M]. 杭州：浙江科学技术出版社，1982. 62-66

[7] Stritruk WR, etal . Benign breast I : Hormonal Investigation Obstet Gynecol，1979,（4）：457.

[8] 顾乃强，唐汉钩，潘群 . 实用中医乳房病学 [M]. 上海：上海科学技术出版社，1993：186，187.

[9] 陆德铭 . 实用中医乳房病学 [M]. 上海：上海中医学院出版社，1993：27，28，122，129，135，288，420.

[10] 宿广锋，叶林 . 姜兆俊治疗乳腺增生病的经验 [J]. 山东中医杂志，1996，15（7）：317.

（宿广峰　姜玉霞）

温阳散结法对乳腺增生病 Bcl-2、Bax 表达的影响研究

乳腺增生病是女性最常见的乳房疾病，其发病率占乳腺疾病的首位。重视乳腺增生病的诊断与治疗，对于改善患者的生活质量、降低乳腺癌的发生率、减轻社会和家庭的经济负担具有重要意义。乳腺增生病的中医药辨证治疗具有显著的个性化特色，姜兆俊主任医师根据大量临床病例分析，在中医药传统理论的指导下，提出乳腺增生病还有"阳虚阴寒凝结"的类型，并以乳块消汤为代表，应用温阳散结法治疗乳腺增生病。本课题从促进细胞凋亡角度探讨中药作用机理，为临床治疗提供新的治则治法。

1 材料与方法

1.1 实验动物

健康未育 Wistar 雌系大鼠 100 只，鼠龄为出生后 6 周，体重 190～235g，常规饲养 1 周，适应环境后开始实验。

1.2 主要试剂、药品及给药方法

1.2.1 主要试剂

一抗 bax、一抗 bcl-2、即用型 SABC 免疫组化试剂盒（北京博奥森生物技术有限公司），二抗 Sunpoly-H Ⅲ（太阳生物技术有限公司），即用型 DAB 显色试剂盒（北京中杉金桥生物技术有限公司）。

1.2.2 主要药品

①乳增宁：安徽丰原药业股份有限公司涂山药厂。

②三苯氧胺：上海复旦复华药业有限公司。

③中药——乳块消汤：由山东中医药大学附属医院药剂科统一制剂，每剂中药煎好后浓缩为 100ml，低温避光 2℃～4℃保存。

方药组成：淫羊藿 15g，鹿角霜 12g，熟地 21g，柴胡 9g，香附 9g，穿山甲 9g，三棱 9g，莪术 9g，生牡蛎 30g，白芥子 9g，夏枯草 12g，昆布 15g，海藻 15g，麻黄

3g，半夏 9g，浙贝母 9g。

1.3 实验方法

1.3.1 动物分组及造模、给药方法

①分组方法：100 只大鼠中随机抽取 20 只为空白组，常规饲养，其余 80 只大鼠予雌激素联合黄体酮造模 30 天后，重新随机分组，分为对照组、乳块消汤组、乳增宁组、三苯氧胺组，每组 20 只大鼠。

②造模方法：大鼠后腿内侧肌肉注射苯甲酸雌二醇 0.5mg/kg/d，连续 25 天，然后肌注黄体酮 4mg/kg/d，连续 5 天。

③给药方法：

空白组：生理盐水灌胃，1ml/100g/d；

对照组：生理盐水灌胃，1ml/100g/d；

乳块消汤组：乳块消汤灌胃，2ml/100g/d；

乳增宁组：乳增宁灌胃，1.5g/100g/d；

三苯氧胺组：三苯氧胺灌胃，0.2mg/100g/d，连续 30 天。

1.3.2 取材方法

将 Wistar 大鼠经 3% 戊巴比妥钠腹腔注射麻醉后，切取大鼠第二三对乳腺组织，10% 甲醛溶液中固定 24h，常规石蜡包埋，连续切片，片厚 4μm。

1.3.3 动物乳房组织形态学评分方法

大鼠乳腺组织病理学诊断标准参考 2003 年版 WHO 乳腺肿瘤分类标准。观察乳腺小叶增生、腺泡增生、导管增生、导管扩张程度并记分，具体方法如下。

①乳腺小叶增生情况：不增生 1 分；大部分不增生，个别小叶有轻度增生 2 分；大部分增生 3 分；明显增生 4 分。

②腺泡增生情况：不扩张 1 分；个别腺泡和中、小导管扩张 2 分；部分腺泡和导管扩张 3 分；扩张 4 分。

③导管扩张情况：基本不扩张 1 分；扩张不明显 2 分；部分腺泡和导管扩张 3 分；腺泡扩张，大导管扩张上皮呈高柱状，并有乳头状增生，扩张的中、小导管内有较多的分泌物 4 分。

④导管上皮增生情况：不增高 1 分；有所增高 2 分；增高明显 3 分；大导管增高，上皮呈高柱状，并有乳头状增生 4 分。

1.3.4　免疫组化检测和评判方法

采用 SP 法。

评判标准：在排除非特异染色前提下，以背景清晰、细胞浆或细胞核内呈现明显棕黄色染色为阳性结果，无棕黄色染色为阴性结果。结果采用双盲法，低倍光镜下观察阳性表达情况，高倍镜下随机选取 5 个视野，计算阳性细胞率。

$$阳性率 = 阳性细胞数 / 总细胞数 \times 100\%。$$

1.4　统计方法

实验数据以平均数 ± 标准差（$\bar{x} \pm s$）表示，各组间数据比较采用单因素方差析，$P<0.05$ 为有统计学意义。所有统计应用 SPSS16.0 for Windows 软件进行统计学处理，统计图表绘制采用 EXCEL2003 软件。

2　结果

2.1　大鼠乳腺组织病理形态学表现　　见表 1。

表 1　大鼠乳腺病理检查结果（$\bar{x} \pm s$）

分组	n	分数	P
空白组	20	1.00 ± 0.00	$0.000^{\triangle}$
对照组	20	3.38 ± 0.39	$0.001^{\blacktriangle}$
乳块消汤组	20	1.55 ± 0.22	
乳增宁组	20	2.10 ± 0.19	$0.01^{\triangledown}$
三苯氧胺组	20	1.33 ± 1.43	$0.03^{\blacktriangledown}$

注：对照组与空白组比较：$\triangle$ $P<0.001$；乳块消汤组与对照组比较：$\blacktriangle$ $P<0.05$；乳块消汤组与乳增宁组比较，$\triangledown$ $P<0.05$；乳块消汤组与三苯氧胺组比较：$\blacktriangledown$ $P<0.05$。

2.2　大鼠乳腺组织 Bcl-2 表达情况　　见表 2。

表 2　大鼠乳腺组织 Bcl-2 的表达百分数（$\bar{x} \pm s$）

分组	n	Bcl-2	P
空白组	20	91.30 ± 1.08	$0.000^{\triangle}$
对照组	20	86.25 ± 2.69	$0.001^{\blacktriangle}$
乳块消汤组	20	90.40 ± 1.64	

续表

分组	n	Bcl-2	P
乳增宁组	20	89.70 ± 2.03	0.006 ▽
三苯氧胺组	20	90.25 ± 2.02	0.04 ▼

注：对照组与空白组比较：△ *P*<0.001；乳块消汤组与对照组比较：▲ *P*<0.05；乳块消汤组与乳增宁组比较：▽ *P*<0.05；乳块消汤组与三苯氧胺组比较：▼ *P*<0.05。

2.3　大鼠乳腺组织 Bax 表达情况　见表 3。

表 3　大鼠乳腺组织 Bax 的表达百分数（$\bar{x} \pm s$）

分组	n	Bax	P
空白组	20	75.60 ± 0.99	0.000 △
对照组	20	73.15 ± 2.92	0.001 ▲
乳块消汤组	20	74.90 ± 1.29	
乳增宁组	20	72.35 ± 2.03	0.008 ▽
三苯氧胺组	20	72.00 ± 2.22	0.035 ▼

注：对照组与空白组比较：△ *P*<0.001；乳块消汤组与对照组比较：▲ *P*<0.05；乳块消汤组与乳增宁组比较：▽ *P*<0.05；乳块消汤组与三苯氧胺组比较：▼ *P*<0.05。

3　讨论

3.1　中医对乳腺增生病病因病机的认识

乳腺增生病（Hyperplastic disease of breast，HDB）是乳腺导管和小叶在结构上的退行性和进行性变化，属中医"乳癖"范畴，是育龄妇女最常见的乳腺疾病，其发病率约占育龄妇女的 42.8%，约占乳腺疾病的 75%，且呈明显上升趋势。龚居中在《外科活人定本》中首次将乳癖与乳房肿块联系在一起，并设独立篇章，曰："乳癖，此症生于正乳之上，乃厥阴、阳明之经所属也……何谓之癖，若硬而不痛，如顽核之类"。陈实功在《外科正宗》中描述乳癖曰："乳癖乃乳中结核，形如丸卵，或坠重作痛，或不痛，皮色不变，其核随喜怒消长"，对乳癖的命名和临床特征论述极为详尽，被历代医家推崇。

姜兆俊教授总结名老中医经验，并在中医药传统理论的指导下，认为乳腺增生病还有阳虚阴寒凝结的类型，指出阳虚，尤其是肾阳虚，阴阳失调是乳腺增生病的发病基础，阴毒内结是其基本的病理变化。综上所述，我们认为肾主藏精，肾为天癸之源，肾气盛，天癸泌，可激发冲任二脉通盛，冲任下起胞宫，上连乳房，冲任之气血，上行为乳，下行为经，乳房的生理直接受冲任二脉经气盈亏的调节。肾气不足则天癸不充，冲任二脉不盛，冲任失调，下不能充胞宫以时下，上不能滋养乳房。肾阳不足，不能温煦脾阳，火不暖土则脾失健运，且肝失疏泄不能助脾运化，肾中精气不足，津液运行停滞，凝聚成痰。肾精不足不能化血为用，肾气不足，不能辅血循行，痰凝血瘀，乳中结核。

温阳散结法立足于标本兼治，攻补兼施。标者，阴毒内结乳络；本者，肾阳亏虚，阴阳失调。攻者，以活血化瘀、化痰、软坚散结之法，缩小或消除肿块，减轻或消除乳房疼痛；补者，以温阳补虚之法，平调阴阳，调整内分泌功能。方中熟地黄开腠理而不发表；白芥子善消皮里膜外之痰；浙贝母、半夏化痰散结；夏枯草、生牡蛎、海藻、昆布软坚散结；柴胡、香附疏肝理气止痛，既可防止熟地黄、鹿角霜滋补药之腻滞，又可加强半夏、夏枯草、昆布、海藻、穿山甲、三棱、莪术、生牡蛎、浙贝母、麻黄、白芥子的散结力量。诸药合用，共显温阳散结之功效。

3.2　细胞凋亡因子 Bcl-2、Bax 与乳腺增生病的关系

抑凋亡基因 Bcl-2 和促凋亡基因 Bax 是现今研究较多、较重要的几个细胞凋亡相关基因。Bcl-2 和 Bax 同属于 Bcl-2 基因蛋白家族，两者结构类似，但是前者是抑制细胞凋亡，后者是促进细胞凋亡。有报告指出 Bcl-2 基因促进细胞生存，Bax 基因促进细胞凋亡，其比值决定细胞的存活与死亡，Bcl-2/Bax 比值高，细胞生存率高；Bcl-2/Bax 比值低，细胞凋亡率高。有研究表明，当 Bcl-2 过表达时，Bax 与 Bcl-2 形成异源二聚体，抑制细胞凋亡；当 Bax 过表达时，Bax 本身形成同源二聚体，促细胞凋亡。因此，Bcl-2 基因与 Bax 基因平衡的结果决定细胞生存或死亡。

实验研究表明，中药对于凋亡调控具有双向调节作用，这种作用可能不是专性的上调 Bcl-2 或 Bax 实现的，而是调节 Bcl-2/Bax 比值使其恢复原有平衡状态实现的。因此，在乳腺增生病的良性病变过程中，使用温阳散结法调节 Bcl-2、Bax 的高表达可以缩短细胞周期，从促进细胞凋亡方面缓解乳腺增生病的发生及发展，以达到治疗本病的目。

本文大鼠实验 HE 染色组织形态学结果显示：经乳增宁、乳块消汤、三苯氧胺灌胃的大鼠乳腺增生程度均比对照组轻，腺泡、小叶的增生及导管上皮增生、扩张的程

度呈递减表现。临床免疫组化结果显示：Bcl-2 的表达在乳腺癌前病变达到最高，在乳腺增生病、乳腺癌分别降低；乳腺增生病、乳腺癌前病变、乳腺癌的 Bax 的表达具有明显差异，呈依次降低表现。大鼠免疫组化结果显示：正常乳腺 Bcl-2、Bax 呈高表达，经乳增宁、乳块消汤、三苯氧胺灌胃可调节大鼠乳腺组织 Bcl-2、Bax 的表达且具有明显差异。

综上所述，乳块消汤对大鼠乳腺组织增生具有较好的抑制作用，可能通过调节 Bcl-2、Bax 的表达，从而对临床上防治乳腺增生病的发生具有重要意义。

（孙贻安　朱建敏）

阳和消块汤治疗阳虚阴毒内结型乳腺增生病的研究

乳腺增生病是乳腺生理性增生与复旧不全形成的结构紊乱性疾病，是育龄期女性的常见病、多发病，约占乳房疾病的 75%，其发病率有逐年升高的趋势，所造成的乳房疼痛、肿块长期难愈，反复发作，严重影响患者的身心健康。此病癌变率大于 10%，是乳腺癌二级预防的重点 [1]，因此，重视乳腺增生病的诊断与治疗，对于改善乳腺增生病患者的生活质量、降低乳腺癌的发生率、减轻社会和家庭的经济负担具有重要意义 [2]。

乳腺增生病目前中医辨证多分为肝郁气滞型、冲任失调型和痰瘀互结型 [3]。全国名老中医姜兆俊教授根据大量临床病例分析，精研医籍，博采众长，在中医药传统理论的指导下，提出乳腺增生病还有"阳虚阴毒内结"的类型 [4]，他指出阳虚，尤其是肾阳虚，是乳腺增生病的发病基础，阴毒内结是其基本病理变化 [5]，故以"温阳散结"作为治疗乳腺增生病的基本原则，方选其经验方阳和消块汤治疗本病，临床运用几十年来取得了满意的疗效。现报道如下。

1 资料与方法

1.1 一般资料

全部病例均来自于 2008 年 8 月至 2009 年 2 月就诊于山东中医药大学附属医院疮疡乳腺科门诊的乳腺增生病患者，均具有以下症状和体征：乳房疼痛、乳房肿块及畏寒肢冷、腰膝酸软、性欲减退、精神萎靡、夜尿频多、月经异常等常见伴发症状。

将 67 例阳虚阴毒内结型乳腺增生病患者随机分为两组：治疗组 35 例用阳和消块汤治疗；对照组 32 例用乳癖消片治疗。共治疗两个疗程，对照观察两组病例治疗前后临床症状，体征的改善情况，彩色多普勒超声声像图变化情况，及治疗前后内分泌激素水平（E2、P、T、LH、FSH、PRL）的变化情况。

1.2 治疗方法

①治疗组：予温阳散结方——阳和消块汤。

方药组成：淫羊藿 15g，鹿角霜 12g，熟地 21g，柴胡 9g，香附 9g，穿山甲 9g，三棱 9g，莪术 9g，生牡蛎 30g，白芥子 9g，夏枯草 12g，昆布 15g，海藻 15g，麻黄

3g，半夏 9g，浙贝母 9g，上药水煎服，日 1 剂，早晚饭后半小时温服。1 个月为 1 个疗程，连服 2 个疗程，经期停药。

②对照组：口服乳癖消片（辽宁好护士药业有限公司生产），0.67g/ 片，一次 3 片，每日 3 次，1 个月为 1 个疗程，连服 2 个疗程，经期停药。

1.3　观察指标

1.3.1　治疗前后症状、体征的变化

①主要症状：乳房疼痛及畏寒肢冷、腰膝酸软、性欲减退、精神萎靡、夜尿频多，月经异常等常见伴发症状。

②主要体征：乳房肿块（包括肿块范围、大小、硬度等）。

1.3.2　治疗前后乳腺彩色多普勒超声声像图的分型变化及血流信号密度分级变化

乳腺彩色多普勒超声检查仪器：采用迈瑞公司生产的彩色多普勒超声检查仪器（DC–6），10L4A 线阵探头，彩色多普勒频率 5.0MHz，深度 5.5cm。

乳腺彩色多普勒超声检查方法：患者取仰卧位，双臂上举，充分暴露双侧乳房，直接接触探查。

①按照超声仪常规检查方法调节出清晰的二维图像。

②在二维图像清晰的基础上使用彩色多普勒功能键，并根据血管位置调节图像角度，根据血流速度调节色标，因乳腺血管甚少，应采用最低速色标，以便获得满意彩色血流信号。

③在显示彩色血流信号的基础上，应用脉冲多普勒功能键，同时调节取样容积线和取样容积门框，校正取样容积角度以 <60° 为宜，并选用于 50～100Hz 壁滤波，记录腺体结构紊乱处或肿块声像图特征，如有血流形态学、血流动力学指标检测，显示血流信号密度分级的量化指标并记录。

1.3.3　治疗前后内分泌激素（E2、P、T、LH、FSH、PRL）水平的变化

观察对象治疗前一天及治疗最后一天各取晨起空腹血样 1 次，测定血清 E2、P、T、LH、FSH、PRL。（山东中医药大学附属医院特检科，放射免疫法）

1.4　数据处理

采用 SPSS17.0 统计软件包进行统计学处理。计量资料结果均采用 $\bar{x} \pm s$ 表示，自

身前后配对采用 t 检验，计数资料采用 X^2 检验，等级资料用 Ridit 分析。

2　治疗结果

2.1　两组总疗效　见表1。

表1　两组总疗效比较（例 %）（$\bar{x}$±s）

组别	例数	治愈（%）	显效（%）	有效（%）	无效（%）	总有效率（%）
治疗组	35	11	14	9	1	34
	31.4%	40%	25.7%	2.9%	97.1%	
对照组	32	2	12	11	7	25
	6.25%	37.5%	34.4%	21.9%	78.1%	

由表1可以看出，治疗组总有效率为97.1%，对照组总有效率为78.1%，经统计学处理，具有显著性差异（$P<0.05$）

2.2　治疗前后症状体征变化　见表2。

表2　两组症状、体征疗效比较（例 %）（$\bar{x}$±s）

项目	组别	总例数	治愈	显效	有效	无效	总有效率（%）	P 值
乳房疼痛	治疗组	34	19	9	5	1	96.7	
	对照组	30	7	10	7	6	80.0	<0.05
乳房肿块	治疗组	35	12	14	8	1	97.1	
	对照组	32	5	11	9	7	76.7	<0.05
腰膝酸软	治疗组	23	8	9	5	1	95.7	
	对照组	21	1	3	7	10	52.4	<0.01
畏寒肢冷	治疗组	34	13	11	10	0	100	
	对照组	30	2	6	4	18	40	<0.01
性欲减退	治疗组	17	6	7	3	1	94.1	
	对照组	14	1	2	4	7	50.0	<0.01
精神萎靡	治疗组	12	7	3	2	0	100	
	对照组	10	1	2	2	3	70.0	<0.05
夜尿频多	治疗组	13	3	5	4	1	92.3	
	对照组	14	1	2	4	7	50.0	<0.05
下肢浮肿	治疗组	9	5	3	1	0	100	

续表

项目	组别	总例数	治愈	显效	有效	无效	总有效率（%）	P 值
发槁齿摇	对照组	6	0	1	2	3	50.0	<0.05
	治疗组	7	1	2	3	1	85.7	
动则气促	对照组	8	0	1	2	5	37.5	>0.05
	治疗组	5	2	2	1	0	100	
月经不调	对照组	6	0	1	1	4	33.3	<0.05
	治疗组	23	5	8	8	2	91.3	
	对照组	21	1	5	7	8	61.9	<0.05

由表 2 可知，治疗组治疗前后对于发槁齿摇症状的疗效与对照组相比无明显差异（$P>0.05$），余乳房疼痛、乳房肿块、腰膝酸软、畏寒肢冷、性欲减退、精神萎靡等症状体征治疗组疗效均优于对照组，二者具有显著性差异（$P<0.05$ 或 0.01）。

2.3　治疗前后超声声像图变化　见表3。

表 3　两组治疗前后超声声像图分型比较（例）

治疗前后	组别	正常	Ⅰ型	Ⅱ型	Ⅲ型	平均 Ridit 值	95% 可信区间下限	95% 可信区间下限	P 值
治疗前	治疗组	0	10	21	4	0.5000	0.4123	0.5877	
	对照组	0	9	20	3	0.4946	0.4048	0.5853	>0.05
治疗后	治疗组	9	13	10	3	0.5000	0.4041	0.5959	
	对照组	2	15	12	3	0.5946	0.5140	0.6752	<0.05

由表 3 结果可知，对于乳房彩色多普勒超声声像图的分型变化，治疗前对照组的可信区间为 [0.5410，0.6752]，两组无显著性差异（$P>0.05$），具有可比性；治疗后对照组的可信区间为 [0.5140，0.6752]，治疗组与对照组的疗效差异有统计学意义（$P<0.05$），且治疗后治疗组的平均 Ridit 值小于对照组，因此治疗组在改善患者超声声像图方面的疗效优于对照组。

2.4 治疗前后血流信号密度变化　见表 4。

表 4　两组治疗前后增生腺体内血流信号密度分级比较（例）

治疗前后	组别	0 级	Ⅰ级	Ⅱ级	Ⅲ级	Ⅳ级	平均 Ridit 值	95% 可信区间下限	95% 可信区间下限	P 值
治疗前	治疗组	10	18	5	2	0	0.5000	0.4079	0.5921	
	对照组	12	16	3	1	0	0.4371	0.3439	0.5302	>0.05
治疗后	治疗组	27	6	2	0	0	0.5000	0.4264	0.5736	
	对照组	18	12	2	0	0	0.5991	0.5099	0.6883	<0.05

由表 4 结果可知，对于乳腺增生腺体内部血流信号密度，治疗前治疗组与对照组的可信区间重合，无显著性差异（$P>0.05$），具有可比性；治疗后对照组的可信区间为 [0.5099，0.6883]，治疗组与对照组的疗效差异有统计学意义（$P<0.05$），且治疗后治疗组的平均 Ridit 值小于对照组，因此治疗组在改善乳腺增生腺体内部血流信号方面的疗效优于对照组。

2.5 治疗前后血清内分泌激素水平变化　见表 5。

表 5　两组治疗前后血清内分泌激素水平结果比较（$\bar{x} \pm s$）

项目	治疗组（n=35）		对照组（n=32）	
	治疗前	治疗后	治疗前	治疗后
E2（pg/ml）	132.70 ± 31.50[#]	86.12 ± 15.12[△*]	137.37 ± 10.14	110.21 ± 8.84[△]
PRL（ng/ml）	18.28 ± 2.78[#]	10.39 ± 2.63[△*]	17.70 ± 3.21	11.96 ± 2.34[△]
LH（mIU/ml）	10.06 ± 2.54[#]	13.11 ± 2.17[△*]	9.90 ± 2.00	10.95 ± 2.37
P（ng/ml）	7.22 ± 2.00[#]	12.18 ± 2.16[△*]	7.70 ± 1.28	8.69 ± 2.38
T（ng/ml）	18.75 ± 4.09[#]	19.48 ± 2.91	19.53 ± 2.37	19.90 ± 2.16
FSH（mIU/ml）	9.87 ± 2.06[#]	9.64 ± 1.76	9.05 ± 1.32	8.81 ± 1.67

注：与对照组治疗前相比 [#]$P>0.05$；与本组治疗前相比 [△]$P<0.01$，与对照组治疗后相比 [*]$P<0.05$。

由表 5 可见，两组治疗前血清内分泌水平无显著差异（$P>0.05$），具有可比性；治疗组治疗后 E2、PRL 水平较治疗前降低，而 LH、P 则较治疗前提高，经统计学处理具有显著性差异（$P<0.01$）；对照组治疗后 E2、PRL 水平较治疗前降低，经统计学处理具有显著性差异（$P<0.01$）；两组治疗后 E2、PRL、P 水平具有显著性差异（$P>0.05$）。

3　讨论

全国名老中医姜兆俊教授长期致力于乳腺疾病的临床研究，对乳腺增生病的辨证治疗有独到的见解和丰富的临床经验，他根据自己的临床体会和中医有关文献提出了阳虚阴寒内结是本病的主要病机，进而在传统的辨证分型基础上提出乳腺增生病还有一种常见的证型，即阳虚阴毒内结型，认为阳虚，尤其是肾阳亏虚，阴阳失调是本病的发病基础，阴毒内结乳络为标，气滞、血瘀、痰饮、阴寒、湿浊等均为阴毒，既是病理产物，又是致病因素，阴毒内结是乳腺肿块发病的病理关键，为乳腺增生病之标，本虚标实贯穿乳腺增生病的发病始终，本虚者，肾阳虚及其所致肝虚、脾弱；标实者，气滞、血瘀、痰饮、阴寒、湿浊等阴毒内结也。

对于阳虚为本，阴毒内结为标的乳腺增生病，应以温阳散结为证治大法，即温阳补虚以治其本，散结以治其标，标本兼顾，且据阴毒特点，散结之法又包括理气、活血、化痰、软坚诸法。方选姜老师经验方阳和消块汤。阳和消块汤由阳和汤、海藻玉壶汤、消瘰丸三方加减而成。阳和汤出自清代王洪绪《外科证治全生集》，为治阴证名方，马培之评价本方"此方治阴证，无出其右"；海藻玉壶汤出自《医宗金鉴》，为治瘿瘤名方；消瘰丸为程国彭《医学心悟》中治疗三阳经瘰疬之得意经验方，三方加减组成以针对本病阳虚阴毒内结病机特点的有效验方。

临床研究表明，阳和消块汤对阳虚阴毒内结型乳腺增生病有较好的疗效，总有效率为97.1%，与对照组比较有显著性差异（$P<0.05$）。阳和消块汤能有效治疗患者乳房疼痛、乳房肿块、畏寒肢冷等症状及体征，改善患者超声声像图及增生腺体内血流信号密度，并调整患者内分泌水平，使之渐趋正常。阳和消块汤通过调整机体内分泌，改善乳房血供，镇静，镇痛等多方面的作用，对阳虚阴毒内结 型乳腺增生病起到很好的治疗作用，疗效确切，有深入研究及推广应用的价值。

参考文献

[1] 林毅，唐汉钧 . 现代中医乳房病学 [M]. 北京：人民卫生出版社，2003：102.

[2] 宋爱莉，叶林，孙贻安，等 . 抗增汤对肝郁脾虚型乳腺增生大鼠乳腺组织 Bcl-2、PCNA、VEGF、MVD 表达的影响 [J]. 山东中医药大学学报，2003，5：377-379.

[3] 张琼，陈家旭 . 乳腺增生病辨证分型研究探讨 [J]. 中华中医药杂志，2006，5：316-317.

[4] 宿广峰，姜兆俊 . 温阳散结法治疗乳腺增生病临床及实验研究 [J]. 山东中医药大学学报，1998，2：36-38，81.

[5] 宿广锋，叶林 . 姜兆俊治疗乳腺增生病的经验 [J]. 山东中医杂志，1996，7：316-317.

（孙贻安 王蕾）

姜兆俊诊治亚急性甲状腺炎经验

亚急性甲状腺炎（下简称亚甲炎）是一种甲状腺非化脓性炎性疾病，其发病率仅次于桥本甲状腺炎而居第二位，临床并不少见。姜兆俊主任医师在对本病的诊断和治疗上具有丰富和独到的经验。现总结如下。

一、重视病史，注重局部与整体辨证

亚甲炎作为一个独立的疾病在临床上被认识不过数十年历史。随着病毒感染率增加和检测技术进步，发病率有不断升高趋势。同时亚甲炎临床表现形式多样化，部分病例临床表现不典型，有时以局部症状为主，有时全身反应较突出，如发热、咽痛、心悸、多汗、失眠等，常常造成误诊与漏诊，甚至进行了不必要手术，导致永久性甲状腺功能低下。因此，正确诊断亚甲炎是临床上一个非常重要的问题。

姜老师在临床上特别强调两点：

1. 要提高对本病的认识

临床医师应该对亚甲炎的流行病学、病因病理、病程、临床表现、治疗及预后的各个方面都有详尽了解，做到胸中有数，以期与其他甲状腺疾病（如急性化脓性甲状腺炎、桥本甲状腺炎、甲状腺癌等）和非甲状腺疾病（如上呼吸道感染、结核、风湿热等）相鉴别。

2. 要明确诊断亚甲炎临床特点

亚甲炎临床特点[1, 2]包括起病较急，发病前常有上呼吸道感染病史；发热；颈前一侧或双侧甲状腺弥漫性或结节性肿大，质地硬韧，有疼痛和压痛，部分病人有转移痛，可向耳后及枕部放射；早期有甲状腺功能亢进表现；中期有甲状腺功能低下表现；恢复期仅遗留颈前结节。实验室检查：急性期血沉异常增高，往往超过炎症程度应有范畴，可达 80 ~ 100mm/h 以上。血清 T_3、T_4 增高而甲状腺[3]I 摄取率明显降低（<10%），两者呈特征性分离。ECT 显示呈放射性分布不均匀或不显影。

尽管亚甲炎临床表现变异较多：部分患者起病慢、症状轻或根本无症状，或以单一硬结为主要表现；部分患者以某一方面症状、体征为主，其他表现轻微；部分患者以全身非特异性症状（如发热、乏力、心悸、多汗等）为主，而局部症状不明显等等，但只要详细询问病史，注重甲状腺局部表现，对甲状腺肿大疼痛部位、性质和特点进行详细了解，同时结合本病所特有的实验室检查方面的改变，即可正确确诊为亚甲炎。

二、注重阴虚内热在发病中的作用

亚甲炎相当于中医"瘿病"的范畴。一般认为多由肝郁胃热，外感风热，热毒循经上攻所致。症见发热咽痛，颈前肿痛，恶热喜凉，胸闷不舒，急躁易怒，心悸汗出，口苦唇干，舌红苔黄，脉弦数。部分患者除有颈前肿痛等表现外，还伴有潮热盗汗，手足心热，咽干口燥，乏力，舌红少苔，脉细数等阴虚内热表现，可见于发病早期或中期，多由热盛伤阴、阴不制阳所致。此类病人单用清热解毒药物效果欠佳，而且常常导致病程延长或愈后复发。因此姜老师在分析病情时特别注重阴虚内热在发病中的作用，认为根据上述临床表现可将亚甲炎急性期分为热毒内结和阴虚内热两个证型，进行辨证论治。对热毒内结型以疏肝清胃、散风透邪为治疗原则，选用柴胡、夏枯草、黄连、知母、生石膏、金银花、连翘、大青叶、板蓝根、薄荷、牛蒡子等药物。阴虚内热型在应用上述药物基础上加用青蒿、鳖甲、地骨皮、玄参、生地黄等药物滋阴清热，诸药配合使热毒得清，疾病痊愈。

三、重用虎杖、雷公藤

亚甲炎临床特点之一是病程较一般炎症要长，约为 1~4 个月，而且在病情减轻或痊愈后，可因为劳累、急躁或上呼吸道感染反复多次发作。现代医学认为本病是一种与病毒感染密切相关的自身免疫性疾病。病理组织学也证实病变甲状腺滤泡除有较多的炎性细胞浸润外，还有大量的巨细胞浸润和明显的肉芽肿性纤维炎，消散较难。根据上述情况，姜老师认为亚甲炎病因中的"热毒"不同于一般感染中的"火热之毒"，如急性化脓性甲状腺炎，其性质类似于风湿病或免疫系统疾病的病因，或者说亚甲炎病因可能为"风湿热毒"。用药时除疏肝清热、解毒散结外，还要祛风除湿，这样才能将病因完全消除，减少复发。因此姜老师在临床上常常重用虎杖、雷公藤二味药。

虎杖，微苦酸平，善于祛风胜湿、清热解毒。雷公藤，苦寒大毒，能祛风除湿、消肿止痛，以毒攻毒，可用于疗疮热毒。现代药理证实雷公藤具有抗炎、抗免疫作用，用以治疗亚甲炎起效快、疗效肯定。二药合用，既可消除病因，又能改变亚甲炎基本病理过程，可以缩短病程，减少复发，具有较好的疗效。但雷公藤有大毒，心、肝、肾等脏器有器质性损害和功能异常，有胃肠疾病，严重贫血，孕妇及哺乳期妇女及身体薄弱者忌用。

四、典型病例

◇病例一

某某，男，43 岁。

初诊：1998 年 8 月 20 日，颈前疼痛 2 个月。

患者无明显原因出现颈前部剧烈疼痛，并灼热感，可向耳枕部放射，病情严重时辗转不安，大汗淋漓，伴咽部不适、疼痛，发热 38℃。在外院以"慢性侵袭性甲状腺炎"诊断并给予治疗未见好转，纳差，二便可。查体：颈前双侧甲状腺弥漫性肿大（Ⅲ度），以左侧明显，质硬韧，压痛明显，边界不清，随吞咽上下移动。咽部充血，颈部淋巴结（－）。苔白厚腻，脉细弦。血清 T_3、TSH 正常，T_4 升高。

诊断：亚甲炎（急性期）。

治则：疏肝清热，解毒散结。

方药：柴胡 9g　　夏枯草 12g　　连翘 15g　　蒲公英 30g

　　　浙贝母 9g　　金银花 30g　　雷公藤 9g　　赤白芍各 12g

　　　虎杖 12g　　生牡蛎 18g　　僵蚕 9g　　全蝎 6g

　　　生甘草 6g　　板蓝根 15g　　山慈姑 6g

水煎服，日 1 剂。

二诊：服药 12 剂后，颈前疼痛明显减轻，体温降至正常，但甲状腺时有肿大，压痛，以上方去赤芍、白芍、生甘草，加黄连 6g，海藻 15g，昆布 21g，丹参 15g，威灵仙 15g，以加强活血通络、化痰散结作用。

三诊：继服 12 剂后，颈前疼痛消失，双侧甲状腺逐渐缩小变软至恢复正常。停服中药，口服散结片维持 1 周，随访至今未复发。

◇病例二

某某，女，48 岁。

初诊：1998 年 10 月 13 日，颈前部疼痛 1 个月。

患者发病前有上呼吸道感染史。1 个月前出现颈前部疼痛连及耳枕部。半月前出现午后低热，37.6℃，口干不欲饮，多汗，盗汗，手足心热，乏力，纳差，二便可。在外院治疗后未见好转。查体：颈前双侧甲状腺弥漫性肿大（Ⅱ度），质韧硬，压痛，不光滑，随吞咽上下移动，咽部充血，苔白脉沉细。

诊断：亚甲炎（急性期）。中医辨证为阴虚内热型。

治则：疏肝清热，滋阴解毒散结。

处方：柴胡 12g 　　夏枯草 12g 　　青蒿 12g 　　鳖甲 9g

　　　玄参 12g 　　生牡蛎 30g 　　浮小麦 15g 　　龙胆草 9g

　　　虎杖 12g 　　板蓝根 18g 　　雷公藤 9g 　　山慈姑 9g

　　　赤芍 12g

水煎服，日 1 剂。

二诊：服药 10 剂后，颈前部疼痛明显减轻，午后发热，体温 37.1℃，汗出减少，但因劳累、着急致病情反复较前加重，体温 37.8℃，血沉 148mm／h。上方柴胡改15g，玄参改 15g，加地骨皮 12g，秦艽 12g，黄芩 9g。

三诊：继服 6 剂后，颈前疼痛减轻，体温降至正常，仍有汗多、口渴、手足心热。

四诊：再服 6 剂后，诸症消失。口服散结片 1 周，患者痊愈，未复发。

参考文献

[1] 罗国春 . 甲状腺结节与甲状腺炎 [J]. 中国实用内科杂志，1993，13（11）：646.

[2] 郭少明 . 亚急性甲状腺炎 9 例误诊分析 [J]. 临床误诊误治，1995，8（5）：196.

[3] 张宝泉，卢倜章，周荫葆，等 . 甲状腺放射性核素显像在亚急性甲状腺炎中的临床意义 [J]. 中华内分泌代谢杂志，1992，8（4）：200.

（杨毅）

姜兆俊治疗桥本甲状腺炎经验

桥本甲状腺炎（HT），又称慢性淋巴细胞性甲状腺炎或自身免疫性甲状腺炎，是器官特异性自身免疫疾病。姜老师从事甲状腺疾病治疗 40 余年，积累了丰富的临床经验。现将治疗桥本甲状腺炎的经验介绍如下。

一、病因病机

HT 有甲状腺弥漫性肿大，质韧如橡皮，血清甲状腺过氧化物酶抗体（TPOAb）和甲状腺球蛋白抗体（TGAb）滴度显著增高。初期甲状腺功能多正常，少数伴甲状腺功能亢进，久病者甲状腺功能减退。甲状腺针吸细胞学检查示增生的甲状腺上皮细胞，伴大量或散在的淋巴细胞浸润及少量嗜酸粒细胞浸润[1]。

姜老师根据颈前喉结两旁漫肿的表现，将 HT 归属中医"瘿病"范畴，认为病因与情志内伤、饮食不当、操劳多度、外感温热之邪等诸多因素相关，而首要病因责之于情志抑郁，诚如《济生方·瘿瘤论治》所云："夫瘿瘤者，多由喜怒不节，忧思过度而成斯疾焉。"长期情志不舒或郁怒伤肝导致肝失疏泄，肝郁气滞，气郁化火而灼津成痰；或肝木乘土，脾失健运而聚湿生痰，气滞痰凝结于颈前，发为本病。肝郁日久化火，耗气伤阴，阴虚阳亢则出现诸如心慌、多汗、消谷善饥等一系列机体代谢亢进的症状。病程日久，阴损及阳，最终导致脾肾阳虚，而以肾阳虚为主，出现畏寒肢冷、少气懒言、面浮肢肿等症状。肾为五脏六腑之本，肾阳为五脏六腑阳气之根本，肾阳虚无以温阳化气，则气滞痰凝益笃。肝郁痰凝为基本病机，并贯穿疾病始终，随病情发展，出现气阴两虚、脾肾阳虚。

二、辨证论治

（一）肝郁痰凝型

临床表现：甲状腺肿大，质韧如橡皮，无疼痛，全身症状常不明显，舌红苔白，脉弦。

治则：疏肝理气，化痰散结。

方药：自拟消瘿方，药用柴胡、香附、夏枯草、浙贝母、玄参、虎杖、重楼、板蓝根、生黄芪、白术。伴甲状腺结节者加半夏、僵蚕、山慈姑等化痰散结。

方解：方中柴胡、香附疏肝理气；生黄芪、白术补气健脾；夏枯草、浙贝母、玄参养阴化痰，软坚散结；板蓝根、重楼、虎杖清热解毒，利咽镇痛。姜老师发现板蓝根、重楼、虎杖可使 TPOAb 和 TGAb 滴度降低甚至恢复正常。药理研究表明，清热解毒类药物具有抗菌抗病毒及免疫抑制的作用。

（二）气阴两虚型

临床表现：颈前粗肿明显，心慌，乏力，多汗，多食，消瘦，眼突。血清检查可见 FT_3、FT_4 升高和 TSH 下降。

治则：益气养阴，疏肝理气，化痰散结。

方药：消瘿方加白芥子、紫苏子、莱菔子、生地。

方解：白芥子祛皮里膜外之痰、消肿散结止痛，紫苏子、莱菔子降气化痰。三者合用对于降低 FT_3 和 FT_4 有显著效果。

加减：心慌加麦冬、五味子、黄连、甘松；消谷善饥加生石膏、知母；烦躁易怒加柴胡、香附、栀子；多汗加龙骨、煅牡蛎、五味子、浮小麦；手颤加羚羊角、钩藤、僵蚕、龙骨、生牡蛎；突眼加密蒙花、菊花、枸杞；伴眼部炎症者加谷精草；便溏加薏苡仁、茯苓、山药；低热加银柴胡、地骨皮、白薇；甲状腺肿大明显者加黄药子；月经不调者可加当归、白芍等。

（三）脾肾阳虚型

临床表现：颈前肿胀甚或肿块缩小，疲劳，怕冷，记忆力减退，嗜睡，厌食，精神萎靡，全身浮肿等。实验室检查可见 FT_3、FT_4 下降和 TSH 升高。

治则：温阳散寒，疏肝理气，化痰软坚。

方药：消瘿方加淫羊藿、鹿角胶、熟地。

加减：颜面及眼睑浮肿者加薏苡仁、白术、茯苓；形寒肢冷明显者加肉桂、熟附子；心率缓慢者加桂枝、熟附子；肌肉痉挛者加龟板、全蝎、蜈蚣。

三、典型病例

李某，女，30岁。

初诊：2个月前无意间发现颈前肿大，无疼痛，情绪易激惹，双眼发胀伴干涩，易心慌，易饥饿，乏力，月经量少，多梦，小便频，大便干，舌苔白，弦细数。查颈前粗隆，双叶甲状腺Ⅱ度肿大、光滑、质韧硬、随吞咽上下移动、压痛（-）、颈前淋巴结（-）。甲状腺彩超示双侧甲状腺弥漫性损害。FT_4 21.26pmol/L（12~22），TSH<0.06pmol/L，A-TG 445.30IU/L（2.1~70），A-TPO 365.50IU/mL（0~34）。

诊断：桥本甲状腺炎并甲亢。辨证为气阴两虚型。

方药：

柴胡 9g	香附 12g	黄芪 30g	白芥子 9g
苏子 9g	莱菔子 12g	玄参 12g	牡蛎 9g
浙贝母 9g	生地 18g	丹皮 12g	板蓝根 20g
重楼 12g	虎杖 15g	远志 12g	知母 15g
茯苓 15g			

日1剂，水煎300mL，早晚分服。

配合自制剂清热抗甲片治疗。

二诊：服药1个月余，多梦、易饥等减轻。复诊仍有心慌，多汗，双眼肿胀、干涩，失眠，颈部有憋闷感。查见颈前肿胀明显，双侧甲状腺Ⅱ度肿大、随吞咽上下移动，突眼征（+），手颤（+）。上方加夏枯草18g，谷精草9g，麦冬15g，酸枣仁20g，僵蚕3g。

三诊：服30剂后，颈前肿块减小，憋闷感减轻，多汗、心慌、手颤、失眠等基本消除，血清FT_3、FT_4降至正常范围，TGAb、TPOAb稍高。效不更方，继服30剂巩固疗效。

四、日常调护

姜老师重视情志因素在HT的发病和进展中的作用，故强调调节情绪，疏解压力，以避免HT的发生或延缓疾病进展。

研究表明，高碘可增加甲状腺疾病患病率，故应减少含碘食物摄入。补硒对甲状腺缩小及自身抗体降低有益，且无副作用[2]。姜老师鼓励多食用富硒食物，如富硒大米、富硒小麦、蘑菇、西红柿、大蒜、海鲜等。日常生活中减少电离辐射的接触，如手机、电脑、微波炉等。

参考文献：

［1］李荣娟.许芝银治疗自身免疫性甲状腺炎的经验［J］.湖北中医杂志，2003，25（1）：14-15.

［2］胡新艳，殷先德，李东海，等．硒治疗桥本氏甲状腺炎的临床观察［J］.临床医学，2003，22（12）：49.

（赵静　杨毅）

理气散结法治疗甲状腺良性结节的初步研究

甲状腺良性结节是外科常见病、多发病，可见于甲状腺腺瘤、甲状腺囊肿、结节性甲状腺肿和慢性淋巴细胞性甲状腺炎等多种甲状腺疾病，可伴有甲亢，并有一定癌变倾向。中医治疗主要以理气化痰、活血散结为法，有效率达 90% 以上。

我们在以往经验的基础上，从临床治疗观察和动物实验两方面，对理气散结法治疗甲状腺良性结节的作用机理进行了初步研究，以期能进一步完善辨证用药规律，提高临床疗效。

1 临床观察

1.1 一般资料

自 1994 年至 1996 年 1 月，在山东中医药大学附属医院外科门诊治疗甲状腺良性结节病人 46 例，女 35 例，男 11 例；年龄最大 66 岁，最小 21 岁；病程最长 30 年，最短 1 天；甲状腺腺瘤 32 例，其中毒性腺瘤 1 例，结节性甲状腺肿 13 例，慢性淋巴细胞性甲状腺炎 1 例；单发结节 25 例，多发结节 21 例；自述急躁、心烦易怒者 32 例，精神郁闷者 4 例，有憋气或颈前不适感者 31 例；伴甲亢表现者 5 例，其中 1 例 T_3、T_4 高于正常值，其余患者 T_3、T_4、TSH 均正常。B 超检查 46 例，同位素扫描检查 9 例，4 例为冷结节，3 例为温结节，2 例为凉结节，冷结节均为囊性结节，而温、凉结节均为实性结节。肿块直径最大者 5.2cm，最小者 0.3cm，直径 3cm 以上者 12 例，直径 1~3cm 者 34 例。术后复发者 7 例，其中术后 1~2 年复发者 5 例，10 年复发者 1 例，15 年复发者 1 例。

1.2 治疗和观察方法

1.2.1 治疗方法

治疗上予理气散结方——消瘿汤（导师经验方）。

方药组成：柴胡 10g，夏枯草 15g，胆南星 10g，土贝母 10g，黄药子 10g，海藻 15~30g，昆布 30g，半夏 10g，陈皮 10g，生牡蛎 30g，穿山甲 10g，茯苓 10g，三棱

10g，莪术 10g。上药水煎服，日 1 剂，分 2 次服。1 个月为 1 个疗程，每周 6 剂。

常用加减：急躁易怒者加栀子 6g，郁金 10g；憋气者加苏子 10g；咽干者加玄参 10g；肿块突然增大而胀痛者加三七粉 3g 冲服；有肝病者原方去黄药子。

1.2.2 观察方法

治疗前查血清中 T_3、T_4、TSH 和 B 超，必要者行同位素扫描，每一疗程结束后复查 B 超，需要者复查 T_3、T_4、TSH。方中有黄药子，3 个疗程后查肝功，肝功异常者，停用黄药子。

1.2.3 疗效评定标准[1]

治愈：肿大甲状腺恢复到生理大小或肿块消失，症状、体征消失，实验室检查各项指标均恢复正常。

显效：甲状腺肿或肿块缩小 1/2 以上，症状、体征明显改善，实验室检查接近正常值。

有效：甲状腺肿或肿块缩小，但不及 1/2 以上，症状体征明显改善，实验室检查好转或接近正常。

无效：甲状腺肿或肿块无变化。

1.3 治疗结果

本组资料有 1 例服药 3 周时出现肿块突然增大，转手术治疗，术后病理诊断为甲状腺乳头状腺瘤部分囊性变及囊内出血。坚持服药 1 个疗程以上者共 35 例，治愈率 40%，有效率 91.4%。有 2 例服药 3 个疗程后查肝功异常停用黄药子。治疗组有 3 例伴有甲亢症状，其中 1 例查 T_3、T_4 高出正常水平，治疗 1 个疗程后恢复正常，其余患者血清 T_3、T_4、TSH 水平均在正常范围内。

1.3.1 结节大小与疗效关系的观察

从本组资料的统计结果看，直径小于 2cm 的结节疗效较好，与直径 2cm 以上者比较疗效有显著性差异（$P<0.05$），直径 2~3cm 与 3cm 以上的相比无显著性差异。但 2~3cm 结节的有效率为 93.3%，较 3cm 以上结节的有效率（80.0%）高，说明结节愈大，疗效越差。见表 1。

表 1　结节大小与疗效的关系

结节直径（cm）	n	治愈	显效	有效	无效	有效率 %
<2	10	7（70.0%）	3（30.0%）	0	0	100
≥2	15	4（26.7%）	5（33.3%）	5（33.3%）	1（6.7%）	93.3
≥3	10	3（30.0%）	3（30.0%）	2（20.0%）	2（20.0%）	80.0

1.3.2　实性、囊性结节的疗效观察

本组资料统计结果表明，实性结节与囊变结节的疗效无明显差异，但前者的有效率为 94.1%，较后者（88.9%）略高，说明消瘿汤对囊变或实性结节均有较好疗效。

1.3.3　疗程与疗效的关系

统计结果显示，疗程与疗效之间有密切的关系，治疗 1 个疗程者有 3 例无效，而治疗 2 个疗程以上者均有一定疗效，前者有效率为 76.9%，后者有效率为 100%，两者有显著性差异（$P<0.05$）。

2　实验研究

2.1　材料

2.1.1　中药

①消瘿汤：柴胡 100g，夏枯草 50g，胆南星 100g，土贝母 100g，黄药子 100g，海藻 150g，昆布 300g，半夏 100g，陈皮 100g，生牡蛎 300g，穿山甲 100g，茯苓 100g，三棱 100g，莪术 100g。上药水煎 2 次，每次 30 分钟，取汁于 80℃恒温水浴中浓缩，分别获得生药含量为 5g/ml、2.5g/ml、1.25g/ml 三个浓度的药液，作为大、中、小三个剂量，4℃保存备用。

②小金丹（成都中药厂）：研末，制成 7.5% 水溶液，4℃保存备用，用时摇匀。

2.1.2　西药

①甲状腺片（山东莱阳生物化学制剂厂）：研末，制成 50% 水溶液，4℃保存备用，用时摇匀。

②丙硫氧嘧啶（Gengenbach，Germany），研末，制成 10% 水溶液，4℃保存备用，用时摇匀。

2.1.3 试剂及放射免疫分析药盒

T_3、T_4 放射免疫分析药盒（中国原子能科学研究院）。0.67% 硫代巴比妥酸（TBA），$1/12NH_2SO_4$，10% 磷钨酸、正丁醇。

2.1.4 实验仪器

AO 体视显微镜，RF-540 荧光分光光度计，721 分光光度计，γ 免疫计数器。

2.1.5 实验动物及分组

雄性小鼠，体重 22～26g，由本院动物室提供。实验分 7 组，每组 15 只。A 组为正常对照组，B 组为造模对照组，C 组为小金丹组，D 组为甲状腺片组，E 组为消瘿汤小剂量组，F 组为消瘿汤中剂量组，G 组为消瘿汤大剂量组。

A 组每日灌服生理盐水 2 次，每次 0.4ml/ 只，B、C、D、E、F、G 组每日灌服 10% 丙硫氧嘧啶 1 次，0.4ml/ 只，另 B 组灌服生理盐水每只 0.4 ml/d；C 组每只灌服 7.5% 小金丹液 0.4ml/d；D 组每只灌服 50% 甲状腺片液 0.4ml/d；E、F、G 组分别每只灌服小、中、大剂量消瘿汤 0.4ml/d。

2.2 方法与步骤

造模 2 周后，眶动脉和眶静脉取血，待凝血后，1500r/min，离心 10min，留取血清测定 T_3、T_4。取血后处死，立即摘取肝脏和甲状腺，置冰盐水中待测。

2.2.1 肝组织 MDA 测定

采用荧光法测定 MDA。EX λ = 515 nm，EM λ = 547 nm，选合适灵敏度，出入射狭缝为 10μm。仪器型号：RF-540 荧光分光光度计。

2.2.2 血清 T_3、T_4 的测定

采用放射免疫分析法（RIA）测定血清中 T_3、T_4 的含量，操作步骤按药盒说明书进行。

2.2.3　甲状腺组织切片

用 10% 甲醛固定甲状腺组织，常规石蜡包埋切片，采用 HE 染色，然后观察光镜下甲状腺组织学改变。

2.3　实验结果

2.3.1　甲状腺大小的变化

本实验将测得甲状腺侧叶的长度、宽度、投影面积以及双叶投影面积与体重的比等数据加以统计，结果显示：造模组甲状腺最大，与正常组对照差异显著（$P<0.01$）。消瘿汤 3 个剂量组甲状腺均有不同程度缩小，造模组与消瘿汤中、小剂量组相比差异显著（$P<0.01$），与消瘿汤大剂量组相比差异较显著（$P<0.05$）；消瘿汤小剂量组与正常组对照无明显差异（$P>0.05$），大、中剂量组甲状腺均大于正常组（$P<0.01$）；小金丹组与消瘿汤小剂量组相比差异显著（$P<0.01$），与中剂量组相比差异较显著（$P<0.05$），与消瘿汤大剂量组相比无明显差异（$P>0.05$）。小金丹组甲状腺大小与造模组比无明显差异（$P>0.05$），与正常组比差异显著（$P<0.01$）。甲状腺片组甲状腺小于其他各组，差异显著（$P<0.01$ 或 <0.05）。见表 2。

表 2　各组甲状腺大小的对比（$\bar{x} \pm s$）

	右叶面积（mm^2）	左叶面积（mm^2）	双叶面积与体重比（mm^2/g）
A 组	3.892 ± 0.685	3.703 ± 0.525	0.2921 ± 0.0447
B 组	5.626 ± 1.725	5.475 ± 1.168	0.4306 ± 0.0214
C 组	5.210 ± 1.027	5.165 ± 0.961	0.3912 ± 0.0732
D 组	3.039 ± 0.442	3.101 ± 0.409	0.2516 ± 0.0375
E 组	4.364 ± 1.141	4.134 ± 0.924	0.3168 ± 0.0583
F 组	4.176 ± 0.564	3.992 ± 0.483	0.3428 ± 0.0406
G 组	4.533 ± 0.870	4.035 ± 0.673	0.3608 ± 0.0502

2.3.3　甲状腺光镜下组织学变化

A 组：甲状腺滤泡形态正常，呈圆形或椭圆形，大小较为均匀一致，滤泡上皮细胞大小一致，排列整齐，呈扁平或矮立方形，滤泡腔内充满淡红色胶质，部分胶质吸收，可见有清楚的滤泡旁细胞。

B组：未见正常甲状腺滤泡，滤泡上皮细胞增生成团或条索状，细胞体积增大且大小不一，呈立方形或高柱状，只有少数滤泡存在，但无胶质，呈空泡状，或有少量浅淡红色胶质。

C组：未见正常甲状腺滤泡，滤泡上皮细胞增生成团或条索状，细胞体积增大且大小不一，呈立方形或高柱状，只有少数滤泡存在，但无胶质，呈空泡状，或有少量浅淡红色胶质。

D组：可见有圆形或椭圆形甲状腺滤泡，但大小差异明显，滤泡上皮细胞扁平，还可见有大量增生成团或条索状的滤泡上皮细胞。

E组：甲状腺滤泡形态基本正常，呈圆形或椭圆形，大小较为一致，滤泡上皮细胞呈扁平或矮立方形，腔内充满淡红色胶质，可见少数滤泡内胶质较少或呈空泡状，有少量增生成团或条索状的滤泡上皮细胞。

F组：甲状腺滤泡形态基本正常，呈圆形或椭圆形，大小较为一致，滤泡上皮细胞呈矮立方、扁平或立方形，腔内充满红色胶质，有少量成团或条索状的增生滤泡上皮细胞。

G组：甲状腺滤泡形态基本正常，呈圆形或椭圆形，大小较为一致，滤泡上皮细胞呈矮立方、扁平或立方形，腔内充满深红色胶质有少量成团或条索状的增生滤泡上皮细胞。

实验结果表明，消瘿汤有抗甲状腺肿作用，使造模动物甲状腺大小、滤泡形态恢复或接近正常，拮抗丙硫氧嘧啶所致甲状腺滤泡上皮细胞的增生，能够促进甲状腺激素的合成，从血清 T_4 水平看，消瘿汤不能促进甲状腺激素的释放；消瘿汤剂量越大，胶质染色越深，说明甲状腺激素合成增多而未能释放出滤泡，量效成正比，导致剂量越大，甲状腺体积越大。故而从甲状腺大小看，剂量越大，作用越差。

小金丹无明显抗甲状腺肿作用，但从血清 T_4 和肝组织过氧化脂质水平看，有升高 T_4 水平，提高机体代谢的作用，但从滤泡形态看，未见有胶质，说明小金丹无促进甲状腺素合成的作用，但能促进甲状腺激素释放。

3　讨论

3.1　理气散结法的立法组方

甲状腺良性结节，属中医"瘿病"范畴，为气滞痰凝血瘀循经结聚于颈前结喉处所致。宜针对病机，断其源流，气滞、痰凝、血瘀分用理气、化痰、活血祛瘀法，使气机畅调，痰瘀消除而结节消散。

3.1.1　理气为先

本病源于肝郁，气机不畅，治疗应以理气为先。且结节形成应责之于痰湿、瘀血，治疗应化痰、祛瘀，而气为血帅，故活血应先理气。痰随气而升降，气壅则痰聚，气顺则痰消。常用药物有柴胡、木香、香附、郁金等。本方选用柴胡以疏肝解郁，调畅气机。

3.1.2　化痰活血　祛瘀散结

本方选用半夏、胆南星、土贝母、陈皮以化痰散结；气、血、痰壅滞易于化热，而胆南星可清化热痰，且胆南星专走经络；土贝母功能化痰散结；陈皮能化痰，更能理气调中培土。活血散结常用川芎、香附、赤芍、穿山甲、三棱、莪术等，而三棱、莪术、穿山甲破血祛瘀之力强，其中穿山甲善走窜，能通络，三棱、莪术对血清甲状腺激素水平影响较小[2]，伴甲亢者亦可选用。

3.1.3　必用治瘿专药

海藻、昆布、夏枯草、黄药子治疗各种类型的甲状腺肿块有显著疗效而被临床广泛应用，为治瘿要药，但黄药子有肝毒性，长期大量服用则可引起药物性肝炎，因此黄药子之用量宜小，水煎剂每次 4~6g，服用期宜短。对连续服用黄药子 2 周以上的患者，服药前后应常规检查其肝肾功能。因海藻、昆布富含碘，因此伴甲亢者，二药慎用，以防补碘后加重病情。

3.1.4　辅以软坚

瘿病往往结块日久，缠绵难愈，结节质韧或硬，故于方中配以味咸而能软坚散结之生牡蛎，以加强疗效。

3.1.5　佐以培土

《辨证奇闻录·瘰疬门》中云："肝木不平，非辅之以白术、茯苓，则脾胃之土不健，又何胜攻痰破块之烈哉"。瘿病多因情志内伤，肝郁而木失调达所致，故遵陈士铎意，于方中加茯苓，健脾培土，更能治痰之源。

3.2 理气散结方药的作用机制

3.2.1 纠正碘的缺乏

碘的绝对或相对不足是造成甲状腺肿和结节形成的重要因素，本方中选用富含碘的海藻、昆布、黄药子等药物，以补充碘的不足，而使甲状腺结节的病情有不同程度的改善。

3.2.2 拮抗硫脲类物质的致病作用，改善甲状腺滤泡上皮功能

硫脲类物质是引起甲状腺肿和甲状腺结节发病的又一重要因素，从本实验组织学改变来看，本方能拮抗丙硫氧嘧啶，改善甲状腺滤泡上皮细胞的功能状态，促进甲状腺激素的合成而使甲状腺滤泡形态接近正常。但从血清 T_3、T_4 水平来看，本方尚不能拮抗丙硫氧嘧啶对 T_3、T_4 释放的抑制作用。

3.2.3 抗病毒、抗炎、调节机体免疫机能

资料表明，土贝母[3]、夏枯草[4]、柴胡[5]具有抗病毒的作用，柴胡、穿山甲[6]有一定抗炎作用，而半夏[7]、生牡蛎[8]、夏枯草、柴胡、海藻[9]具有调节机体细胞或体液免疫的能力。因此本方药可以治疗与病毒感染有关的自身免疫性甲状腺炎的结节。

3.2.4 抗放射性损伤

药理研究表明，海藻、昆布[10]所含的海藻多糖、褐藻酸钠可预防放射性损伤，降低放射性损伤的死亡率，延长存活时间，而柴胡也有对抗放射性损伤的作用。因此本方可预防和治疗由放射性损伤所致的甲状腺良性结节及其恶变。

3.2.5 抗肿瘤作用

本方中的海藻、柴胡、莪术[11]、茯苓[12]、昆布、胆南星[13]、土贝母均有不同程度的抑制肿瘤发生或转移的作用，从而可以预防甲状腺良性结节的恶变。

综上所述，引起甲状腺良性结节的主要因素有三：碘缺乏、致甲状腺肿物质（如硫脲类）和放射性损伤。而结节形成后有伴发甲亢和恶变的可能。本方可补充碘的不足、改善甲状腺功能、对抗放射性损伤，从而发挥很好的治疗和预防作用；对抗病毒、调节机体免疫，对慢性淋巴细胞性甲状腺炎也有较好的疗效；能抗肿瘤和放射性损伤，从而可以预防结节的恶变。另外，本方所用活血化瘀药三棱、莪术不但破血之

力强，而且在活血药中升高血中 T_3、T_4 的作用又较小，故而从一定程度上讲可以避免因甲状腺滤泡功能改善引起的甲亢。

本方的治疗作用是综合的、较为全面的，故可作为治疗甲状腺良性结节的基本方。

参考文献

[1] 王立琴，陈金锭. 外敷消瘿膏治疗甲状腺肿临床观察及实验初步研究 [J]. 中医杂志，1993，(3)：153-155.

[2] 沃兴德. 活血化瘀药对正常小鼠血浆、心肌组织环核苷酸和 T_3、T_4 含量的影响. 中西医结合杂志，1988，(10)：634.

[3]~[13] 黄泰康. 常用中药成分与药理手册 [M]. 北京：中国医药科技出版社，1994：198，1500，1502，1459，779，1051，1533，1232，1494，1386，482.

（叶林　姜玉霞）

姜兆俊治疗慢性皮肤溃疡的经验

姜兆俊主任医师从事中医外科 50 余年，学验俱丰。对治疗慢性皮肤溃疡研究颇深，临床疗效满意。现总结如下，以飨同道。

一、祛腐生肌并用，兼顾清热收湿

急性溃疡初期脓栓未落、腐肉未脱或脓水不净，新肉末生，先用提脓祛腐药如七三丹、八二丹、九一丹等以尽快祛除脓腐组织，以使腐脱新生；到了后期腐肉已脱、脓水将尽、新肉不生者，则宜生肌收口，选择各类生肌药加速疮面愈合。因此提脓祛腐和生肌收口分别是急性溃疡初期和后期的外治法则。

姜老师认为慢性溃疡由于溃破日久，脓水不断，疮面脓腐组织部分或大部分已脱落，同时又有部分新生肉芽组织存在，二者之间无明显界限。若单用提脓祛腐药势必会损伤新生肉芽组织，延缓愈合；单用生肌收口药则会使疮面余毒残留，甚至引起迫毒内攻等危证，酿成后患。因此治疗时宜祛腐生肌并用，临床根据脓腐组织多少、腐脱难易、肉芽组织有无，辨证使用祛腐类药和生肌类药。同时对慢性溃疡有余毒未消和渗出明显者，可加用清热解毒和燥湿收脓敛疮之品，使余毒得清，渗出减少，脓腐组织脱落，协助提脓祛腐药和生肌收口药的治疗作用，以加速疮面愈合。

二、益气活血为本，内外合治

慢性溃疡的病理发展有其自身特点。脓是由气血所化生，慢性溃疡由于长期脓水淋漓不断，必将导致局部和全身气血虚弱，同时这类患者多伴有其他全身慢性疾病，如中风、糖尿病等，且长期卧床，体质较差，全身虚损情况要较一般溃疡严重。

疮疡多属气血瘀滞导致的局部感染性疾病，溃疡日久必致虚，气虚无力推动血行，渐至瘀血内停，必将加重局部气血瘀滞。

慢性溃疡发病部位较深，常侵犯深层组织如肌肉、肌腱，甚至骨骼，疮面色泽灰暗，腐肉不易脱落，脓液稀薄，新肉不生或苍白、水肿，经久不愈，周围皮肤苍白或紫黯，均为正气虚衰现象。故姜老师认为"虚"和"瘀'为慢性溃疡基本病理特点。

明代汪机《外科理例》中云："溃后收敛迟速者，乃气血盛衰使然。世人但知生肌用龙（骨）竭（血竭），止痛用乳没，予谓不然。生肌之法，当先理脾胃，助气血为主。"明代薛己《外科枢要》中亦云："夫肌肉者，脾胃之所生；收敛者，气血之所使也。"故临床治疗以益气活血为本，通过扶助正气、益气养血，使体内正气充足，得以消除各种虚弱现象，恢复人体正气，助养新肉生长，使疮面早日愈合，临床用药多选党参、黄芪、当归、熟地等；通过活血化瘀、调和营卫，以改善局部和全身血液循环，促进脓腐组织脱落和肉芽组织生长，亦能促进愈合，临床用药多选用桃仁、红花、当归、赤芍、丹参、川芎等。发于下肢者，可酌加苍术、牛膝、薏苡仁、土茯苓等；对静脉性溃疡，加入升麻、柴胡以益气升提，改善静脉瓣膜功能；溃疡红肿脓稠者，加金银花、蒲公英、白芷、天花粉等清热解毒，排脓消肿，消除局部热毒，有利于"虚"的恢复和"瘀"的消散；溃疡肉芽紫黯者，加肉桂少量以补虚散寒、温通血脉等。

由于"虚"和"瘀"在全身和局部都存在，局部治疗虽然也可用益气活血药物，但作用较轻，不如全身治疗效果明显，故姜老师在慢性皮肤溃疡治疗中强调要采取内外合治方法，全身治疗以益气活血为主，重在改善"虚"和"瘀"的情况，局部治疗以祛腐生肌为主，重在改善疮面情况。内外结合，通过改善机体营养状况和血液循环，使脓腐组织尽快脱落，肉芽组织尽早生长，加速疮面愈合，临床治疗常收到良好效果。

三、强调整体辨证，严谨组方

中医外治法同内治法一样，也应从整体观念出发辨证论治。由于外治法是直接作用于病变部位，以药物的局部直接作用为主，因此临证中必须根据病情的不同变化严谨组方，灵活运用。慢性皮肤溃疡治疗也不例外。慢性皮肤溃疡病理发展过程为腐去肌生，肌平皮长，以提脓祛腐和生肌收口为治疗原则和方法。临证时要根据脓腐组织和肉芽组织具体情况辨证使用祛腐类和生肌类药物以加速溃疡愈合。

综上所述，姜老师以明代陈实功《外科正宗》的生肌玉红膏为基础进行了适当加减，组成了治疗慢性皮肤溃疡外用基本方：白芷、当归、紫草、儿茶、血竭、乳香、没药、大黄、黄连、黄柏、苦参、冰片、生甘草。诸药共研细末，撒于疮面，或制成软膏摊于疮面，或水煎外洗患部均可。根据制剂不同要求药物可作适当调整。方中白芷具有托毒透脓、祛腐生肌、除湿止痒等多种作用，是治疗皮肤溃疡的君药，明代缪希雍《本草经疏》认为白芷"性善祛风，能蚀脓，辛香散结，入血止痛，故长肌肤"；以当归、紫草、生甘草、儿茶、血竭、乳香、没药行气活血定痛为臣；大黄、黄连、黄柏、苦参清热解毒、收湿敛疮为佐；冰片通诸窍为引为使。若脓腐较多或患处红肿热痛甚至出血证属余毒未清者，可加牛黄、地骨皮以增强解毒化腐力量；疮面脓水淋漓不断，渗出明显者加用煅炉甘石、煅石膏、煅龙骨以燥湿收脓敛疮；后期可用珍珠、象皮等以加速生肌收口，且避免了升丹类药物的毒副作用。

四、典型病例

王某，男，55 岁。

初诊：1998 年 12 月 29 日。

患者双下肢静脉曲张 20 年，逐渐加重，行走后肿胀明显。曾行手术治疗。1993 年左小腿外侧溃烂流脓经治疗至今未愈。20 天前因外敷膏药致左小腿内侧亦溃烂流脓。查体：左小腿中下段轻度肿胀，皮色紫黯，外侧有一处 4×4cm 溃疡，上有厚痂皮。内侧有一处 5×5cm 溃疡，上有脓疱，渗液明显，肉芽组织少。舌苔白，脉沉细弦。

诊断：臁疮。证属气虚血瘀，湿热下注。

治则：益气活血，祛腐生肌。

方药：黄芪 30g　　当归 15g　　土茯苓 30g　　防己 12g

　　　丹参 15g　　赤芍 15g　　泽兰 15g　　桃仁 15g

　　　红花 9g　　连翘 15g　　升麻 9g　　柴胡 9g

　　　银花藤 30g

水煎服，日 1 剂。

配合白芷 12g，当归 12g，黄柏 12g，地骨皮 12g，大黄 12g，艾叶 9g，水煎外洗患部。外用生肌玉红膏油纱布换药。

二诊：治疗 6 天后，小腿外侧疮面厚痂皮已脱落，有少许肉芽组织，色暗不鲜，内侧疮面渗出减少，脓液稀薄。停用外洗药，内服方加白芷 9g、蜈蚣 1 条，继续服用。再给予牛黄 0.3g，乳没各 6g，血竭花 6g，儿茶 6g，黄连 6g，地骨皮 6g，白芷 12g，冰片 0.5g，煅石膏 9g，共研细末外敷疮面。

三诊：继用 12 天后，疮面脓腐组织已去，渗出减少，肉芽组织新鲜红活。中药内服方继用，外用方中去牛黄、地骨皮、煅石膏，加珍珠 5 粒、当归 9g，研末外用。疮面逐渐缩小，1 个月后痊愈。

（杨毅　王蕾）

姜兆俊治疗溃疡病例探析

姜兆俊主任医师是 1997 年全国第二批名老中医药专家学术经验继承导师之一。姜老从医 50 余年，对中医治疗溃疡有丰富经验，笔者根据姜老的部分临床病例，探析其治疗经验。

下肢静脉曲张并慢性溃疡

李某某，男，48 岁。

初诊：1985 年 6 月 12 日。

右下肢溃烂、流脓 2 年。查见右下肢大隐静脉曲张，小腿轻度肿胀，其中下 1/3 内侧有 $4 \times 3cm$ 的溃疡，深约 0.5cm，边缘隆起，肉芽暗红，脓液清稀，溃疡周围色素沉着，舌苔薄白，脉细滑。

诊断：下肢静脉曲张并慢性溃疡。证属气虚血瘀，湿热下注。

治则：益气托毒，清热利湿，和营消肿。

方药：

生黄芪 30g	党参 15g	忍冬藤 15g	紫花地丁 15g
土茯苓 15g	泽兰 15g	赤芍 15g	赤小豆 18g
苍术 18g	牛膝 18g	当归 12g	生甘草 6g

水煎服，日 2 次。

外治以制乳没、煅龙骨、煅海蛤、煅橡皮、煅石决明、血竭、儿茶、芦荟、樟丹各 10g，煅珍珠、冰片各 0.3g，轻粉 3g，研粉备用，以棉棒蘸少许于创面，隔日换药 1 次。

二诊：治疗 1 个月溃疡缩小为 $2.5 \times 1.5cm$，肉芽转红，脓液减少。原方去紫花地丁、赤小豆、土茯苓，加肉桂 3g、白蔹 9g，温运阳气，通畅气血。外治同前。5 周后溃疡愈合。

按：本病属"臁疮"范畴，因禀赋素虚，中气不足，加之久站，下肢脉络功能失常，气血运行不畅，凝血瘀阻经脉，肌肤失养，复感邪毒，湿热下注于下肢而发病。本病属本虚标实，故治宜益气托毒，清热利湿，和营消肿。方中生黄芪、党参补中益气，升阳托毒，生肌排脓；忍冬藤、紫花地丁清热解毒；赤小豆、土茯苓解毒排脓，利水消肿；泽兰气香而温，味辛而散，故能散血化瘀，消肿解毒；当归、赤芍养血活血，润肤生肌；牛膝走而能散，性善下行，故有通血脉之效，又引药下行。全方补中有消，消中有补，标本兼治。外用药中制乳没、血竭行气通滞，化瘀生肌；煅龙骨、煅橡皮、煅海蛤、煅珍珠收湿止血，生肌敛疮；儿茶收湿清热；冰片既能消肿祛脓，又因其辛香走窜，通经透肉，故引所佐之药入肉，但用量宜小，尤其配以生肌药中更宜轻用，恐其香散耗气反致疮口难敛，如《医宗金鉴》生肌定痛散，冰片用量仅为全方九十分之一；轻粉燥湿止痒，生肌敛疮，然其有毒，故用量宜小。内外同治，溃疡虽久，亦收效快捷。

褥疮

夏某某，女，25岁。

初诊：骶尾部溃疡1个月，因左股骨粗隆间骨折而长期卧床，后致褥疮。查见骶尾部有15×12cm溃疡，肉芽暗红，脓液清稀，创面渗液量多，无坏死组织，溃疡周围皮色紫黯，舌苔薄白，脉沉细滑。

诊断：褥疮。证属气血两虚，血瘀湿盛。

治则：益气养血，化瘀燥湿。

方药：内服八珍汤以补气养血。

外治活血燥湿，润肤生肌。取当归、白芷、紫草、大黄、苦参各10g，石菖蒲6g，血竭3g（后入），放入250g香油中炸枯去渣，再入30g蜂蜡溶化，然后再入血竭搅匀冷后成膏，摊贴患处，每日1次。经1个月治疗，溃疡愈合。

按：本病属"褥疮"范畴，因久病体虚，气血耗伤，加之长期卧床，受压部位气血运行受阻，肌肤失于温煦濡养而发病。本例患者，骨折卧床，耗伤气血，故内治宜补气养血以助正气，外治以《外科正宗》的生肌玉红膏为基础，加大黄、苦参、石菖蒲，取大黄逐瘀散结之力，瘀散则血活，血活则肌生，苦参苦寒燥湿、减少渗出，石菖蒲为治疗溃疡经验药，具有祛腐生肌之效。结合内治补其气血，助其正气，溃疡虽大，但愈合甚快。

颈淋巴结结核性溃疡

邵某某，男，53岁。

初诊：1997年11月25日。

颈部溃破 1 个月。3 个月前颈部右侧有一处肿块，微痛，后渐大，疼痛加重，局部灼热红肿，按"化脓性淋巴结炎"诊断并予以切开引流，术后肿痛虽减，但切口久不愈合，伴午后低热、口干、乏力、盗汗。查见颈部右侧胸锁乳突肌中部外有一处 2×1cm 溃疡，深 2cm。疮口呈潜行性空腔，周围皮色紫黯，脓液清稀，舌红少苔，脉细数。取活检证实为淋巴结核。

诊断：颈淋巴结结核性溃疡。证属肺肾阴虚。

治则：养阴清热，化痰散结。

方药：柴胡 12g　　　青蒿 12g　　　鳖甲 12g　　　夏枯草 12g

玉竹 12g　　　胡黄连 30g　　　猫眼草 30g　　　土贝母 9g

马齿苋 30g　　　生牡蛎 30g　　　猫爪草 30g　　　海藻 15g

昆布 15g　　　连翘 10g

水煎服，日 2 次。

外治以马齿苋、猫眼草、猫爪草、白芷、当归、夏枯草、生黄芪各 15g，生甘草 10g，蜈蚣 3 条，蜂蜡 60g，香油 500g，制成软膏，每日换药 1 次。配合口服异胭肼、利福平。治疗 1 个月，溃疡愈合。

按：本病属瘰疬范畴，盖此病多起于痰，痰块之生多起于郁，未有不郁而生痰，无痰而成瘰疬者也。然痰气郁结日久可化火，下灼肾阴，致肺肾阴虚，虚热内生。治宜养阴清热，化痰散结。方中青蒿、鳖甲滋阴清热；玉竹甘平柔润，养肺胃之阴而不滋腻敛邪；胡黄连善清虚热；柴胡条达肝气而疏肝解郁；夏枯草清肝火，散瘀结；生牡蛎、土贝母、海藻、昆布化痰散结；猫眼草、猫爪草化痰散结，可治瘰疬。全方滋阴清热，而开郁寓其中，化痰存其内，体现辨证求因，审因论治，更配以外用药以益气养血，化痰散结，促进疮口愈合。

龟头溃疡

袁某某，男，53 岁。

初诊：1988 年 5 月 8 日。

龟头溃疡 1 个月，因包皮龟头炎导致龟头溃疡，查见龟头近冠状沟处有一处 1×0.5cm 的溃疡，肉芽色红，有黄白色脓性分泌物，脓稠味臭，包皮过长，舌红苔黄腻，脉弦滑。细菌培养为金黄色葡萄球菌。

诊断：龟头溃疡。证属肝经湿热下注。

治则：清肝利湿，解毒消肿。

方药：龙胆草15g　　柴胡10g　　山栀10g　　　泽泻10g

车前子10g^(包)　黄芩10g　　生地10g　　　金银花30g

土茯苓30g　　　生甘草6g　　牛膝12g

水煎服，日1剂。

外治以黑豆、生甘草各15g，防风、硼砂、苦参各12g，白芷15g，水煎外洗后大黄油纱布覆盖疮面换药，每日1次。

治疗12天溃疡愈合。

按：本病由肝经湿热下注，湿热蕴结，血凝毒滞于龟头而发病，故治宜清肝利湿，解毒消肿。柴胡、龙胆草、山栀、生地清肝泻火；黄柏、泽泻、车前子燥湿利湿；金银花、土茯苓清热解毒利湿；牛膝引药下行。外治以《医宗金鉴》中的大豆甘草汤加防风、硼砂、白芷、苦参。"大豆甘草汤神方，诸般疔疮洗之良，止痒消痛能解毒，……"硼砂，味甘咸而性凉，有清热消肿生肌之效，《本草纲目》也载其"治瘀肉，阴溃"；白芷，水煎为洗药则能除臭去秽，如《证治准绳》的集香散中即有白芷，外洗可治痈疽溃烂臭秽；苦参，苦寒燥湿；防风，《本草求真》载其"能循诸经之药以为追随，故同解毒药则能除湿扫疮"，故取其引药之效。全方具有清热燥湿、消肿止痛、生肌敛疮作用，对龟头溃疡有明显疗效。

烫伤溃疡

姜某某，男，39岁。

初诊：1995年1月27日。

右小腿溃疡半月。半月前因烫伤，右小腿局部红肿，有大小不等水泡，部分水泡溃破，疼痛，经治疗后红肿消退，疼痛减轻，无全身症状，但未愈合形成溃疡。查见右外踝上方10×10cm溃疡，肉芽色红，有绿色脓性分泌物，无坏死组织，周围无红肿，舌苔薄白，脉细数。

方药：当归、白芷、紫草、地榆、大黄各10g，血竭3g（后入）。上药放入250g香油内炸枯去渣，再入蜂蜡30g溶化，再入血竭搅匀，冷后成膏，摊贴患处换药，每日1次。

3 周后溃疡愈合。

按：本病属"烫火伤"，外来邪毒，直接侵袭人体，皮肉首受其害。火热邪毒使皮肉腐烂而成溃疡，正如《外科启玄》中曰："火之为物，情最急，能烧万物，……重则至死，轻则为疮，皮焦肉卷，苦痛难熬。"究之本病例，轻度烫伤，未耗血伤阴，虽因感染而发生溃疡，但溃疡肉芽新鲜，未见虚象，故予以外治，促进溃疡愈合。方中当归（《本草图解》），和血解毒以生肌敛疮，如《本草图解》载其"泽皮肤、理痈疽、排脓、止痛、生肌"；白芷，行气活血，止痛生肌，如《证治准绳》治疗汤泼火烧的清凉膏即有白芷；血竭，散瘀活血，生肌合疮；地榆，《外科证治全生集》载其"愈恶肉，汤火脓血"，具有消肿解毒，收湿敛疮之效；大黄，清热散瘀，消肿止痛；紫草，清热解毒，生肌长肉，常用于治疗烧伤。实验证明，当归、地榆、紫草对绿脓杆菌有杀菌抑菌作用，故治疗烫伤感染，效果显著。

（孙贻安　陈翰翰）

姜兆俊应用阳和汤病例探析

姜兆俊主任医师对阳和汤的运用颇有心得，现将经验介绍如下。

髋关节结核

某某，男，10岁。

初诊：1967年7月25日。

左髋关节肿痛1年半，跛行，无发热恶寒。左髋部漫肿，活动受限，皮色不变，皮温正常，压痛。红细胞沉降率35mm/h，白细胞计数7.4×10^9/L，中性粒细胞0.64，淋巴细胞0.36。左髋关节X线摄片示左髋关节结核。舌质淡苔薄白，脉沉细。

诊断：环跳痰（虚寒型），左髋关节结核。

治则：温阳补虚，散寒通络，活血化痰。

方药：阳和汤加味。

熟地黄 15g	麻黄 3g	鹿角胶 6g^{（烊）}	白芥子 6g
炮姜 6g	肉桂 6g	生甘草 6g	牛膝 6g
猫爪草 15g	夏枯草 9g		

水煎服，日1剂

配合全蝎丸（由山东中医药大学附属医院自制）、异烟肼。

二诊：1967年12月6日。

患者左髋关节肿痛消失，每次行走2.5km无疼痛，无跛行，左髋部无肿胀，无压痛。服全蝎丸、异烟肼巩固疗效。

1981年2月20日回访，无复发。

按：本例患者先天不足，禀赋素虚，又加后天失养，精血耗伤，复感寒湿痰邪，气血郁阻，痰湿内生，气血痰湿寒邪互搏，日久成毒，毒陷阴分，结于髋部而发病。因发病早期局部漫肿、皮色不变、皮温正常，苔白，脉沉细，故证属阴寒虚证，阴毒内结。阳和汤加味以温补气血，宣阳逐毒，使阴寒得解。

血栓闭塞性脉管炎

某某，男，40 岁。

初诊：1976 年 8 月 5 日。

左足冷痛，间歇性跛行半年，舌淡苔白，脉沉细，左足拇趾青紫，皮温低，汗毛稀疏，左足背动脉、左胫后动脉未触及，腘动脉可触及，有吸烟、受冻史。

诊断：脱疽（虚寒型），血栓闭塞性脉管炎（二期）。

治则：温经散寒，活血通络。

方药：阳和汤加味。

熟地黄 30g	鹿角霜 9g	白芥子 9g	川牛膝 9g
丹参 24g	生黄芪 24g	炮姜 6g	肉桂 6g
麻黄 6g	生甘草 3g		

水煎服，日 1 剂。

服 60 剂后症状消失。

按：本病属脱疽范畴，又名脱骨疽。患者有受冻史，素体阳虚，复感阴寒之邪，经脉受阻，气血凝滞，阳气不达四末，肢体失于温煦，故初期出现左足冷痛等症状。舌淡苔白，脉沉细，为阴寒之象。患趾（指）色白或色青紫而冰冷，为阳虚寒凝，阳和汤加味疗效卓著。

左拇趾小动脉痉挛症

某某，男，58 岁。

初诊：1978 年 7 月 21 日。

左足拇趾 2 年前无明显诱因出现红肿热痛，经用抗生素后患部肿消热退，此后左足拇趾发凉怕冷、麻木，遇冷皮肤苍白转青紫，疼痛加重。查：左足背动脉、左胫后动脉触及，左足拇趾皮温低，皮色青紫，舌淡苔白，脉沉细。

诊断：脉痹（阴寒型），左拇趾小动脉痉挛症。

治则：温经散寒，活血化瘀。

方药：阳和汤加减。

熟地黄 30g	麻黄 3g	白芥子 9g	桂枝 9g
鹿角霜 9g	丹参 30g	黄芪 30g	当归 15g

| 白芍 15g | 川芎 9g | 防风 9g | 生甘草 6g |

　　　　　　　　　　　　　　　　　　　　　　　　　　　　　　　水煎服，日1剂。

服18剂后，左拇趾疼痛消失，无发凉、麻木，遇冷后不变色。

按：患者年老病后体虚，复感寒邪，客于经络，气血运行不畅，阳气失和，肢体失于温煦濡养，故出现拇趾发凉、怕冷、麻木、疼痛，遇冷色先白而后转青紫，疼痛加重等阴寒症状。采用阳和汤加减，以温阳散寒、活血通脉，使阴寒驱散，气血通畅而愈。

尺骨鹰嘴滑囊炎

某某，女，26岁。

初诊：1981年1月15日。

右肘肿块伴疼痛3年，右肘后椭圆形肿块，约3×2cm，边界清楚，有波动感，压痛，牵掣前臂，自觉怕冷畏寒，舌淡苔白，脉沉细。曾局部封闭，效不佳。

诊断：伤筋（寒湿瘀阻型），右肘部尺骨鹰嘴滑囊炎。

治则：温阳散寒，化湿散结，活血消肿。

方药：阳和汤合二陈汤加减。

熟地黄 30g	麻黄 6g	白芥子 9g	肉桂 6g
炮姜 4.5g	半夏 9g	茯苓 15g	陈皮 12g
生甘草 6g	白术 9g	鸡血藤 15g	丹参 15g
薏苡仁 15g			

　　　　　　　　　　　　　　　　　　　　　　　　　　　　　　　水煎服，日1剂。

外敷复方马钱子膏（由山东中医药大学附院自制）。

二诊：1981年2月28日。

右肘后肿块明显缩小，疼痛明显减轻，全身酸痛，上方去半夏、丹参、薏苡仁，加威灵仙15g、秦艽9g、豨莶草15g、当归15g。

再服5剂，诸症全消，随访未复发。

按：本病属伤筋、损伤范畴，证属寒湿瘀肿。患者右肘部慢性损伤，复受寒湿侵袭，以致局部气血运行失常，寒湿凝聚，日久成块。治宜用消法，采用阳和汤合二陈汤加减，配合外治取效。

乳腺增生病

某某，女，28 岁。

初诊：1995 年 10 月 31 日。

双乳发现肿块 3 天，左乳胀痛，遇寒加重，畏寒怕冷，腰酸乏力，月经正常，孕 2 产 2。双乳对称，乳头无凹陷及分泌物，左乳头上方近乳晕边缘及右乳外侧可触及 2 个椭圆形肿块，分别约 2×4cm、1.5×2cm，界限清楚，质韧，无压痛，红外仪扫描检查为乳腺增生病，舌淡苔白，脉沉细。

诊断：乳癖（体虚寒凝），乳腺增生病。

治则：和阳通腠，温补气血，化痰散结。

方药：阳和汤加减。

熟地黄 21g	麻黄 3g	白芥子 9g	鹿角霜 12g
肉桂 6g	穿山甲 9g	皂角刺 12g	三棱 9g
莪术 9g	陈皮 9g	半夏 9g	生甘草 6g

二诊：服 6 剂后，双乳肿块缩小 1/2 左右，胀痛消失，畏寒乏力减轻。上方熟地黄改为 30g，加橘核 9g。

三诊：再服 6 剂，乳房肿块全消，乳房红外仪扫描示正常。继服 6 剂，至今未复发。

按：本例体虚寒凝，属乳癖、乳中结核范畴。本病属毒陷阴分之证，治疗用温剂。符合阳和汤适应证，用之迅速见效。

除以上几种病外，姜老师还将阳和汤试用于坐骨神经痛、慢性支气管炎等病，亦取得了较好的疗效。

运用本方时要注意以下几点：

（1）使用本方，以患部不热或发凉、漫肿、酸痛、皮色白或皮色正常或青紫为依据，如畏寒、面色㿠白、小便清利、口不渴、舌淡苔白，脉沉细或迟细等。

（2）本文制方原则为温补与开腠并行，开腠以通阳，温补气血以扶正。运用时即便时值炎暑，只要证属阴寒，方中肉桂、麻黄、炮姜三味均不可少，不必执拗于"夏月不用麻黄"之说。

（3）本方用于慢性虚弱之阴疽诸证，以血虚痰凝为主，方中熟地黄宜重用，以补养阴血；麻黄用量宜轻，以开腠理，散瘀滞。大量熟地黄得小量麻黄，则补血不腻，通络不发表。

（4）本方临床运用可根据气血虚弱程度和阴寒毒邪凝结轻重加减。以虚为主可用鹿角胶补益精血，兼温肾阳；虚实相兼可改用鹿角霜通血脉祛瘀滞；阴寒较重可加附子温里；阴寒不重肉桂亦改用桂枝，温通血脉、和营通滞；气虚加党参、黄芪；血瘀重加丹参、当归、川芎、牛膝活血化瘀。

（5）慢性虚弱性疾患属阴证者只要辨证无误，不可轻易改弦易辙，病久根深，守方 10~20 剂，则水到渠成。

（6）痈疡属于阳证如红肿热痛，阴疽已经破溃或阴虚火旺，或兼有内热，均不宜使用本方。

（宿广峰　姜玉霞）